KATHARINA BACHMAN

SOS

Schlank ohne Sport

GOLDMANN
Lesen erleben

KATHARINA BACHMAN

SOS
Schlank Ohne Sport

DAS TURBO-STOFFWECHSELPROGRAMM
AUS DEN TROPEN

GOLDMANN

Die hier vorgestellten Informationen und Empfehlungen sind nach bestem Wissen und Gewissen geprüft. Dennoch übernehmen die Autorin und der Verlag keinerlei Haftung für Schäden irgendeiner Art, die sich direkt oder indirekt aus dem Gebrauch der hier beschriebenen Anwendungen ergeben. Bitte nehmen Sie im Zweifelsfall immer die professionelle Diagnose und Therapie durch ärztliche oder naturheilkundliche Hilfe in Anspruch.

MIX
Papier aus verantwortungsvollen Quellen
FSC® C084279
FSC
www.fsc.org

Verlagsgruppe Random House FSC® N001967
Das für dieses Buch verwendete FSC®-zertifizierte Papier
Profimatt liefert Sappi, Ehingen.

3. Auflage
Originalausgabe März 2015

Umschlaggestaltung: UNO Werbeagentur, München
Umschlagmotive: © FinePic, München
Fotos im Innenteil: Katharina Bachman
CC · Herstellung: cb
Satz: EDV-Fotosatz Huber/Verlagsservice G. Pfeifer, Germering
Druck: Print Consult, München
Printed in Czech Republic
ISBN 978-3-442-22117-2

www.goldmann-verlag.de

Kleine Vorbemerkung

Vergessen Sie mal alle der Menschheit bekannt gewordenen Diäten, und sagen Sie Ihrem Übergewicht oder Ihrer Cellulite ade!

In diesem Buch erfahren Sie, wie mein Mann und ich durch einen indischen Arzt aus Malaysia innerhalb kürzester Zeit wieder fit, schlank und vor allem gesund wurden. Zu diesem »Wunder« verhalf uns kein geheimnisvolles Gebräu oder irgendeine magische »Zauberpille«, sondern jahrtausendealtes Wissen der Inder, Maya, Azteken und vieles mehr. Seither sind wir wieder glücklich, zufrieden und genießen das spannende Leben. Wir sind überzeugt, auch Sie können ein solches Wunder erleben!

Inhalt

Meine besten Rezepte

»Das Äußere einer Pflanze ist
nur die Hälfte ihrer Wirklichkeit.«

JOHANN WOLFGANG VON GOETHE (1799)

Teil I

Die Verwandlung kann beginnen …

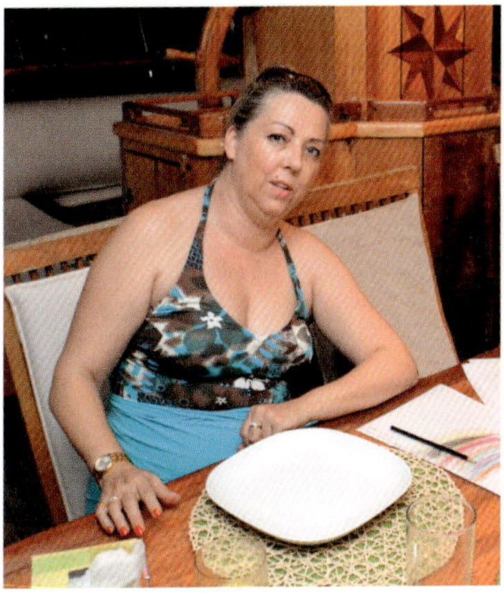

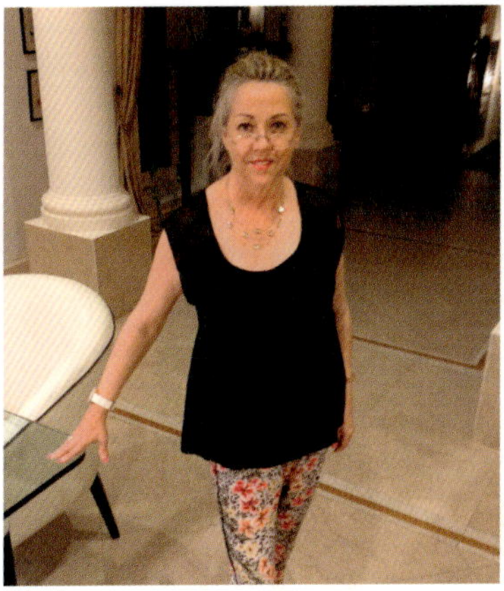

Vorwort

Zugegeben, der Titel dieses Buches klingt provokativ, denn ohne Sport schlank zu werden, ist keinesfalls für jeden wünschenswert oder aus medizinischer Sicht gar gesund. Aber wie wir, mein Mann und ich, dies trotz allem schafften, werden Sie im Folgenden erfahren. Mein Ziel war es, Sie mit einem spritzigen Buchtitel – ja, ich meine Sie ganz persönlich, liebe Leserin und lieber Leser! – dazu zu bewegen, dieses Buch zu kaufen. Und das hat ja nun schon mal geklappt.

Der Grund dafür ist simpel: Ich möchte Ihr Geld. Jetzt sind Sie sicher enttäuscht oder vielleicht sogar geschockt? Das brauchen Sie aber nicht zu sein, denn es ist natürlich nur die halbe Wahrheit. Selbstverständlich will ich mit meiner Arbeit unter anderem auch Geld verdienen. Wer bitte will das nicht? Die andere Hälfte der Wahrheit ist jedoch weitaus bedeutsamer – und zwar für Sie persönlich! Ich möchte das wunderbare Erlebnis, in kurzer Zeit viele Kilos verloren zu haben, gerne mit Ihnen teilen, damit auch Sie diese Erfahrung machen können. Meine Erfolgsgeschichte soll auch zu Ihrer Erfolgsgeschichte werden. Wenn Sie es wollen!

Vorweg: Ich möchte Ihnen nicht als Medizinerin, sondern als Buchautorin detailliert erzählen, wie mein Mann und ich innerhalb von drei Monaten elf Kilo (!) abgenommen und unseren Körper entgiftet haben – ich persönlich vollkommen ohne Sport. Bei mir kam noch etwas besonders Erfreuliches dazu: Nicht nur die überflüssigen Kilos verschwanden, auch meine Cellulite war plötzlich weg! Neben den positiven gesundheitlichen Ergebnissen war dies für mich wirklich das sprichwörtliche »Sahnehäubchen«.

Im vorliegenden Buch geht es also einzig und allein um die Beantwortung der Frage: Auf welche Weise gelang es meinem Mann und mir, innerhalb kurzer Zeit schlank, fit und wieder vollkommen gesund zu werden?

Das Problem kennen wir doch alle: Jeder fühlt sich mehr oder weniger zu dick oder ist tatsächlich zu fett. Eine aktuelle Studie der Oxford-Universität bestätigt es sogar: 64 Prozent der Männer und 49 Prozent der Frauen in Deutschland haben Übergewicht; weltweit sind insgesamt 2,1 Milliarden Menschen davon betroffen. Und die Kurve steigt in rasantem Tempo unaufhaltsam nach oben an. Krankheiten wie Diabetes, Bluthochdruck, Herzleiden bis hin zu Herzinfarkt und Krebs sind die verheerenden Folgen. Fettleibigkeit belastet nicht nur die Menschen, die darunter leiden, sondern das gesamte Gesundheitswesen. Auch die Politik ist gefordert, hier so schnell wie möglich etwas dagegen zu unternehmen. Der immense Anstieg der Behandlungskosten von Übergewichtigen und den daraus entstehenden Krankheiten wird sich innerhalb der nächsten zehn Jahre noch einmal verdoppeln. Packen wir es also an! Es ist gar nicht so schwer: Der 7-Tage-Entgiftungsplan ist der Beginn, all diesen Krankheiten entgegenzuwirken und dabei auf Dauer wieder schlank zu werden. Es gibt keinen Jo-Jo-Effekt. Wir selbst waren vorher Kandidaten all der Folgen, die ungesundes und falsches Essen nach sich zieht. Jahrelang schluckten wir bergeweise Medikamente gegen unsere Leiden. Bis mein Mann eines Tages von einer Grippe überfallen wurde …

Bevor wir mit dem Programm des Doktor K. S. starteten, war ich ausgesprochen skeptisch: Denn wir hatten in den vergangenen 20 Jahren schon einige Diäten und Abmagerungskuren ausprobiert, abgebrochen, durchgezogen. Der erhoffte Erfolg war immer eher mäßig und nicht von allzu langer Dauer geblieben. Zudem war es mir so furchtbar lästig, Kalorien zu zählen, auf die Figur zu achten, Sport zu treiben und dergleichen. Ehrlich gesagt hatte ich überhaupt keine Lust mehr auf Verzicht »hiervon« und »davon« und überhaupt. Diese fortwährende Quälerei und der lästige Sport, Sport, Sport. Ich mag keinen Sport! Mochte ich noch nie. Wer nach dem berühmt-berüchtigten Sportmuffel sucht – hier bin ich! Gerade deshalb bewundere ich alle Menschen, die beharrlich mit Freude und Enthusiasmus joggen gehen oder ins Fitness-Studio.

Ich hatte mich damit abgefunden, dass es ab einem gewissen Alter einfach normal ist, keine Jeans, Röcke oder T-Shirts in Größe S, geschweige denn in XS im Schrank hängen zu haben, sondern in Zirkuszeltgröße. Und wie eine »Hungerharke« wollte ich in meinem Alter auch nicht mehr aussehen. Alles in allem hatte ich mich mit Fettleibigkeit, Übergewicht, Bluthochdruck, Diabetes, hohen Cholesterinwerten, Kurzatmigkeit beim Treppensteigen und so weiter arrangiert. Dass ich jemals wieder Kleidergröße 38 tragen, eine passable Figur, Normalwerte bei Blutdruck, Zucker und Cholesterin haben, und sich mein ewig aufgequollener Bauch verdünnisieren würde, hätte ich niemals für möglich gehalten. Und – sind Sie nun neugierig geworden, was ich Ihnen alles zu erzählen habe?

An dieser Stelle möchte ich mich bei Ihnen aber noch dafür bedanken, dass Sie meine Schrift gekauft haben. Der kleine Obolus, den Sie für dieses Buch gezahlt haben, trägt vielleicht dazu bei, dass sich meine Ausgaben für das Programm nach Doktor K. S. irgendwann amortisieren. Denn eines muss ich Ihnen jetzt verraten: Das Gesund-

und Schlankwerden war recht kostspielig, zumal ich mir neben anderen Anschaffungen eine komplett neue Garderobe und mehrere Paare Schuhe kaufen musste – sie waren zu groß geworden! *Schuhe zu kaufen* ist mit Abstand entweder die lästigste oder die schönste Beschäftigung für uns Frauen, stimmt's?

Erzählen Sie Ihren Freunden, Verwandten, Nachbarn, Kollegen und wer Ihnen sonst noch einfällt, davon, was Sie gleich lesen werden, und empfehlen Sie das Buch weiter. Aber nur, wenn auch Sie erfolgreich abgenommen haben, ja? Ich wünsche Ihnen jedenfalls von Herzen viel Erfolg dabei.

Katharina Bachman

PS: Diese Lektüre ist als »Guideline« und Anregung anzusehen, nicht als ungeliebte Anleitung zum Handeln – sie soll lediglich Mut und Hoffnung auf einen Neubeginn machen!

Zufall oder Fügung?

Nicht selten treten große Veränderungen mithilfe eines Zufalls in unser Leben. Wir realisieren es oft aber erst viel später. Meistens beginnt alles sogar ganz harmlos, so war es auch bei uns. Mein Mann hatte sich eine simple Grippe eingefangen und musste zum Arzt. Da er sich in seinem Zustand nicht durch dichten Verkehr quälen wollte, suchte er nach einem Arzt in der Nähe. Gleich bei uns um die Ecke fand er eine kleine Praxis. Ich sollte vielleicht noch vorausschicken, dass wir zu diesem Zeitpunkt erst vor einigen Monaten von Dubai nach Kuala

Lumpur gezogen waren. Wir kannten die pulsierende Stadt allerdings schon seit mehr als sechs Jahren aus unserer ersten Zeit, als wir in Malaysia gelebt hatten. Also war uns klar, bis in die Stadt zu fahren, würde etwa zwei Stunden dauern. Einen Arzt in der Nähe zu haben, würde jedoch auch zukünftig nicht schlecht sein. Und da es sich bei der Erkrankung meines Gatten »nur« um eine einfache Erkältung handelte, würde sie, mit Verlaub gesagt, jeder Arzt behandeln können. Also ging er in diese kleine Praxis bei uns um die Ecke.

Im Verlauf des Gesprächs entschlüpfte der Ärztin eine ziemlich böse Bemerkung: »You are too fat, you have to go on diet.« (Sie sind zu dick. Sie müssen eine Diät machen.) Sie empfahl meinem Mann, einen Spezialisten aufzusuchen. Gleich über ihrer Arztpraxis sei so ein Fachmann. Mit ein paar Medikamenten gegen die Grippe kam er zurück und erzählte mir fast schon beleidigt von seinem »You are too fat« Erlebnis. Von der Neugier getrieben, vielleicht auch aufgrund der drastischen Bemerkung der hübschen Ärztin, suchte er ein paar Wochen später tatsächlich den empfohlenen »Spezialisten« auf. Von da an veränderte sich unser Leben gewaltig.

Ein indischer Arzt mit Turban: Doktor K. S.

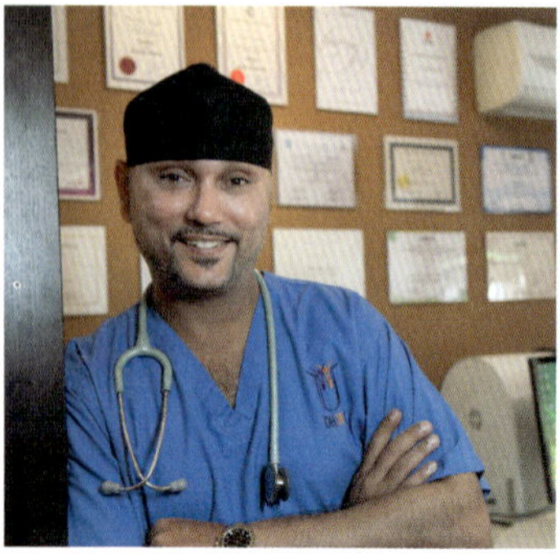

Bei meinem ersten Besuch in der Praxis des Arztes war ich äußerst skeptisch und hielt alles für Humbug, um nicht zu sagen: für Geldschneiderei. Der Spezialist entpuppte sich nämlich als der Bruder der hübschen Ärztin: Doktor K. S., ein indischer Arzt mit einem schwarzen Turban auf dem Kopf, Angehöriger der Glaubensgemeinschaft der Sikhs. Die Naturmittelchen, die wir täglich auf seine Empfehlung hin bergeweise einnehmen sollten, gab es nämlich nicht gerade im Sonderangebot. Meine bessere Hälfte aber begann mit dem Entgiftungsprogramm, ich dagegen wollte Erfolge sehen und erst einmal abwarten.

Nur vier Tage später jedoch stand auch ich bei Doktor K. S. in der Praxis und bat dringend um einen Termin, den ich schon am nächsten Tag bekam. Dort begann alles mit einer umfangreichen Blutanalyse: morgens nüchtern und abends nach 18 Uhr zapfte mir der Doktor Blut ab. Die mikrobiologische Untersuchung dauerte eine ganze Woche, denn es wurden diverse Kulturen angelegt.

Dann fand mein erster Besprechungstermin statt, der sich über zwei Stunden hinzog. Die Ergebnisse schockierten mich. Zu diesem Zeitpunkt nahm ich schon seit ein paar Jahren etliche Medikamente gegen Bluthochdruck, Diabetes, zu hohes Cholesterin und eine deftige Allergie ein, benutzte ein Asthmaspray mit Cortison und schluckte Schilddrüsenhormone. Wie Sie bemerken, eine kleine Apothekenausstattung. Sowohl die Ärzte in Deutschland als auch unser damaliger Hausarzt in Dubai hatten mir klipp und klar gesagt, dass ich alle diese Pillen für den Rest meines Lebens einnehmen müsste. Aufgrund dieser tollen Aussichten verfiel ich vorübergehend in eine Depression, gegen die ich ein weiteres Medikament schlucken musste.

Nun saß ich also vor Doktor K. S., lauschte seinen Ausführungen über die verheerenden Ergebnisse der Blutanalyse und fühlte mich immer, immer schlechter.

Oh mein Gott! Ein Desaster. Ich bin todkrank. Vermutlich werde ich einen Herzinfarkt bekommen oder einen Schlaganfall. Das dauert sicher nicht mehr lange. Das ist das Ende!

In meinem Kopf braute sich ein gedanklicher Hurrikan zusammen, nachtschwarze Wolken zogen auf, und grelle Blitze zuckten hindurch. Und irgendwann erreichten mich die Worte des Arztes nur noch wie durch einen dichten Nebel. Ich spürte Wut in mir aufsteigen, eine gewaltige Wut. Ich mochte Doktor K. S. nicht, das wurde mir mehr und mehr bewusst.

Das weiß ich doch schon alles. Was bitte willst du dagegen tun? Schlaumeier.

»Du musst dringend abnehmen, entfetten und entgiften«, sagte er fortwährend, und, »treibe Sport! Geh in ein Fitness-Studio! Mindestens zweimal pro Woche.« In diesem Moment hätte ich ihn eigenhändig erwürgen können.

Halleluja. Ich hasse Sport – Sport – Sport!

Selbstverständlich weiß unsereins ganz genau, wie wichtig tägliche Bewegung für die Gesundheit ist. Aber lassen Sie es mich kurz und schmerzlos eingestehen: Ich – bin – zu – faul!

Doktor K. S. redete und redete, und mir ging es mental immer mieser und mieser. Plötzlich vernahm ich die Worte »reparieren«, »gute Resultate« und »garantiert«.

»Reparieren?«, fragte ich verdutzt und wurde neugierig. »Ja, wir reparieren zunächst deine Nieren und deine Leber«, antwortete er schwelgend, als würde er über die Planung einer fröhlichen Geburtstagsparty sprechen. Er erklärte mir, wie und welche krankhaften Organe miteinander »kommunizierten«, und welche Wirkungen es haben kann, wenn dieses oder jenes Medikament für oder gegen etwas eingenommen wird. Er erläuterte mir, dass beispielsweise cholesterinsenkende Medikamente zu schlechten Leberwerten führen können. Mit anderen Worten: Ich nahm täglich Tabletten gegen Diabetes, Bluthochdruck und dergleichen ein, die aber meine Nieren und die Leber attackierten. Folglich würden daraus in absehbarer Zeit ein oder zwei andere gesundheitliche Probleme entstehen, die dann durch weitere Medikamente bekämpft werden müssten und so weiter und so fort. In allen Einzelheiten schilderte mir der indische »Doc«, wie er all das »reparieren« würde. Er wusste ziemlich gut Bescheid, jedenfalls soweit ich das einschätzen konnte. Trotzdem mochte ich ihn kein Stück besser leiden.

Zunächst wollte er, dass ich mit einem speziellen »sehr gut funktionierenden« Entgiftungsplan beginne. Zu Hause las ich seine auf zwei Seiten niedergeschriebenen Anweisungen durch und befand: eigentlich alles ziemlich einfach durchzuführen.

By the way: der Turban der Sikhs

Während einer meiner Sitzungen bei Doktor K. S. kamen wir auch auf seinen Turban zu sprechen, der in der indischen Kultur seit Jahrtausenden eine wichtige Rolle spielt. Vor allem Herrscher trugen früher prunkvolle Turbane als Zeichen ihrer Autorität und Noblesse. Bei vielen traditionellen Hochzeiten tragen indische Männer aller Religionen noch heute einen Turban, wobei Form, Farbe und Länge dieser Kopfbedeckung je nach Region ausfallen. Der Turban der Sikhs, »Dastar« genannt, ist nicht als reines Kulturobjekt anzusehen, sondern auch als eine religiös-spirituelle Kopfbedeckung, denn ein Sikh wird sozusagen eins mit seinem Turban, er gehört ganz zum Kopf des Sikhs. Traditionell hat der Turban, inklusive der langen Haarpracht darunter, eine tiefe Bedeutung, denn ein getaufter Sikh leistet einen Eid darauf, dass er bis zum Tod sein Haar bewahrt, also niemals abschneidet und es »prächtig« mit einem Turban schmückt. Für Sikhs ist die Bewahrung der Haare ein Ausdruck für Natürlichkeit, Demut und Würde: Der Turban symbolisiert eine Haltung, die von Souveränität, Engagement, Selbstachtung, Mut und Frömmigkeit zeugt. Der Turban wird aus Liebe, Gehorsam und Respekt vor dem Sikh-Propheten getragen und gemäß dem Glauben an ihn.

Jeden Tag wird der Turban mit Hingabe und Ehrerbietung neu gebunden, sodass man zu Recht von einem täglichen Kunstwerk sprechen kann, welches oft bis zu 20 Minuten in Anspruch nimmt. Denn es bedarf einer gewissen Fingerfertigkeit, einen Sikh-Tuban zu binden, der in der Regel aus einem sieben Meter langen und einem Meter breiten, dünnen Baumwolltuch besteht.

Bevor der Turban gebunden wird, werden die Haare zu einem Dutt geknotet, und darüber wird ein Haarnetz gezogen oder eine Art Unter-Turban über dem Dutt gebunden. Verlässt ein Sikh das Haus, bindet er den »Haupt-Turban« in einer zur Stirn hin verlaufenden Pyramidenform darüber.

Wer Sikh ist, bleibt es sein Leben lang, und nur derjenige verdient Hochachtung, der in sich stimmig ist und dem tieferen Sinn seines Lebens treu bleibt; ganzheitlich, wahrhaftig und bewusst.

Auch Frauen tragen zuweilen einen Turban, allerding hat das nichts mit dem Verstecken der Haare vor den Blicken anderer zu tun, wie im Islam, sondern für indische Sikh-Frauen ist das Bedecken des Haares eine angemesse Art, sich schön zu kleiden. Frauen, die Wert auf eine Kopfbedeckung legen, tragen aber meist ein dünnes Tuch um den Kopf.

Aller Anfang ist gar nicht so schwer

Das Programm von Doktor K. S. begann ziemlich simpel und unspektakulär an einem Montagmorgen mit einer siebentägigen Entgiftungskur. Mein Mann hatte seine erste Kur schon mit Erfolg hinter sich gebracht, aber aus Liebe zu mir (hoffe ich zumindest) und weil er noch mehr abspecken wollte, begann er gemeinsam mit mir noch einmal von vorne.

Wir sollten uns jeden Morgen nach dem Aufstehen wiegen und die zu diesem Zeitpunkt bitterbösen Resultate aufschreiben. Demzufolge führten wir peinlichst genau eine Gewichtskontroll-Tabelle. Und so tippte ich täglich unser jeweiliges Gewicht brav in mein Smartphone. Um frühmorgens dem Getümmel auf unserer einzigen Waage, die sich bis dato im Haus befand, vorzubeugen, kauften wir eine zweite, die wir direkt neben die alte stellten.

Am Beginn unserer Verwandlung im August 2013 zeigte mir meine Waage morgens fiese 68,8 Kilogramm an, bei einer Körpergröße von *lütten* einem Meter neunundfünfzig. Ich trug inzwischen Konfektionsgröße XXL und steuerte Größe 46 an.

Die Waage meines Göttergatten war noch viel gemeiner: Sie riskierte es, ihm bei einer Größe von einem Meter zweiundsiebzig unverschämte 106,2 Kilogramm im digitalen Display zu präsentieren.

Pah! Seine Hosengröße war mit 56 ausgewiesen, also XXL. Seine Gürtel zeigten stolze 112 Zentimeter Länge, und die Oberhemden protzten mit Größe 56, bei einer Kragenweite von 46. Summa summarum gab es also für uns beide ziemlich gute Gründe abzuspecken.

Nach dem ersten Entgiftungstag hatte ich tatsächlich exakt ein Kilogramm abgenommen. Erwartungsvoll stellte ich mich nach Tag zwei wieder morgens auf die Waage: insgesamt 1,6 Kilogramm weniger. Ganz nett.

Nach Tag drei wog ich 66,5 Kilogramm: Ich hatte 300 Gramm abgenommen. Nicht so toll.

Tag vier schlug mit minus 400 Gramm zu Buche.

Tag fünf war wieder etwas enttäuschend: Ich hatte 300 Gramm an Gewicht verloren und wog 65,4 Kilo.

Der sechste Tag war ein Jubeltag: 800 Gramm weniger.

Nach dem siebten Tag wog ich 64,7 Kilo. Ich hatte in sieben Tagen sage und schreibe 4,1 Kilogramm abgenommen!

Um es gleich vorwegzunehmen, heute wiege ich 54 Kilogramm. Ich habe also insgesamt mehr als 14 Kilo verloren. Mein Herzblatt hat ein etwas besseres Ergebnis erzielt, aber er war vorher ja auch erheblich »moppeliger« als ich (sorry, Darling). Heute wiegt er 82 Kilogramm und kauft sich T-Shirts in Herrengröße S.

Wie wir das geschafft haben – ich sogar ohne Sport –, werden Sie im Folgenden genau erfahren.

Easy Going – unsere ersten Erfolge

Sieben Tage Entgiftungskur waren vollbracht. Ich war ehrlich überrascht, in so kurzer Zeit 4,1 Kilogramm abgespeckt zu haben, und das ohne quälende Verzichts- oder Hungerattacken. Es war wirklich ein »Easy Going«-Entgiftungsplan. Doktor K. S. bekam von mir einen halben Sympathiepunkt. Allerdings bis zu der Kategorie »Ich-mag-dich-und-vertrau-dir« war es noch ein weiter Weg. Schließlich hatte er zehn Minuspunkte auf seinem Konto, da ich auch weiterhin nur Dollarzeichen in seinen Augen zu sehen glaubte. Mein Eindruck wurde zudem noch dadurch verstärkt, dass er uns beiden eine Menge Naturmittelchen gegen eine stolze Summe verordnete, jedem von uns eine große Box. Wir nahmen sie bergeweise ein: morgens, mittags, abends, handverlesen, verpackt und beschriftet mit BB (before breakfast = vor dem Frühstück), AB (after breakfast = nach dem Frühstück), BD (before dinner = vor dem Abendessen), AD (after dinner = nach dem Abendessen), ein Mittelchen für elf Uhr und ein Mittelchen vor dem Schlafengehen.

Schon lange wird darüber diskutiert, ob Nahrungsergänzungsmittel, also Vitaminpräparate, nun nötig oder unnötig seien. Sie dienen in erster Linie der gezielten (!) Zufuhr von Vitaminen, Mineralstoffen und Spurenelementen, die unserem Körper tatsächlich fehlen. Das muss der Arzt Ihres Vertrauens durch einen Labortest zuerst einmal herausfinden, bevor Sie in die Apotheke gehen und sich »auf Verdacht« irgendetwas kaufen. Eine gezielte Einnahme bestimmter Vitalstoffe unterstützt unsere Knochen, das Immunsystem und erhält unsere Organe gesund. Besonders während einer Diät ist dies sehr wichtig. Wer sich ausreichend gesund ernährt, braucht in der

Regel nur selten Vitaminpräparate, aber das tun leider die wenigsten von uns. Hinzu kommt, dass in bestimmten Jahreszeiten oder auch während der Schwangerschaft diverse Lebensmittel die für unseren Körper nötigen Nährstoffe nicht ausreichend liefern. Ernährungsgesellschaften empfehlen heute sogar, bestimmte »Lücken« mit Nahrungsergänzungsmitteln aufzufüllen.

An unserem ersten Termin bei Doktor K. S. nach der Entgiftungskur lobte er uns, wie artig wir den 7-Tage-Entgiftungsplan durchgehalten hätten. Das könne er von seinen asiatischen Patienten nicht sagen, die wenigsten kämen wieder. »Ihr Deutschen seid eben gewissenhaft. Auf euch kann man sich verlassen«, lobhudelte er. Vermutlich, um uns weitere Ladungen seiner Vitamin-Pillen-Boxen unterzujubeln. Nun wäre es aber an der Zeit, die Ernährung rigoros umzustellen, und zwar der jeweiligen Blutgruppe entsprechend, fügte er noch blitzschnell hinzu und händigte uns einen ganzen Wust an Papieren aus: alles über Blutgruppen-Ernährung und Säure-Basen-Haushalt. Er hatte für jeden von uns ein individuelles Ernährungsprogramm zusammengestellt, das mit diversen Vitaminpräparaten unterstützt werden sollte, denn eine zu einseitige Ernährung sei das größte Übel einer Blutgruppen-Ernährung, sagte er streng. Eine Analyse, wo wir uns vitamintechnisch befanden, war schon bei der allerersten Blutuntersuchung durchgeführt worden. Damit war klar, was unserem Körper an Vitaminen, Mineralstoffen, Spurenelementen und dergleichen fehlte. Aber weder mein Mann noch ich hatten jemals zuvor etwas von einer Blutgruppen-Ernährung gehört. Wieder daheim angekommen, setzten wir uns gemütlich auf die Terrasse und lasen alles aufmerksam durch.

Herrjemine! Ich sollte auf so viele von mir äußerst geliebte Köstlichkeiten verzichten, wie Balsamico-Essig, Tomaten, Fleisch, Mango und so weiter und so fort. »Och nö«, stöhnte mein Mann Sekunden später kläglich. »Keinen Rosenkohl und Rotkohl mehr?« Aber das war noch nicht alles. Wir hörten nicht mehr auf zu stöhnen und zu jammern und beschlossen, uns dennoch schweren Herzens in den kommenden Wochen streng an die jeweilige Ernährungsliste zu halten. Schließlich wollten wir unseren Ruf als »verlässliche Deutsche« nicht aufs Spiel setzen.

Besonders zu schaffen machte uns das tägliche Gemüseschnippeln. Jeden Tag. Um dabei eine gewisse nette Atmosphäre zu erzeugen, schalteten wir das Radio ein und lauschten dem Gesabbel eines deutschen Radiosenders, mit dem wir via Internet unsere Küche beschallten. Meistens regten wir uns über diverse Nachrichten aus unserer alten Heimat so sehr auf, dass die lästige Schnipselei zur Nebensache verkümmerte. Am Ende hatten wir meist ein leckeres gesundes Essen auf dem Teller, das für unsere jeweilige Blutgruppe besonders förderlich war.

So ging es Woche für Woche, und unsere überflüssigen Kilos schmolzen dahin. Je mehr Pfunde wir verloren, desto größer wurde unser Enthusiasmus, weiterhin Gemüse in kleine Stücke zu schneiden. Irgendwann hatten wir uns daran gewöhnt und sogar unsere eigene Technik entwickelt, wie diese Arbeit am schnellsten erledigt werden konnte. Ratzfatz stand das Essen auf dem Tisch. Der Mensch ist und bleibt ein Gewohnheitstier.

Wir machten sogar die berühmte Probe aufs Exempel. Kann es gelingen, schneller (oder zumindest genauso schnell) frisches Essen selbst zuzubereiten, als sich an irgendeiner Fast-Food-Bude etwas zu holen oder sich bringen zu lassen?

Eines Tages probierten wir es aus. Auf die Plätze, fertig, los! Mein Mann fuhr zu einer Fast-Food-Kette, gerade mal fünf Minuten von unserem Haus entfernt, und ich begann mit der Zubereitung unseres

Essens aus frischen Zutaten. Als er mit einer Tüte voller ungesunder Nahrung zurückkam, stand bereits ein köstliches Menü auf dem Tisch. Übrigens, in der Warteschlange am Food-Counter hatten nur zwei Hungrige vor ihm auf ihr fatales Schnell-Menü gewartet. Damit hatten wir bewiesen: Eine frische, selbst zubereitete Mahlzeit ist ebenso fix gemacht, wie sich flott etwas zu holen. Der Bring-Service übrigens dauerte noch länger. Als die Pizza geliefert wurde, waren wir längst mit dem Essen fertig. Natürlich haben wir die schlimmen Blitz-Fressalien nicht gegessen. Und: Wir stellten fest, dass wir durch das Selbstkochen auch noch Geld sparten.

Eine andere Art zu essen

Unterdessen war mal wieder erheblicher Gesprächsbedarf mit Doktor K. S. aufgekommen, da mich viele Fragen zu Aspekten seiner ärztlichen Anweisungen umtrieben, und zwar vor allem zu seiner individuellen Blutgruppen-Ernährung und zum Säure-Basen-Haushalt. Zunächst überprüfte ich seine enormen Ausführungen wochenlang anhand diverser schul- und alternativmedizinischer Fachliteratur sowie mittels Recherchen im Internet. Am Ende waren meine Wissenslücken so einigermaßen gefüllt, und ich hatte das Gefühl, ich sei jetzt quasi »erleuchtet«. Daraufhin bekam Doktor K. S. von mir gleich zwei Sympathiepunkte auf einmal.

Zweifellos stieß ich dabei auch auf Kritiker der sogenannten Blutgruppen-Ernährung, wie beispielsweise die Deutsche Gesellschaft für Ernährung. Sie zieht auf ihrer Website eine vernichtende Bilanz unter die Blutgruppen-Ernährung von Dr. D'Adamo. Da heißt es unter anderem, es handele sich bei dieser Diätform um »verführerisch einfach klingende Annahmen«, die aber ungesichert seien und von D'Adamo ohne wissenschaftlichen Nachweis als Fakten hingestellt worden wären. Das desillusionierte mich erst einmal sehr. Daher suchte ich erneut das Gespräch mit Doktor K. S. In der Regel dauern seine Patienten-Gespräche gut zwei Stunden. Diese klärende Beratung hatte es jedoch in sich: Sie dauerte ganze vier Stunden lang.

»Die Forschungen über bestimmte Charaktereigenschaften eines Menschen in Verbindung mit seiner Blutgruppe führen nach Japan und gehen zurück bis in das Jahr 1916«, dozierte Doktor K. S. Und ich erfuhr, dass Psychologe und Professor Furukawa Takeji 1930 erste Artikel darüber in der deutschen »Zeitschrift für angewandte Psychologie« publiziert hatte. Ernst zu nehmende Forschungen über die Verträglichkeit bestimmter Lebensmittel in Verbindung mit der Blutgruppe hatte allerdings der amerikanische Arzt Dr. James D'Adamo seit 1957 durchgeführt. Seither gibt es sowohl Befürworter dieser Blutgruppen-Ernährung, die sie durch die Genforschung zum Teil bestätigt sehen, als auch Kritiker wie die Deutsche Gesellschaft für Ernährung, die die Theorie von D'Adamo nach wie vor für wissenschaftlich nicht haltbar und die Diät daher für ungesund hält.

Aus meiner heutigen Sicht kann ich persönlich jedoch ohne Wenn und Aber sagen, bei mir und meinem Mann hat diese Art der Ernährung echte Wunder vollbracht. Und mal ehrlich, Kritiker gibt es doch für alles und jedes. Es ist wie bei so vielem, was wir eines Tages hören oder lesen: Mal ist es schlecht für uns, dann wieder nicht. Noch gut erinnere ich mich an die Zeiten, in denen unser geliebtes Frühstücksei als Bösewicht für zu hohe Cholesterinwerte verantwortlich gemacht wurde. Mittlerweile weiß man es besser. Sie werden noch lesen, wie gesund ein Ei ist! Das Mittelmaß ist vielleicht doch das Maß aller Dinge. Eine alte Chinesin, sie mochte schätzungsweise 90 Jahre alt gewesen sein, erzählte mir vor vielen Jahren eine weise Legende über das Mittelmaß, die mich bis heute beeindruckt.

By the way: eine kleine chinesische Legende

In einem Dorf nahe Suzhou in China lebte seit fünfundzwanzig Jahren ein Chinese namens Lee Ho, doch eines Tages konnte er das egoistische, selbstsüchtige Verhalten seiner Mitmenschen, das ewige Streben nach Macht und Geld nicht länger ertragen. Verärgert machte er sich auf und verließ das Dorf. Lee Ho wollte Glückseligkeit und Frieden finden. Nach einer langen Wanderung setzte er sich auf einen Berg, direkt am Ufer des Jangtsekiang, und schwor, sich von dieser Stelle nie wieder wegzubewegen. Fortan lebte er nur noch von dem, was ihm die Natur schenkte. Aber schon bald bemerkte er, dass dies nicht das Glück sein konnte, nach dem er auf die Suche gegangen war. Trotzdem blieb er auf dem Berg sitzen und dachte nach. Jahre später, er war schon durch Vogelkot, durch die brennende Sonne, Wind und Wetter beinahe mumifiziert, hörte er ein Gespräch mit an, das ein alter Chinese mit seinem Enkelsohn führte. Die beiden saßen in einer Dschunke und kamen den Fluss entlanggeschippert. Der Enkelsohn hielt eine Ukulele in den Armen und spielte darauf. Was für eine grauenhafte Musik, dachte Lee Ho. »Mein Junge«, hörte er daraufhin den Großvater sagen, »du musst sie besser spannen; du musst die Saiten mehr spannen.« Der Enkelsohn tat, wie ihm sein Großvater riet. Erneut setzte der Knabe an, um sein Instrument zum Klingen zu bringen. Aber auch dieses Mal kamen aus der Ukulele nur scheppernde Töne. Der Großvater sah seinen Enkelsohn wieder an und sagte: »Nein, mein Sohn, du hast es übertrieben, du hast sie zu stark gespannt. Finde das Mittelmaß. Du musst das Mittelmaß finden!«

Wieder tat der Junge, wie ihm sein Großvater geraten hatte. Mit einem Mal erklang aus dem Instrument eine wundervolle, betörende Musik. Lee Ho war vollkommen entzückt und erstaunt zugleich. Dann überlegte er eine Weile: Nun wusste er, was er zu tun hatte. Er zerriss die verhärtete zweite Haut, die sich um seinen Körper in all den Jahren gelegt hatte, stand auf und ging zurück in sein Dorf nahe Suzhou. Fortan lebte Lee Ho im Mittelmaß. Er fand die Glückseligkeit und den Frieden, nach denen er so lange gesucht hatte.

Die Mitte als Maß aller Dinge

Vermutlich wird mich für diese Story ein Heer von Mentaltrainern steinigen, die ihrer Klientel stets einbläuen: »Das Mittelmaß ist nicht gut genug.« Ich persönlich glaube, dass gerade das ewige Streben nach Vollkommenheit und Perfektion ein Killer zwischenmenschlicher Beziehungen, ein Krankmacher und der Verursacher vieler anderer Übel ist. Immer besser, höher, schneller und moderner soll alles auf der Welt werden, und so verhält es sich auch mit unserem Essverhalten: schnell zu McDo und Co., ständig keine Zeit, natürlich auch keine Zeit zu kochen. Fertiggerichte landen auf dem Tisch, eine Dose wird fix geöffnet, an der Imbissbude werden Pommes gekauft und so weiter. Das macht uns krank, füllt die Arztpraxen und sorgt für hohe Gewinne der Pharmakonzerne. Andererseits bin ich mir darüber im Klaren, dass viele Menschen in der Pharmaindustrie arbeiten und dadurch ihren Lebensunterhalt bestreiten, ebenso die vielen Ärzte und Angestellten in Arztpraxen, Krankenhäusern und Kliniken. Würden weltweit nur 50 Prozent dieser Menschen keine Arbeit mehr haben, wäre das eine Katastrophe. Hier wird deutlich: Das Maß aller Dinge ist die Mitte. Ich möchte mich nicht zur verbalen Richterin über das Essverhalten anderer Leute aufspielen oder grundsätzlich Pharmakonzerne verdammen. Aber für uns alle ist es von enormer Bedeutung, für gesunde Ernährung und ein stressfreieres Leben zu sorgen. Einen großen Beitrag dazu könnten Pharma- und Lebensmittelindustrie leisten, wenn sie nicht in so hohem Maße profitorientiert wären. Heilmittel aus der Natur lassen sich nicht patentieren und sind deshalb für diesen Zweig der Industrie nicht interessant. Vielleicht fürchtet man sich ohne Patent vor der Konkurrenz? So ein Unsinn! Es geht um uns, um die Menschheit und ihre Gesundheit. Würden Pharmakonzerne mehr Heilmittel aus Natursubstanzen produzieren, ohne Patent und nach der Devise: »Wer ist der Günstigste und Beste?«, hätten sie unser aller Anerkennung und dazu noch eine gute Möglichkeiten, ihren Ruf aufzupolieren. Kritiker wären im wahrsten Sinne des Wortes sprachlos, und unser Organismus, ja, die gesamte Menschheit würde davon sehr profitieren. Denn die Natur bietet uns reichlich Möglichkeiten zum Gesundwerden, und die Wissenschaft ist heute in der Lage, Natursubstanzen zu entdecken und zu erforschen, die den Menschen auf natürliche Weise gesund bleiben lassen oder wieder gesund machen können. Es gibt unzählige Studien führender Wissenschaftler und Mediziner, die das belegen, und ebenso viele Erfolgsgeschichten geheilter Menschen.

Endlich medikamentenfrei!

Unsere eigene Erfolgsgeschichte ging weiter beim nächsten Termin bei unserem indischen Arzt. Schon am Empfang wurden wir mit üppigen Komplimenten überhäuft. Ich hatte inzwischen weitere fünf Kilo abgenommen und mein Mann acht. Auf der Sympathieliste für Doktor K. S. hatte sich erneut ein Pluspunkt eingestellt. Überdies erschien es mir an diesem Tag, als seien die Dollarzeichen in seinen Augen etwas verblasst. Sollte ich mich tatsächlich in ihm getäuscht haben? Ich beschloss, noch weiter abzuwarten, bevor ich ein endgültiges Urteil über ihn fällen wollte. Schließlich stand uns der nächste große Blutcheck bevor, und ich war noch nicht vollends überzeugt davon, ob unsere verlorenen Kilos durch den Jo-Jo-Effekt nicht doch wieder irgendwann mal bei uns landen würden.

Aber selbst meine Finger waren dünner geworden, und der Ehering rutschte hin und her. In der Zwischenzeit musste ich mir, wie schon gesagt, sogar neue Schuhe kaufen. *Hurra!* Endlich mal ein echter Grund. Ist das nicht herrlich? Meine Zehen und Füße waren so schmal wie mit 20. Ich hatte Fettpölsterchen an Körperstellen verloren, die ich mir mit einer »handelsüblichen« Diät immer weggewünscht hatte. Und dort, wo die natürliche Weiblichkeit hervorgehoben wird, saß noch alles an der richtigen Stelle. Das war mir neu. All die vielen Fett-weg-Programme, die ich in den vergangenen 20 Jahren schon ausprobiert hatte, führten meistens dazu, dass sich auch meine Brüste einer radikalen Abmagerungskur unterzogen haben. Die »Super-Zauber-Schnell-Diäten« bewirkten bei mir immer nur eines: superschnell abgenommen an Körperstellen, an denen ich es gar nicht wollte, besonders im Gesicht: »Du siehst krank aus«, hieß es dann. Unsere Begeisterung war daher umso größer, als auch mein

Mann trotz der 15 Kilo, die er in kurzer Zeit abgespeckt hatte, wie das viel zitierte blühende Leben erschien. Wir bemerkten sogar, dass unsere Geschmacksnerven viel sensibler geworden waren. Alles schmeckte jetzt intensiver: Brot, Gemüse, Süßes, und das Fleisch von grasenden Tieren hatte tatsächlich den echten Geschmack von Fleisch und Butter von Butter.

Zwei Wochen später kamen die Ergebnisse unserer zweiten großen Blutanalyse. Mit einem Lächeln um die Mundwinkel und meinem Laborbericht in der Hand sagte Doktor K. S.: »Katharina, ab morgen kannst du eines deiner Diabetes-Medikamente absetzen.«

Was für eine Nachricht! Jeder, der mit dieser Krankheit zu tun hat, kann erahnen, wie ich mich in diesem Moment gefühlt habe.

Unser Doc gab mir »Cinsulin« (siehe Seite 94), das ich als Ersatz für meine Arzneien einnehmen sollte. Für diese wundervolle Neuigkeit erhielt er von mir selbstverständlich einen weiteren Sympathiepunkt. Sein Konto füllte sich allmählich, und als ich an diesem Tag seine Praxis verließ, mochte ich ihn sogar ein klein wenig leiden. Und es sollte sogar der Tag kommen, an dem mein Mann und ich kein einziges Medikament mehr benötigen würden. Aber davon hatten wir zu diesem Zeitpunkt noch nicht die geringste Ahnung, geschweige denn, eine solche Möglichkeit jemals in Erwägung gezogen.

Wir lebten weiterhin nach den Ernährungsratschlägen unseres indischen Arztes und verloren weitere Pfunde. Ich erfand allerdings eine eigene »Gebrauchsanweisung«, denn auf einige Nahrungsmittel wollten wir nicht für immer verzichten müssen, wie beispielsweise auf Fleisch, das unter anderem für meine Blutgruppe unter der Rubrik »nicht geeignet« notiert war. Mein Leitfaden für unsere Mahlzeiten war simpel: Das Jahr hat 365 Tage, davon leben wir 300 Tage nach Doktor K. S.' Ernährungsplan, und die restlichen 65 Tage genießen wir unsere »Sündentage«, mit denen wir uns einmal pro Woche belohnen dürfen, genauer 1,25-mal, da das Jahr bekanntermaßen 52 Wochen hat.

Sechs Monate darauf nahm mein Mann sein letztes Medikament ein, von denen er Jahre zuvor eine ansehnliche Stückzahl ärztlich verordnet bekommen hatte: gegen zu hohe Cholesterinwerte, zu viel Harnsäure, gegen Allergien und Bluthochdruck, der übrigens einst als »genetisch bedingt« diagnostiziert worden war. Er müsse daher den Blutdrucksenker bis ans Ende seines Lebens einnehmen, lautete die damalige ärztliche Diagnose.

Sag beim Abschied leise Servus, Diabetes!

Doktor K. S. fragte mich eines Tages: »Katharina, wenn du drei Esslöffel Zucker in 100 Milliliter Wasser gibst, umrührst und trinkst, dann schmeckt das doch schrecklich süß, oder?« Ich bejahte. »So«, fuhr er fort, »und wie kannst du jetzt diesen Zucker sozusagen aus deinem Getränk entfernen?« Ich sah ihn fragend an, denn ich wusste nicht, was er meinte. »Ganz einfach – du schüttest immer weiter Wasser dazu! Wenn ein Mensch einen erhöhten Zuckerspiegel hat, dann sollte er zunächst einmal sehr viel trinken. Am besten stilles raumtemperiertes Wasser, also nicht eiskalt.« Darauf folgte wieder einer seiner langen Vorträge, dieses Mal über Diabetes, der jedoch schlussendlich für mich, knapp ein Jahr nach Beginn unserer Ernährungsumstellung, zu einem großen »Freu-Tag« wurde, wie ihn meine Freundin Sylke immer zu nennen pflegt, wenn sie etwas Tolles erlebt hat. Denn an diesem Tag teilte mir Doktor K. S. am Ende beinahe überschwänglich mit: »Ab sofort brauchst du keinerlei Diabetesmedikamente mehr. Die Werte sind jetzt über einen langen Zeitraum normal, und deine Bluthochdrucktabletten kannst du ebenfalls entsorgen. Du darfst dich als medikamentenfrei betrachten.« Zwei Tage später begann ich mit der Arbeit an diesem Buch.

Doktor K. S. hatte zunächst mein bisheriges Diabetesmedikament »Diamicron MR 60 mg«, durch »Trajenta 5 mg«, einmal täglich, mit dem Hinweis ersetzt, Letzteres sei für den Organismus verträglicher und nierenschonender. Schon nach kurzer Zeit senkte sich mein Blutzuckerspiegel erheblich. Ich wollte mehr über das gut funktionierende Präparat erfahren und recherchierte. Dabei stellte sich heraus: »Trajenta« wird in den USA, Japan und vielen anderen Ländern dieser Welt als Diabetesmedikament schon länger erfolgreich eingesetzt. Es hat zwar auch in Deutschland eine Zulassung erhalten, aber der Gemeinsame Bundesausschuss der Ärzte, Apotheker und Krankenhäuser (GBA), der einen sogenannten Zusatznutzen feststellen muss, damit das Präparat von der Krankenkasse erstattet wird, hat »Trajenta« im Februar 2013 eine Absage erteilt. Das trifft mal wieder die »Kleinen«, nämlich die Millionen Diabetespatienten in Deutschland. Dabei gilt dieses Mittel als großer Hoffnungsträger im Kampf gegen Diabetes. »Die Begründung des GBA widerspricht jeder medizinisch-wissenschaftlichen Grundlage«, heißt es bei Boehringer Ingelheim. »Es ergibt keinen Sinn, auf der Basis dieser Nutzenbewertung mit dem Spitzenverband der Krankenkassen über den Preis zu verhandeln. Sie orientieren sich an generischen Präparaten. Ein solcher Preis ist für ein innovatives patentgeschütztes Arzneimittel in Deutschland inakzeptabel«, erklärte Dr. Engelbert Günster, Landesleiter von Boehringer Ingelheim Deutschland, gegenüber dem »Spiegel«. Generische Präparate sind sozusagen Kopien, die jedoch wesentlich kostengünstiger sind. Der große Nachteil dabei: Pharmakonzerne betreiben keine weitere Forschung und Entwicklung, da es an den notwendigen Forschungsgeldern fehlt. Aber werden keine neuen Medikamente mehr erforscht und entwickelt, kann es hierfür auch keine generischen Präparate mehr geben. Wie dem auch sei: Zehn Monate, nachdem wir Doktor K. S. kennengelernt hatten, war unsere körperliche und auch seelische Welt wieder in Ordnung. Peu à peu hatte er unsere herkömmlichen Medikamente durch andere, zuerst weniger belastende ersetzt und dann ganz gegen Heilmittel aus der Natur ausgetauscht, bis wir am Ende komplett auf chemische Präparate verzichten konnten.

Stattdessen verabreichte mir Doktor K. S., wie schon erwähnt, einen Zimtextrakt (Cinsulin), den ich auch heute noch dreimal täglich einnehme (siehe Seite 94).

Alle unsere Bekannten überhäuften uns mit Komplimenten: *Ihr seht toll aus, so jung, fit und frisch. Ihr werdet immer jünger. Deine Haut, die Haare, alles super. Du siehst mindestens zehn, wenn nicht gar fünfzehn Jahre jünger aus.*

So fühlen wir uns jetzt auch, wir sind glücklich, zufrieden und könnten die sprichwörtlichen Bäume ausreißen. Aber das Allerbeste ereignete sich an einem sonnigen Tag. Sie werden noch erfahren, was da geschah. Dabei dachte ich im Oktober 2011 noch, »mein Leben bewege sich unweigerlich auf den Verfall, auf das allmähliche Ende zu«. Das Laufen fiel mir schwer, ich war fett, lust- und antriebslos, und meine Blutwerte waren beängstigend. Ich litt, wie Sie jetzt wissen, unter Diabetes Typ 2, Bluthochdruck, Allergien, zu hohen Cholesterinwerten, schlechten Leber- und Nierenwerten und unter sämtlichen Symptomen, inklusive Depression, die mit dem Klimakterium einhergehen. Gegen all das schluckte ich bergeweise Medikamente. Die meisten hatten zur Folge, dass sich die Werte anderer Organe weiter verschlechterten. An mir fehlte eigentlich nur noch der Wegwerfgriff. *Halleluja.*

Umso glücklicher bin ich jetzt, dass meine Gesundheit, mein Leben und mein Wohlbefinden eine derart große Kehrtwende haben nehmen können.

Die Entdeckung neuer Lebensmittel

Eines Tages traf ich einen langjährigen, hier in Asien geborenen Bekannten, der plötzlich eine ziemlich *gute Figur machte*, denn er hatte mindestens zehn Kilo abgenommen. Mir war Thomas nur als *Dicki* geläufig. »Hey, you are looking great«, sprach ich ihn gleich an. Drei Monate zuvor hatte auch er seine Ernährung umgestellt: kein Reis mehr, für Asiaten eine echte Herausforderung, da Reis ihre Hauptnahrungsquelle ist. Keine Nudeln, die hier oft als Reisnudeln auf den Tisch kommen, was daher ebenfalls als schwieriges Unterfangen einzustufen ist. Keine Kartoffeln, darauf sind Asiaten kaum erpicht, stellen also auch keinen Schwierigkeitsgrad dar.

Allein durch den Verzicht dieser drei Nahrungsmittel, die allesamt »kohlenhydratlastig« sind, hatte es Thomas innerhalb von nur drei Monaten geschafft, ansehnlich abzuspecken, und damit auch viel für seine Gesundheit getan.

Der Deutschen liebstes Nahrungsmittel, die Kartoffel, essen auch wir inzwischen kaum noch, höchstens mal an unseren sogenannten »Sündentagen« und dann mit geputzter Schale, außerdem kaum Reis, kaum Nudeln. Der Verzicht auf Reis fiel mir nicht schwer, der Kartoffel zu entsagen war allerdings eine größere Hürde, die wir beide aber genommen haben. Ich möchte hier ausdrücklich anmerken, dass Kartoffeln, in Maßen gegessen, auch kein Ernährungsproblem darstellen. Unser Heilpraktiker in Berlin hatte uns schon vor vielen Jahren zu einer Kartoffeldiät geraten. Dabei wurden täglich sieben bis acht Kartoffeln mit Schale (!) über einen Zeitraum von sechs Wochen gegessen, was bei einigen seiner Patienten zu einer Gewichtsreduzierung geführt hatte. Vermutlich hatten die Leute jedoch nur deshalb an Gewicht verloren, weil sie von den Kartoffeln so satt waren und dadurch weniger Kalorien zu sich nahmen. Aber nur Kartoffeln zu essen, war uns zu einseitig.

Die allermeisten Diäten sind meist nur »Episoden«, da sie nicht selten genau das Gegenteil von dem bewirken, was eigentlich erreicht werden soll, nämlich eine dauerhafte Gewichtsreduzierung. Bei einer fettfreien und kalorienarmen Diät entfallen meist wichtige Eiweißlieferanten, wie sie beispielsweise in Fisch enthalten sind, und es bleiben nur kohlenhydratreiche Lebensmittel übrig. Letztere aber machen hungrig, weil sie die Insulinausschüttung in Gang setzen, während Fette und Proteine eine tatsächliche und nachhaltigere Sättigung hervorrufen. Auch in Obst, Salaten, Gemüse und körnigem Brot sind Kohlenhydrate enthalten, und einige dieser Lebensmittel enthalten eine Menge Zucker. Wer durch eine kontrollierte Ernährungsumstellung intelligent auf Kohlenhydrate verzichtet oder sie wenigstens reduziert, wird feststellen, dass er weit weniger isst, da der ständige Heißhunger ausbleibt.

In Reis steckt unter anderem Stärke, die während der Verdauung relativ schnell in Zucker umgewandelt wird. Als Synonym für Zucker steht der Begriff Kohlenhydrate. Laut »International Diabetes Federation« litten im Jahr 2013 knapp 72 Millionen Menschen in Südostasien unter Diabetes Typ 2. In allen Ländern, in denen Reis das Hauptnahrungsmittel ist, zeigen sich erschreckende Entwicklungen. Die weltweit höchste Diabetesrate hat China, knapp gefolgt von Indien.

In unserem neuen Speiseplan gab es ohnehin keinen Reis. Unsere neue Art zu kochen, zu essen, sowie neue Lebensmittel und altbekannte Lebensmittel anders einzusetzen, macht uns bis heute sehr viel Spaß. Besonders aber weitere Erkenntnisse zu sammeln, welche Vorteile bestimmte Lebensmittel für unseren Organismus haben und was sie in unserem Körper bewirken können, interessiert uns nach wie vor sehr. Ich konnte gar nicht genug davon bekommen, immer weiterzuforschen und mich mit weiteren Details zu befassen. Wir fragten uns, wieso wir all das erst so spät erfahren haben. Ein Jammer! Wieso hat uns in der Vergangenheit keiner unserer Ärzte gesagt, dass beispielsweise Zimt den Blutzuckerspiegel senken und man ihn zumindest zur Unterstützung bei Diabetes Typ 2 einsetzen kann. Oder dass Amaranth die Verdauung fördert und freie Radikale bekämpft, dass Kokosnussöl und Quinoa in der Lage sind, Bauchfett zu verbrennen, Kokosnussblütenzucker eine wunderbare Alternative zu herkömmlichem Zucker darstellt, oder, oder, oder. Wieso?

Mein Wissensdurst kannte keine Grenzen, und meine Sitzungen bei Doktor K. S. wurden immer länger. Bald hatte ich auch eine Menge über Matcha-Tee erfahren, und wie gut er unserem Organismus tut. Seither trinke ich fast täglich eine Tasse davon. Kurz darauf lernte ich Chia-Samen kennen und lieben. Hörte ich wertvolle Hinweise zu Kokosnussöl, flatterten mir fast zeitgleich wichtige Erkenntnisse über Chlorophyll in die Hände. Über Chlorophyll kam ich zu Phytonährstoffen, die mich wiederum zu Glutathion führten und so weiter und so weiter. Es war für mich wie eine Offenbarung.

All das hatte zur Folge, dass wir schlussendlich nicht nur eine neue Welt betraten, sondern viele überflüssige, krank machende Kilos verloren, dass sich unsere Blutwerte heute im Normalbereich bewegen (siehe auch Seite 37ff.) und dass wir zufriedener und glücklicher geworden sind. Ich bedaure zutiefst, dieses wertvolle Wissen und diese phänomenalen Erfahrungen erst so spät gemacht zu haben. Umso mehr hoffe ich, dass Sie, liebe Leserin, lieber Leser, dieses Erlebnis früher machen können und meine Arbeit an diesem Buch nicht ohne Erfolg für Sie bleiben wird.

Stellen Sie sich vor, Sie betrachteten sich im Spiegel und sähen darin schlanker und jünger aus, fünf, zehn oder sogar 15 Jahre. Stellen Sie sich auch vor, wie Sie sich fühlen werden, wenn Ihre Energie sprunghaft ansteigen würde und Sie morgens beim Aufstehen keine Gelenkschmerzen mehr hätten. Alles, was Sie dazu tun müssen, ist, den 7-Tage-Entgiftungsplan durchzuführen und danach eine vernünftige Ernährungsumstellung vorzunehmen, die nachweislich hervorragend funktioniert. Nachdem ich auf so wunderbare Weise innerhalb von nur sieben Tagen über vier Kilo abgenommen hatte, erzählte ich natürlich meinen Freundinnen davon. Viele haben sich den Plan von mir schicken lassen. Zwei Ergebnisse, stellvertretend für viele, möchte ich Ihnen nicht vorenthalten. Eine liebe Kollegin, die berühmte Buchautorin Brigitte Riebe, schrieb mir in einer E-Mail: »Liebe Katharina, dieser Entgiftungsplan ist phänomenal! Wusstest du eigentlich, dass dadurch auch die Geschmacksnerven wieder in Gang kommen? Ich habe heute eine Kartoffel gegessen, und sie hat nach einer echten Kartoffel geschmeckt. So etwas ist mir schon lange nicht mehr passiert.« Oder Aveleen Avide, auch eine Autorenkollegin, nahm mithilfe dieser Methode innerhalb von nur sieben Tagen 3,8 Kilogramm ab, und das, obwohl sie an zwei Abenden gesündigt hatte. Bemerkenswert war auch, wie sich ihr Taillenumfang innerhalb so kurzer Zeit reduzierte, und zwar um satte vier Zentimeter!

Mit diesem Buch möchte ich meine noch immer währende Begeisterung und die persönlichen Erfolge, die wir durch eine andere Ernährung erleben durften, zum Ausdruck bringen. Denn der böse, böse

Jo-Jo-Effekt ist wirklich ausgeblieben. Ich kann ehrlichen Herzens sagen: Ich – bin – glücklich, gesund und vor allem zutiefst dankbar. Vielleicht kann nicht jeder seine Ernährung oder Ernährungsgewohnheiten so umstellen, wie wir das getan haben. Das muss und kann auch jeder für sich selbst entscheiden. Aber ich kann Ihnen garantieren, dass eine individuelle Ernährungsumstellung der wirkungsvollste Weg ist, abzunehmen und gesund zu bleiben oder wieder gesund zu werden. Denn dauerhafter Fettabbau funktioniert nur mit einer gezielten Änderung der Ernährungsweise.

Erschreckende Fakten über Diabetes

Aus dem »Deutschen Gesundheitsbericht – Diabetes 2013« geht hervor, dass etwa 6 Millionen Menschen in Deutschland an Diabetes erkrankt sind, wobei 95 Prozent an Typ-2-Diabetes leiden und fünf Prozent, also 300 000 Menschen, an Typ-1-Diabetes, darunter sind 30 000 Kinder und Jugendliche. Nach Angaben der »International Diabetes Federation« waren im Jahr 2013 weltweit rund 387 Millionen Menschen von Diabetes betroffen. Die WHO prognostiziert für das Jahr 2030 einen Anstieg der Todesfälle durch diese Erkrankung um mehr als 50 (!) Prozent. Diabetes hat sich zu einer global ansteigenden Epidemie entwickelt, die größtenteils auf Übergewicht, falsche Ernährung und Bewegungsmangel zurückzuführen ist. Sie stellt eine der Hauptursachen für Erblindung, Amputation und Nierenversagen dar. Auch für vorzeitige Todesfälle wird Diabetes verantwortlich gemacht, hervorgerufen vor allem durch die sogenannten kardiovaskulären Erkrankungen.

In China waren 2013 rund 98 Millionen Menschen als Diabetiker gemeldet, und knapp 72 Millionen Erwachsene in ganz Südostasien.

Bis 2030 sollen es in dieser Region 123 Millionen Betroffene sein. 24 Prozent der Bevölkerung zwischen 20 und 79 Jahren gelten auch in Saudi-Arabien als Diabetiker. Weltweit liegt der Anteil an Typ-2-Diabetes bei rund 90 Prozent.

Insbesondere bei Kindern und Jugendlichen, die bisher mehr unter Typ-1-Diabetes gelitten hatten, ausgelöst durch einen Mangel an körpereigener Insulinproduktion, hat Diabetes Typ 2 in den letzten Jahren weltweit zugenommen. In einigen Ländern macht diese Erkrankung fast die Hälfte der neu diagnostizierten Diabetes-Fälle aus. Während man Diabetes Typ 2 durch gesunde Ernährung und ausreichende Bewegung vorbeugen kann, ist Diabetes Typ 1 angeboren und lässt sich nicht verhindern.

Von der Odyssee eine Frau zu sein

Eine Reise, die auf abenteuerliche Weise von Ort zu Ort führt, ohne dass man dabei das ursprünglich angestrebte Ziel erreicht, gilt als sogenannte »Odyssee«. Und auf einer solchen Reise bzw. »Irrfahrt« befinden sich die meisten Frauen, wenn es ums Abnehmen geht. Wir Frauen haben nämlich leider das Pech, sehr »schlechte« Gene zu besitzen, die unsere Versuche, Gewicht zu verlieren, immer wieder zu einer echten Odyssee werden lassen. Fett abzubauen ist für uns Frauen wesentlich schwieriger als für Männer, denn wir sind von Natur aus eigentlich gar nicht dafür geschaffen, schlank zu sein. Ich weiß, das klingt grotesk und ist auch ziemlich gemein, aber es ist eine unumstößliche Tatsache, die bei einem Blick auf unsere Urvorfahren deutlich wird. Frauen sind eigens dafür ausgerüstet, Fett zu speichern: Es hält warm und ist ein guter Energiespender. Unsere weiblichen Vorfahren mussten das Überleben und den Fortbestand der Menschheit sichern, Fett durfte nicht durch Geburten, Milchproduktion oder Kindererziehung verloren gehen. Frauen mussten damals im Gegensatz zu heute nicht gut aussehen. Genetisch sind wir Frauen leider überhaupt nicht in der Lage, rank und schlank zu sein. Viele Faktoren sorgen dafür, dass wir Fett speichern. Das Allergemeinste dabei ist, dass unsere Fettzellen mehr fettspeichernde Enzyme enthalten und viel größer sind als die der Männer. Deren Fettzellen haben mehr Fettverbrennungsenzyme und sind viel kleiner als die unsrigen. *Pah!* Hinzu kommt, dass Östrogene unsere Fettspeicherungsenzyme sogar noch vermehren. Fast so, als würden wir Backpulver in einen Kuchenteig geben, damit er schön aufgeht. Die Folge: Fettpolster an Po, Oberschenkeln und Armen – daraus entsteht dann letztendlich die ungeliebte Cellulite. Und das alles, weil wir den Fortbestand der Menschheit sichern müssen und Gebärgene in uns tragen. Also, liebe Damen, durch Hungern reduzieren wir unsere Fettverbrennungsenzyme um sage und schreibe 50 Prozent. *Halleluja.* Unser Körper flippt buchstäblich aus und schaltet augenblicklich auf den Fetteinlagerungsmodus um, das heißt, mit einer Crash-Diät bewirken wir genau das Gegenteil. Unsere Fettverbrennungsenzyme bauen sich ab und gleichzeitig unsere Muskelmasse, die dabei helfen könnte, Fett zu verbrennen.

Männer sollten sich das bitte mal vor Augen führen: Schlanke Frauen »erarbeiten« sich in der Regel ihr schlankes Aussehen wesentlich härter. Doch wir wollen den Fortbestand der Menschheit nicht gefährden, zumal es ein wundervolles Erlebnis ist, ein Baby zur Welt zu bringen, es aufwachsen zu sehen und von ihm geliebt zu werden, und trotzdem wollen wir schlank und schön sein. Wie können wir also diesen Spagat schaffen?

Die Rolle der Leber beim Abnehmen

Die Hauptrolle übernehme dabei unsere Leber, die auch als »chemische Fabrik« bezeichnet würde, erklärte mir Doktor K. S. sehr ausführlich. Die Leber erfülle außerdem viele wichtige Aufgaben, zum Beispiel sorge sie dafür, dass giftige Substanzen aus unserem Organismus abtransportiert werden, und sie produziere Galle, auch als Verdauungssaft bekannt, der im Dünndarm Fettzellen aufspaltet. Galle wird also von der Leber produziert und ist für die Fettverdauung äußerst wichtig. Ist unser Magen leer, wird Galle in der Gallenblase zwischengelagert. Muss die Gallenblase beispielsweise aufgrund von Gallensteinen entfernt werden, hat das kaum Auswirkungen. Allerdings vertragen manche Menschen nach einer Entfernung keine fettreiche Nahrung mehr. Hier hilft eine ausgewogene, ballaststoffreiche Ernährung sowie regelmäßiger Sport. Zudem sollte man nicht regelmäßig zu fette Nahrung zu sich nehmen. Aber nicht nur zu viel, auch zu wenig Nahrung kann schaden. Einseitige Ernährung oder Heilfasten und auch bestimmte Diätformen können ebenso zu Beschwerden führen, da sie die Zusammensetzung der Gallenflüssigkeit aus dem Gleichgewicht bringt. Eine Leberfehlfunktion kann auch zu Problemen beim »Ausschalten« von Cholesterin führen. In der westlichen Welt essen wir oft zu viel Cholesterinhaltiges, und genau das führt zu einem Problem beim Abspecken. Wenn unsere Leber den Fettstoffwechsel nicht mehr richtig regulieren kann, kommt es zur Gewichtszunahme, und zwar in der Bauchregion. Es entsteht ein vorstehender Bauch, bekannt als Bierbauch oder Ranzen. Die Fettrolle unter dem Oberbauch, auch gerne Rettungsring genannt, ist ein weiteres Zeichen dafür, dass unsere Leber nicht mehr richtig funktioniert. Ihre Filterfunktion ist gestört, und sie ist nicht mehr in der Lage, die vielen Fettkügelchen in unserem Blut zu entfernen; sie setzen sich in anderen Organen ab, beispielsweise in Fettdepots unter der Haut. Der gefürchteten Cellulite ist Tür und Tor geöffnet, und das spiegelt sich an unseren Oberschenkeln, am Po, an den Armen und eben am Bauch wider. Wird die Leberfunktion nicht verbessert, ist es sehr schwierig, dieses Fett wieder loszuwerden. Das ist übrigens auch einer der Hauptgründe dafür, dass wir mit zunehmendem Alter immer dicker und unförmiger werden. Wenn unsere Leber sozusagen mit Müll verstopft ist, können wir nicht richtig abnehmen – ganz egal, wie viele Diäten wir machen und wie viel Sport wir treiben. Dies ist übrigens auch die Erklärung für den ungeliebten Jo-Jo-Effekt. Das verschwundene Fett, das wir nach einer Diät genauso schnell wieder auf den Rippen haben, ist einer nicht gut arbeitenden Leber geschuldet. Damit wir Frauen den Spagat zwischen Fortbestand und Schlanksein aber meistern können, muss unsere Leber wieder richtig gut arbeiten können. Mit dem Entgiftungsprogramm von Doktor K. S. können aber nicht nur Frauen ihre Leber entlasten bzw. reinigen, um den Stoffwechsel wieder anzukurbeln und für eine gute »Fettverbrennung« (und zwar rund um die Uhr, sogar im Schlaf) zu sorgen, sondern natürlich auch Männer. Einige Giftstoffe werden jedoch nicht mit der Galle ausgeschieden, sondern sie werden »umgebaut« und damit wasserlöslich und verlassen daher über die Nieren mit dem Urin unseren Körper.

Tipps zur Leber-Entlastung nach Doktor K.S.

- Trinken Sie täglich vor den Mahlzeiten 1 Esslöffel kaltgepresstes Kokosnussöl.
- Essen Sie möglichst frische Lebensmittel.
- Trinken Sie bis zu drei Liter Wasser über den Tag verteilt, aber nur stilles raumtemperiertes Wasser.
- Konsumieren Sie vermehrt ballaststoffreiche Nahrung, wie Vollkornprodukte.
- Verzehren Sie Artischocken, sie erhöhen die Gallensaftproduktion.
- Nehmen Sie Vitamin C und Kalzium zu sich, sie sorgen für eine Blei-Ausschwemmung.
- Achten Sie auf eine ausreichende Zink- und Selen-Versorgung zur Quecksilberausscheidung (Amalgam-Füllungen).
- Nehmen Sie Mariendistel z.B. in Kapselform zu sich, das hat eine leberstärkende, -schützende und -regenerierende Wirkung.
- Gönnen Sie sich Massagen wie Lymphdrainage-, Bindegewebe- und Fußreflexzonenmassagen sowie Sauna und Haut-Abbürstungen.
- Reduzieren Sie Ihren Zuckerkonsum.
- Vermeiden Sie Weißmehl sowie sämtliche Produkte aus Milch, und schränken Sie tierisches Eiweiß ein.

Sport – nix für mich

Den flapsigen Spruch »Sport ist Mord und Massensport ist Massenmord« hört man häufig, besonders von Sportmuffeln, wie ich einer bin. Natürlich ist mir bewusst, dass wir durch Sport Kalorien verbrennen und dass Sport unserem Körper eine Menge Vorteile liefert wie beispielsweise eine gute Verdauung, bessere Beweglichkeit, Verlust von Übergewicht und vieles, vieles mehr. »Wer sich bewegt, lebt länger«, bestätigt das Department for Public Health and Caring Sciences im schwedischen Uppsala. Mit Sport können wir Übergewicht und all den daraus entstehenden Krankheiten vorbeugen. Meine bessere Hälfte geht dreimal pro Woche für eine Stunde sporteln. Das Ergebnis lässt sich sehen. Ich beneide ihn dafür. Gäbe es ein Medikament ohne Nebenwirkungen, das einen vergleichbaren Effekt hätte wie körperliche Anstrengung, wäre ich mit Sicherheit die Erste, die es einnehmen würde. Dabei würde es laut einer Studie der Deutschen Sporthochschule Köln etwa schon genügen, dreimal wöchentlich eine halbe Stunde Fahrrad zu fahren oder zu joggen, um das Risiko von Osteoporose um ein Drittel zu verringern. Ein Blick auf unsere Vorfahren macht deutlich, warum wir auch heute noch auf Bewegung angewiesen sind: Um ihr Überleben zu sichern, mussten die steinzeitlichen Jäger große Distanzen zurücklegen. Forschungsergebnisse sprechen von bis zu 40 Kilometern pro Tag. Da sich in den folgenden Jahrtausenden die körperlichen Bedürfnisse des Menschen aber nicht gravierend verändert haben, erscheint es selbst einem Sportmuffel wie mir absolut plausibel, dass uns die heutige Trägheit nicht gut bekommen kann. Denn um seinen Stoffwechsel in Schwung zu bringen, muss sich der Mensch ausreichend bewegen. So ist das! Was ich persönlich mit Freude zur Kenntnis genommen habe, ist die Tatsache, dass auch alltägliche Tätigkeiten Energie, sprich Kalorien, verbrauchen. Beispielsweise verbrauchen wir pro Stunde im Durchschnitt bereits im Liegen 68 Kilokalorien, beim Sitzen ca. 70 Kalorien und beim Gehen 210 Kilokalorien bei ca. 3,6 Kilometern pro Stunde. Dieser Kalorienverbrauch ist natürlich nicht besonders hoch, aber besser als nichts!

Also: Machen Sie es einfach besser als ich, und bewegen Sie sich täglich ausreichend nach Ihren Möglichkeiten! Das wird Ihnen auch Ihr Darm danken.

Superfoods aus der Natur

In den folgenden Kapiteln habe ich alles niedergeschrieben und zusammengetragen, was mir persönlich für die Durchführung und den Erfolg der Ernährungsumstellung wichtig erscheint. Ich erhebe keinesfalls den Anspruch, hundertprozentig perfekt recherchiert, doch auf jeden Fall verantwortungsbewusst und voller Überzeugung das Richtige getan zu haben. Selbstverständlich bin ich mir im Klaren darüber, dass es immer jemanden geben wird, der vieles besser weiß. Und dass ständig neue Studien oder aktuellere Erkenntnisse auftauchen werden. Ich offenbare ja auch keine sensationellen Geheimnisse ewiger Jugendlichkeit, Schönheit oder Langlebigkeit – oder vielleicht doch? Wie dem auch sei. Innerhalb von nur zehn Monaten hatte Doktor K. S. dafür gesorgt, dass wir unser Leben wieder in vollen Zügen genießen konnten und können. Wir verdanken ihm sehr viel. Am Ende waren wir wieder »pumperlg'sund«, und sein Sympathiekonto war mehr als gefüllt, trotz seiner Angewohnheit, zu reden wie ein Wasserfall. Den Titel »Sabbelkopp« hat er daher mehr als verdient. Doch dabei erfuhr ich so vieles, das mir sonst für immer verschlossen geblieben wäre: Ganz nach den weisen Worten des Dalai Lama: »Wenn Du sprichst, wiederholst Du nur, was Du eh schon weißt; wenn Du aber zuhörst, kannst Du unter Umständen etwas Neues lernen.« Womit wieder einmal bestätigt ist, dass alles von zwei

Seiten gesehen werden kann – und auch sollte. Inzwischen sind wir überzeugte Amaranth- und Quinoa-Esser geworden, haben in unserer Küche Berge von Plastikdosen gegen Glasbehälter ausgetauscht, benutzen für die Zubereitung unserer Mahlzeiten ausschließlich Kokosnussöl, würzen mit reinem Kristall-, Stein- oder Meersalz, lieben Matcha-Tee und Chia-Samen, stellen unsere eigene »Milch«, unser eigenes Kokosnussöl und Brot her und ergänzen unsere Ernährung mit dem Wunder vollbringenden Papain und vieles, vieles mehr … Denken Sie bitte nicht, ich hätte jetzt das »Rad« neu erfunden und wäre zur allwissenden Gesund- und Schlankheitskönigin oder Anti-Aging-Queen avanciert. Alle vorliegenden Informationen sind in der Regel längst bekannt. Sie beruhen zum größten Teil auf den vielen Gesprächen mit Doktor K. S., der Recherche diverser schulmedizinischer und alternativmedizinischer Literatur und auf unseren reichhaltigen Erfahrungen, anders zu kochen und zu essen.

Kokosnüsse: wahre Weltenbummler

Kokosnüsse sind überall sehr beliebt und wahre Weltenbummler. Landen sie zum Beispiel im Meer und werden am anderen Ende der Welt angeschwemmt, können sie sogar dort wieder Wurzeln schlagen. Angeblich sollen es keimfähige Kokosnüsse bis nach Skandinavien geschafft haben. Schon seit mehr als 3000 Jahren wird die vielseitige Kokosnusspalme kultiviert. Nicht nur ihre Früchte werden verwendet, auch der Stamm und die Palmwedel dienen noch heute zum Bau von Hütten, Möbeln, Besen und Schiffen. Millionen von Menschen ernähren sich von Kokosnüssen. Sie enthalten alles, was ein Mensch in einer Notsituation zum Überleben braucht. Es gibt Hunderte von Berichten Schiffsbrüchiger, die sich monatelang fast ausschließlich von Kokosnüssen ernährt und somit überlebt haben. Hier in Malaysia wird die Kokosnuss vor der Haustür zerschmettert, als ein Zeichen, das den Bewohnern Glück und Wohlstand bringen soll.

Eine absolute Köstlichkeit, die von Einheimischen aus der Kokosnuss hergestellt wird, nennt sich »Kaya«. Dabei handelt es sich um einen karamellfarbenen Brotaufstrich: die Kokosnusskonfitüre. In der malaysischen Sprache bedeutet Kaya »reich«. Ja, das ist sie, reich an Liebhabern und Kalorien. Sowohl in Malaysia als auch im Nachbarland Singapur ist die überwältigende exotische Leckerei sehr beliebt. Der morgendliche Genuss von seidig glatter Kokosnusskonfitüre auf knusprig warmem Toast und dazu eine Tasse »Kopi«, wie der Kaffee hier genannt wird, bergen Suchtgefahr.

»Kaya« wird aus Eiern, Kokosnussmilch, Kokosnussblütenzucker und den wohlriechenden Pandanblättern hergestellt. Die bloße Erwähnung von Kaya löst bei vielen Einheimischen Kindheitserinnerungen aus. Gemeinsam mit Mutter und Großmutter standen die Kleinen in der Küche, während die delikate Konfitüre zubereitet wurde. Mit einem traditionellen Federschneebesen »schlugen« sie die Zutaten behutsam in einem Kessel, der über Holzkohlefeuer hing, so lange, bis sie eine goldbraune Farbe und eine seidige Konsistenz angenommen hatten. Es gibt viele Variationen von Kaya: Gelbliche, grünliche oder bräunliche Konfitüre, auch die Konsistenz variiert; einige Konfitüren sind eher flüssig, andere dicker. Während die Konfitüre nach traditioneller Art in einem sogenannten »double boiler« stundenlang gerührt wurde, kann der exotische Brotaufstrich heute im Dampfbad hergestellt werden. Mithilfe moderner Küchengeräte gelingt sie innerhalb von 30 Minuten ebenso glatt und seidig wie einst (siehe auch Seite 254).

Kokoswasser: nicht nur ein Trendgetränk

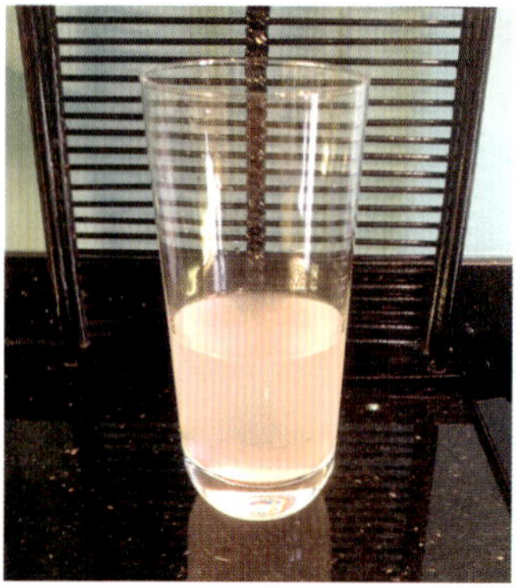

Die für uns Europäer nicht ganz einfach zu öffnende Frucht bietet ein wertvolles Nass: das Kokoswasser. Es ist klar und sollte nicht mit Kokosnussmilch aus Dosen oder Getränkekartons (Tetra-Paks) verwechselt werden. Denn das durchsichtige Original enthält viele Nährstoffe und ist zudem kalorienarm. Mangos und andere tropische Früchte speichern zwar auch viel Wasser, aber keine von ihnen vermag wie die Kokosnuss einen Viertelliter Getränk in einer Schale zu liefern.

Das mineralisierende natürliche Kokoswasser enthält anorganische Ionen wie Kupfer, Zink oder Mangan und besitzt einen ähnlichen Salz- und Nährstoffgehalt wie Blut. Im Zweiten Weltkrieg wurde es an der pazifischen Front sogar im Notfall als Blutplasma eingesetzt.

Die hervorragende Abdichtung der harten Schale erkennt man an der Qualität des Wassers: Es ist absolut steril und wird hier in den Tropen auch schon mal zum Auswaschen verschmutzter Wunden genommen oder als Rehydrationslösung bei Durchfallerkrankungen. Laut »National Institute of Health« liegt die Nährstoffzusammensetzung zwar nicht innerhalb des empfohlenen Bereichs, um den Wasserhaushalt bei Durchfall wieder ins Lot zu bringen, aber mitten im Dschungel ist Kokoswasser oft das einzige erhältliche Mittel.

Als Durstlöscher eignet sich frisches Kokoswasser besser als jedes andere Softgetränk, besonders hier im tropischen Klima, denn es belastet nicht, enthält wenig Fett und Zucker und hat eine ganze Reihe von Wirkstoffen im Gepäck, die auch bei Sportlern sehr gut ankommen. Frisches Kokoswasser aus einer jungen grünen Frucht kann in keiner Weise mit den mittlerweile auch auf dem westlichen Markt erhältlichen Kokoswasserprodukten verglichen werden.

Was Kokoswasser enthält

Im Innern der hermetisch abgeriegelten Schale befinden sich durchschnittlich 250 Milliliter Flüssigkeit – ungefähr ein großes Glas voll. Das nährstoffreichste und wertvollste Wasser liefert die junge grüne Nuss. Darin stecken Spurenelemente wie Eisen, Jod, Kupfer, Mangan, Zink, Mineralstoffe wie Kalzium, Kalium, Magnesium, Natrium, Phosphor, die Vitamine B_1, B_2, B_3, B_5, B_6, B_7, B_9, Folsäure und Vitamin C. Wer das Wasser einer einzigen Kokosnuss (250 ml) trinkt, kann damit 35 Prozent seines Tagesbedarfs an Kalium abdecken (700 mg), 25 Prozent an Magnesium (75 mg), knapp 7 Prozent an Kalzium (67,5 mg), gut 21 Prozent an Natrium (117,5 mg) und knapp 10 Prozent an Phosphor (75 mg). Dabei werden etwa 0,58 Gramm Salz, 1 Gramm Fett, 0,87 Gramm gesättigte Fette und nur 12 Gramm Zucker aufgenommen.

ÜBRIGENS:

Wir waren 2003 mit unserer Tochter auf Penang, für einen Kurzurlaub am Strand: ein wunderschönes Reiseziel, mit vielen spannenden und geheimnisvollen Traditionen. Plötzlich bekam das Töchterlein eine Sonnenallergie. Ein Kellner kam mit einer frischen Kokosnuss und sagte: »Sie soll das Wasser daraus trinken, und zwar aus zwei Kokosnüssen, das hilft.« Tatsächlich. Kurz nachdem sie die zwei »Kokoswasser-Drinks« geschlürft hatte, war die Allergie weg.

Kokosnussöl: eine moderne Medizin

Doktor K. S. bat uns inständig, für die Zubereitung unserer Speisen nur noch Kokosnussöl zu verwenden, besonders zum Braten. Dass dieses Öl sogar Bauchfett verbrennen kann, hatte er schon einmal erwähnt. Aber es vermag noch viel, viel mehr …

Das tropische Öl, das aus dem Fruchtfleisch der Kokosnuss gewonnen wird, wirkt in unserem Körper wie eine Art Hochofen, der den Stoffwechsel ankurbelt und Fett verbrennt, vor allem die sogenannten viszeralen Fette, wozu auch das Bauchfett gehört. Dieses Fett ist bei Weitem nicht so harmlos, wie uns sein Name vorgaukeln will. Es versteckt sich nämlich tief in unserem Körper und lagert sich um unsere Organe im Bauchraum an. Dieses tückische Eingeweidefett schüttet entzündungsfördernde Proteine, Hormone und Fettsäuren aus. Damit beeinträchtigt es die Funktion lebenswichtiger Organe und gilt als Hauptverursacher ernsthafter Erkrankungen, die allesamt mit Übergewicht in Verbindung stehen: Schlaganfall, Herzinfarkt und Diabetes. Das Fatale: Diese gefährlichen Fettdepots sind von außen nicht sichtbar. Zugleich können sie sich leicht entzünden, was eine weitere Gefahr darstellt. Die Entzündungsfaktoren werden über die sogenannte Pfortader direkt an die Leber abgegeben und überschwemmen unseren gesamten Organismus. Die Pfortader ist eine Vene, die zwei Kapillarsysteme verbindet, sie sammelt das Blut aus den Bauchorganen wie Magen, Darm, Bauchspeicheldrüse, Milz und befördert es direkt zur Leber.

Weil Sie ständig endzündlichen Faktoren ausgesetzt sind, werden unsere Körperzellen irgendwann resistent gegen Insulin, und wir bekommen Typ-2-Diabetes. Wenn sich dann auch noch unsere Blutgefäße entzünden, ist es bis zu Schlaganfall oder Herzinfarkt nicht mehr weit. Diese bisher unterschätzte Gefahr, die da in unserem Bauchraum lauert, liegt in der erhöhten Stoffwechselaktivität der viszeralen Fettzellen. Kokosnussöl kann diese gemeingefährlichen Fette abbauen und dadurch auch noch beim Abnehmen helfen.

Jeden Tag vor dem Frühstück und nach dem Abendessen nehmen wir einen Esslöffel Kokosnussöl zu uns und häufig auch mal einen weiteren Esslöffel zwischendurch.

Zu den gesündesten Menschen auf der Welt gehören Völker, die viel Kokosnuss konsumieren. In den Dreißigerjahren entdeckte Dr. Weston Price, dass die Menschen auf den Südpazifischen Inseln, deren Ernährung überwiegend aus Kokosnuss bestand, praktisch keine Herzerkrankungen kannten – trotz der hohen Nahrungsfette in der tropischen Frucht. Das gleiche Phänomen beobachteten zwei Forscher 1981 bei einer polynesischen Gemeinschaft, für die die Kokosnuss ebenfalls eine primäre Ernährungsquelle darstellte. Sie fanden die Bewohner in ausgezeichneter kardiovaskulärer Gesundheit und Fitness vor. Wo waren all die verstopften Arterien und Herzinfarkte, obwohl sie doch alle die »bösen« gesättigten Fettsäuren mengenweise zu sich nahmen? Ganz offensichtlich schadeten Kokosnüsse dem Herzen der Inselbewohner nicht. Die gesundheitsfördernden Eigenschaften der Kokosnuss sind und waren den Menschen in den Tropen schon immer bekannt: Für Ko Samui, einer im Golf von Thailand gelegenen Insel, ist sie sogar zum Wahrzeichen avanciert. Thailand exportiert mehr als zwei Millionen Kokosfrüchte monatlich! Sie gelten als die besten Kokosnüsse der Welt, vor allem das aus ihrem Kern gewonnene »Kopra«, das wir Nuss nennen.

Ich erinnere mich, dass schon meine Mutter einst Kokosfett verwendet hatte. Jahre später setzte man beim Kochen und Backen eher auf Margarine. Heute kennt man die Nachteile von Margarine, die wir scherzhaft »Plastikbutter« nennen. Sie werden im Weiteren noch erfahren, was cholesterinsenkende Margarine in unserem Körper bewirkt.

Besonders wertvoll für die Gesundheit ist die in der Kokosnuss enthaltene Laurinsäure, die Viren, Bakterien und Parasiten bekämpfen kann. Eine weitere Fettsäure in der beliebten Tropenfrucht heißt Caprylsäure und wurde sogar in die Liste der antimikrobiellen Inhaltsstoffe aufgenommen. Jüngste Berichte der amerikanischen Gesundheitsbehörde FDA lassen aufhorchen. Sie könnten die Kokosnuss wieder zurück in die Küchen, Schnellimbisse oder Backstuben befördern. Denn das aus der Kokosnuss gewonnene Öl ist extrem hitzebeständig. Dadurch bilden sich keine gefährlichen Transfette, wie sie durch die Verwendung von anderen Ölen bei hohen Temperaturen entstehen.

In der gesamten Lebensmittelbranche weiß man schon lange, dass die gesundheitsfördernden Eigenschaften des Kokosnussöls von handelsüblichen Ölen nicht übertroffen werden kann. Immer öfter werden Laurin- und Caprylsäure in wissenschaftlichen Berichten positiv erwähnt. Seit vier Jahrzehnten ist einer kleinen Anzahl von Forschern die Wirksamkeit der Fettsäuren aus der Kokosnuss bekannt, was mehr als 20 Forschungsarbeiten und etliche amerikanische Patente nach sich zog. Eine der führenden Forscherinnen auf diesem Gebiet ist Mary G. Enig. In einem Artikel »Coconut: In Support of Good Health in the 21st Century« beschreibt sie ausführlich die antimikrobielle Wirkung von Kokosnussöl.

Und hier noch einmal einige Gründe, warum die tägliche Verwendung und Einnahme dieses tropischen Öls so gesund ist: Es dient zur Vorbeugung, Reduzierung und Bekämpfung von Viren, Pilzen, Bakterien, es bekämpft Bluthochdruck, Erkältung, Allergien, Schuppenflechte, Herpes, Geschlechtskrankheiten und freie Radikale, sorgt für gesunde Zähne und Zahnfleisch, für eine gesunde Prostata und wirkt gegen Übergewicht. Vor den Mahlzeiten eingenommen, zügelt ein Esslöffel Kokosnussöl den Appetit und hilft dabei, das Verhältnis zwischen dem guten HDL- und dem schlechten LDL-Cholesterin zu regulieren. Da Studien zufolge Kokosnussöl vom Körper nicht so schnell in Körperfett umgewandelt wird wie andere Fette, vermag dieses Öl das Risiko für Herzkrankheiten, Infarkt und Schlaganfall beträchtlich zu mindern.

Kokosnussöl für ein gesundes Gehirn

Die in Kokosnussöl enthaltenen Fettsäuren unterstützen die Ketonproduktion im Körper. Da unsere Organe und unser Gewebe besser arbeiten, wenn sie Ketone als Brennstoff- bzw. Energiequelle erhalten, einschließlich des Gehirns und des Herzens, wird klar, warum die Gehirnfunktion von gesunden Menschen und auch von Alzheimer-Patienten mit Kokosnussöl gesteigert werden kann. Wissenschaftler haben herausgefunden, dass bei Alzheimer eine Energie-Unterversorgung des Gehirns vorliegt. Sie entwickelten ein Medikament namens »Axona«, das die Ketonproduktion im Körper verstärkt. Davon hatte auch Dr. Mary T. Newport, ärztliche Direktorin der Neugeborenen-Intensivstation am »Spring Hill Regional Hospital«, gehört, deren Mann Steve 2003 erste Symptome der Alzheimer-Krankheit gezeigt hatte. Aufgrund wissenschaftlicher Erkenntnisse begann sie zu forschen und verabreichte ihrem Ehemann anstelle der Medikamente nur noch Kokosnussöl. Steves Zustand hatte sich, auch nach Jahren der Einnahme von Medikamenten, stets verschlechtert und wurde zu allem Überfluss durch die Nebenwirkungen auch noch verschlimmert. Er konnte sich nicht mehr daran erinnern, wie man das Zifferblatt einer Uhr zeichnet oder welches Tagesdatum gerade war. Dr. Mary Newport gab ihrem Mann zunächst täglich zwei Teelöffel Kokosnussöl. Schnell steigerte sie die Dosis auf mehrere Esslöffel und mischte es unter sein Essen. Steves Zustand verbesserte sich immer weiter, bis er sich nach kurzer Zeit wieder an das aktuelle jeweilige Tagesdatum erinnern und auch das Ziffernblatt einer Uhr zeichnen konnte. »Es war, als würde das Öl einen Schalter in seinem Gehirn anknipsen und ihn wieder klar denken lassen«, sagte Mary später. 37 Tage Kokosnussöl-»Therapie« hatten dazu geführt, dass Steve seine Ziffernblatt-Zeichnungen noch präziser ausführen konnte. Nach weiteren fünf Monaten ließen seine Sehstörungen nach, die ihn bis dahin vom Lesen abgehalten hatten, auch das körperliche Zittern machte ihm kaum noch Probleme. Er interessierte sich wieder für die Menschen um ihn herum. Mary begann, unermüdlich über die Wirksamkeit von Kokosnussöl bei Alzheimer zu forschen, und publizierte die wundervolle Nachricht über die auffallenden Fortschritte ihres Mannes. Sie richtete sogar einen Blog ein, in dem sie über ihre Erfahrungen mit der Krankheit berichtet.

Kokosnussöl in Bad und Küche

In seinen Ursprungsländern wird Kokosnussöl nicht nur in der Küche, sondern auch als wirksames Haut- und Haarpflegemittel eingesetzt. Es schützt die Haare vor Schäden und befeuchtet die Haut. Vielleicht ist es gar kein Zufall, dass die Menschen dort, wo Kokosnuss in der Ernährung und in der Körperpflege verwendet wird, besonders schöne Haut, gepflegte Haare und ein strahlendes Aussehen haben. Kokosnussöl kann man auf die trockene Haut geben und es nach dem Waschen ins handtuchtrockene Haar einmassieren, oder man kann es auch als Make-up-Entferner nehmen. Aber Achtung, nicht in die Augen reiben. Das hat zwar keinen gesundheitlichen Nachteil, aber es hinterlässt einen störenden Fettfilm auf dem Auge. Experten gehen davon aus, dass Laurinsäure auch das Immunsystem von Säuglingen und Erwachsenen gleichermaßen unterstützt. Die in Kokosnussöl enthaltene Laurinsäure ist auch in der Muttermilch vorhanden. Ihr werden außerdem eine Reihe weiterer positiver Eigenschaften für unsere Gesundheit zugeschrieben, wie zum Beispiel die Verbesserung der Aufnahme von Kalzium, Magnesium und allen fettlöslichen Vitaminen (A, D, E und K) und insgesamt wie oben schon ausgeführt die Anregung des Stoffwechsels.

Der feine delikate Kokosnussgeschmack verleiht Gerichten eine besondere Note, ohne dabei aufdringlich zu schmecken. Kalt gepresstes Kokosnussöl wird bei der Herstellung nicht erhitzt, dadurch bleiben alle natürlichen Inhaltsstoffe erhalten. Ich brate damit bevorzugt Fisch, Fleisch und Gemüse und verwende das köstliche Öl in Salatsoßen, Kuchen, selbst gemachten Powerriegeln und stelle mein eigenes Eiskonfekt und Schokolade damit her. Wir benutzen es auch als Bodylotion und anstelle von handelsüblichen Deodorants (siehe auch Seite 233).

Kriterien für ein gutes Kokosnussöl

Um ein signifikant gutes Kokosnussöl zu erhalten, sollten folgende Herstellungsprozesse eingehalten worden sein: Nach dem Knacken der Kokosnuss muss das Kokosnussfleisch umgehend in die Pressung. Die gewonnene Milch wird zentrifugiert, übrig bleibt konzentriertes Kokosfett, das zunächst auf minus 20 Grad heruntergekühlt wird. Dieser Vorgang entzieht dem Fett das noch vorhandene Wasser. Anschließend wird es bei einer Temperatur um die 40 Grad geschmolzen und erneut zentrifugiert. Bei diesem Vorgang verliert es das restliche Wasser. Um ein klares Kokosnussöl zu erhalten, muss es durch einen Zellulosefilter erneut gefiltert werden, und zwar so oft, bis das Öl kristallklar ist. Fragen Sie Ihren Händler, wie sein Kokosnussöl hergestellt wurde.

Bei der Lagerung von Kokosnussöl sollten Sie beachten, dass es bei unter 25 Grad Raumtemperatur fest zu werden beginnt und eine weißliche Farbe annimmt. Das hat jedoch keinen Einfluss auf seine Qualität. Die Auswahl von angebotenem Kokosnussöl ist in Deutschland derzeit noch nicht besonders vielfältig. Flüssiges Öl in Flaschen ist so gut wie kaum erhältlich. Verschiedene Lieferanten bieten Kokosnussöl in kleinen Glasbehältern an, aber nur in fester, weißlicher Konsistenz. Die Frage, wie man eine gute Qualität erkennen kann, ist daher berechtigt. Auf alle Fälle sollte es kaltgepresst sein. Sie können Kokosnussöl aber auch selbst herstellen, siehe Seite 237.

Wenn Ihnen das Öl zum Kochen zu teuer ist, nutzen Sie es zur täglichen Unterstützung für Ihre Gesundheit: Direkt nach dem Aufstehen mit einem Esslöffel Kokosnussöl für etwa zehn Minuten gurgeln und dann ausspucken. Danach die Zähne putzen.

Oder Sie trinken bzw. essen vor dem Frühstück einen Esslöffel Kokosnussöl. Doktor K. S. empfiehlt die tägliche Einnahme bei einem Körpergewicht von:

- bis zu 10 Kilo: 1 Esslöffel
- bis zu 20 Kilo: 1 ½ Esslöffel
- bis zu 30 Kilo: 2 Esslöffel
- bis zu 40 Kilo: 2 ½ Esslöffel
- bis zu 50 Kilo: 3 Esslöffel
- bis zu 60 Kilo: 3 ½ Esslöffel
- bis zu 70 Kilo: 4 Esslöffel
- über 70 Kilo: 5 Esslöffel

Es darf aber auch etwas mehr sein, denn bei Kokosnussöl gilt ausnahmsweise die Devise »mehr hilft mehr«. Die immunfördernden und antimikrobiellen Wirkungen schließen eine Überdosierung praktisch aus. Kokosnussöl ist ein Superfood und kein Medikament!

Überblick über die Verwendung von Kokosnussöl

Auf der Insel Ko Samui kaufte ich einmal ein Kokosnussöl, das dort hergestellt wird. Es schmeckt pur zwar nicht ganz so edel wie unser selbst Gemachtes, aber die mitgelieferte Broschüre enthält einen interessanten Slogan, den ich Ihnen nicht vorenthalten möchte: »Kokosnussöl ist ein funktionales Lebensmittel. Es ist keine Medizin, aber es ist ein Lebensmittel der modernen Medizin.« Hier stelle ich Ihnen die einheimischen Anwendungsmöglichkeiten von Kokosnussöl im Überblick vor:

- zum Braten, Backen, Kochen und Frittieren,
- als Ersatz für Butter,
- zur Ergänzung der täglichen Energieaufnahme,

- gegen trockene Nagelhaut,
- als Make-up-Entferner,
- zur Vorbeugung von Dehnungsstreifen während der Schwangerschaft,
- zur Unterstützung einer gesunden Schilddrüsenfunktion,
- zur Entfernung des Milchschorfs bei Neugeborenen: leicht einmassieren und nach wenigen Minuten mit einem lauwarmen Waschlappen vorsichtig abtupfen,
- mit Apfelessig gemischt, um Läuse zu bekämpfen,
- mit Meersalz vermischt, um trockene Haut an den Füßen zu entfernen,
- mit Zucker vermischt als Körperpeeling (in der Dusche anwenden),
- pur aufgetragen gegen trockene Körperstellen: Lippen, Füße, Ellbogen usw.,
- als Packung gegen trockene Haare und bei Spliss: mehrere Stunden mit einer Duschhaube abdecken und danach gründlich ausspülen,
- zur Vorbeugung gegen Fußpilz,
- in die Nasenschleimhäute einreiben: Lindert allergische Symptome,
- um Darmparasiten oder Hefepilze abzutöten,
- für gesundes Zahnfleisch,
- als Ersatz für andere Pflanzenöle in jedem Rezept,
- zur Linderung von Sonnenbrandbeschwerden,
- als natürliches Gleitmittel bei Störung der Vaginaflora,
- als antibakterielle Hautcreme (auch Akne),
- als Aftershavelotion,
- auf Mückenstiche und Windpocken: verringert Juckreiz,
- lindert den Schmerz bei Hämorrhoiden: Einreibung,

- bei trockenem Haar nach dem Waschen, ein paar Tropfen Kokosnussöl in die noch feuchten Spitzen geben, macht die Haarpracht weich und spendet Feuchtigkeit,
- bei trockenen Hautstellen Kokosnussöl-Umschläge: ein Mull- oder Leinentuch mit dem Öl gut tränken und mehrere Stunden auf die trockenen Stellen legen. Zum Schutz vor möglichen Ölflecken mit Klarsichtfolie umwickeln,
- in ein warmes Fußbad geben: macht harte Stellen weich und beugt Fußpilz vor,
- dünn aufgetragen kann Kokosnussöl als Bodylotion verwendet werden. Es zieht schon nach kurzer Zeit in die Haut ein. Mit dem Anziehen der Kleidung etwa 10 bis 15 Minuten warten!
- als Deodorant verwendet, hilft es für mehrere Stunden: direkt nach dem Duschen unter die Achseln verteilen,
- ein Esslöffel Kokosnussöl mit ins Badewasser geben, sorgt für eine weiche Haut,
- bei Windelausschlag die betroffenen Stellen mit Kokosnussöl einreiben,
- für stillende Mütter: 3 bis 4 Esslöffel pro Tag einnehmen, um die Milchversorgung und die Nährstoffe zu erhöhen,
- empfindliche Brustwarzen mit Kokosnussöl einreiben: beruhigt.

Wichtig zu wissen

Wie ist das eigentlich mit dem unter dem Namen Palmin bekannten Kokosfett? Diese Frage haben wir uns auch gestellt, da ich es früher oft verwendet habe. Auf der Verpackung von Palmin steht zwar »zu 100 Prozent Kokosfett«, aber beim Vergleich der Preise von kaltgepresstem Kokosnussöl und Palmin kamen mir wohl zu Recht erhebliche Zweifel. Auf alle Fälle ist Palmin kein unbehandeltes, natives Produkt, und inwieweit es chemisch behandelt wird, ist höchst umstritten. Laut Herstellerangaben enthält Palmin lediglich 0,1 Prozent Transfett, und damit sich die Palmin-Platten besser schneiden lassen, wird angeblich nur Luft in das Kokosfett eingeschleust. Aber auch Palmin soft kommt nicht in unseren Kühlschrank. Es besteht laut Herstellerangabe mehrheitlich aus Sonnenblumenöl, gefolgt von Palmöl sowie Palmkernfett und einem Teil Kokosfett. Generell gilt, dass häufig Transfette als »gehärtete Fette«, »gehärtetes Pflanzenöl« oder »teilgehärtetes Pflanzenöl« auf dem Etikett erscheinen. Desgleichen sind raffinierte Öle (Fette) nicht zu empfehlen. Bei diesem Vorgang wird das Grundprodukt, beispielsweise das Kokosnussfleisch (Kopra), erhitzt und mithilfe einer chemischen Lösung ausgepresst. Dabei verliert es seine Farbe und seinen Geschmack, der Hersteller kann das Öl jetzt als »geschmacksneutral« anpreisen, und am Ende wird das Produkt noch einem aufwendigen Reinigungsverfahren unterzogen, also raffiniert. Machen Sie um solche Lebensmittel lieber einen großen Bogen. Für uns ist und bleibt kaltgepresstes Kokosnussöl die erste Wahl.

ÜBRIGENS:

Auch wenn die meisten Köche mit kaltgepresstem Olivenöl braten – bitte tun Sie es nicht! Bei starker Erhitzung entstehen die gefährlichen und extrem gesundheitsgefährdenden Transfette. Leider geben auch viele TV-Köche ein schlechtes Beispiel ab, da sie kaltgepresstes Olivenöl zum Braten und Frittieren nicht nur empfehlen, sondern auch benutzen. Darüber sprach ich mit dem berühmten TV- und Sterne-Koch Alfons Schuhbeck, der mir beipflichtete und Kokosnussöl in den allerhöchsten Tönen lobte.

Wenn Sie Kokosnussöl oder gar den Geschmack von Kokosnuss absolut nicht mögen, können Sie als eine sehr gute Alternative Ghee (geklärte Butter) nehmen (siehe Seite 144), das in der traditionellen ayurvedischen Küche (und Medizin) seit Jahrhunderten verwendet wird. Obwohl in Indien Anfang der Achtzigerjahre Ghee und auch Kokosnussöl beschuldigt wurden, unter anderem das Cholesterin zu erhöhen, weshalb man auf andere angeblich cholesterinfreie Fette wie pflanzliche Öle umstieg, erkannten die Inder ihren Irrtum: Die deutliche Zunahme von Diabetes und Herz-Kreislauf-Erkrankungen war nicht mehr schönzureden. Seither wird wieder Ghee oder Kokosnussöl verwendet. In Kokosnussöl stecken mittelkettige Fettsäuren, die von unserem Körper ähnlich wie Kohlenhydrate verarbeitet werden, das heißt: Er benutzt sie primär, um schnell Energie zu gewinnen. Daher ist Kokosnussöl auch ein ideales Fett für Sportler. Es regt den Stoffwechsel noch mehr an als Eiweiß. Und es braucht keine Galle, um verdaut zu werden. Bei Fettverdauungsproblemen wird es dennoch sehr gut vom Körper aufgenommen.

Gula-Malacca: die süße Blüte

Neben Fleisch, Öl und Wasser liefert die Kokosnuss noch einen weiteren ganz besonderen Saft: ihren Blütennektar, aus dem seit Generationen per Handarbeit Kokosnussblütenzucker hergestellt wird. Die Blüte der Kokosnusspalme wird so angeritzt, dass der süße Nektar herausfließt. Dazu muss ein Plantagenarbeiter bis in die Spitze der Palme klettern und Bambusrohre aufhängen, in denen der Blütensaft aufgefangen wird. Das Besondere daran ist: Der Saft wird für die nächsten 70 Jahre (!) fließen. Das bedeutet: Pflanzt ein Farmer schon als Kind eine Kokospalme, kann er diesen Baum sein ganzes Leben abernten. Dadurch werden die Kokosplantagen nachhaltig geführt, und der Regenwald wird vor der Abholzung geschützt. Nach der »Ernte« muss der Nektar innerhalb kürzester Zeit zu Zucker verarbeitet werden, damit er nicht zu gären beginnt. Dieser Umstand macht eine industrielle Fertigung unmöglich, da der Nektar den Transportweg nicht überstehen würde. Denn nur aus unvergorenem Blütensaft kann »unraffinierter« Tropenzucker hergestellt werden. Der gewonnene Nektar wird zunächst filtriert, um etwaige Verunreinigungen zu entfernen. Nach dem Motto »in der Ruhe liegt die Kraft« sind nun Geduld und Gelassenheit angesagt. Über einem offenen Holzfeuer wird die süße Masse nach alter Tradition zu einem dicklichen Sirup eingekocht. Damit auch nichts überläuft, legt der Farmer ein Stück Kokosnuss mit in den Kessel. Kleiner Tipp: Das klappt auch bei Nudelwasser. Anschließend kommt der Sirup in einen großen Wok und wird weiter eingedickt. Bei diesem Vorgang entsteht der karamellig-malzige Geschmack, der den Tropenzucker so unverwechselbar macht. Zum Auskühlen wird der heiße Sirup in Bambusbecher gefüllt, dadurch entsteht die klassische runde Blockform.

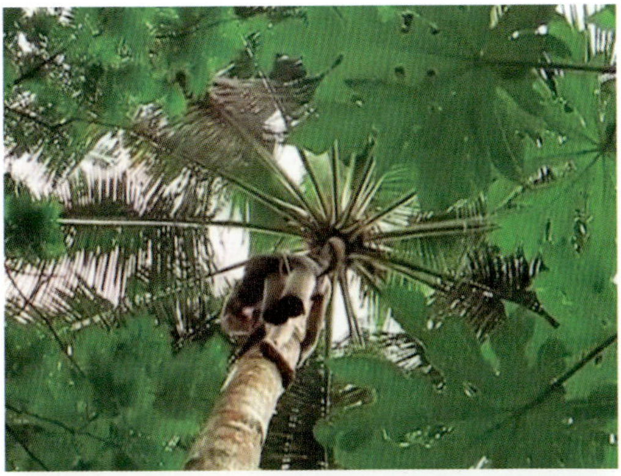

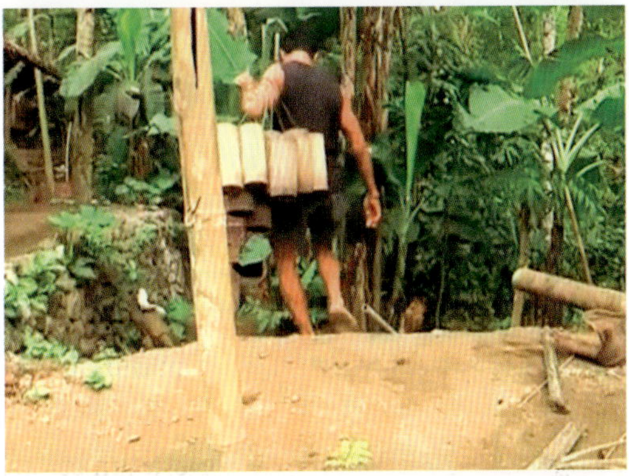

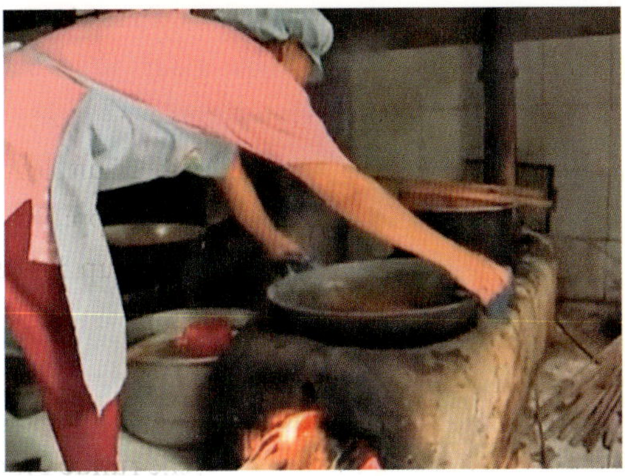

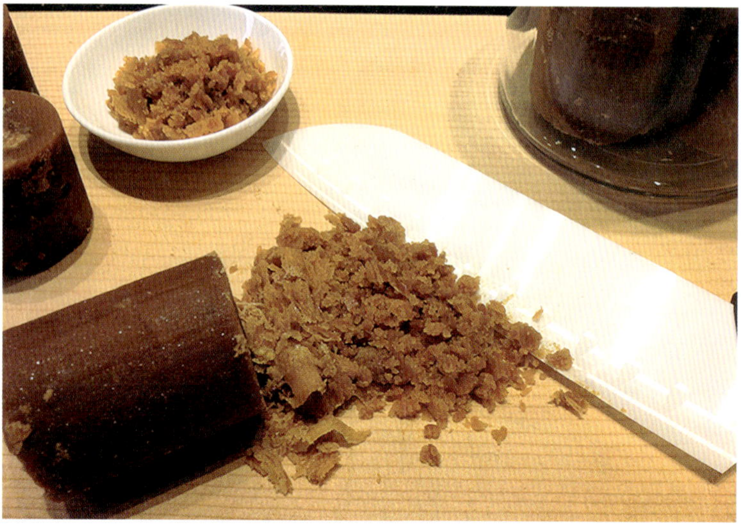

Modernere Hersteller trocknen die kristallisierte Masse in einem Vakuum-Dampfkocher, geben sie anschließend zum Abkühlen auf riesige »Backbleche«, und erst danach wird sie zu Zucker gemahlen.

Aber Achtung! Um den Trocknungsprozess zu beschleunigen, benutzen »ungeduldige« Hersteller das krebserregende Natriumsulfit. Diesen »billigen« Zucker, der oft als »Palmzucker« deklariert ist, können Sie an seinem grünen Schimmer und dem leicht »fischigen« Geruch erkennen. Palmzucker ist nicht gleich Kokosnussblütenzucker! Hier in Malaysia ist der echte tropische Zucker unter »Gula-Malacca« bekannt und in vielen Lebensmittelgeschäften im Regal zu finden. Wir fanden in direkter Nachbarschaft, inmitten einer riesigen Palmplantage, einen einheimischen Hersteller, der einen exzellenten und äußerst köstlichen Kokosnussblütenzucker herstellt, den wir seither nur noch dort kaufen. Vor allem weil dieses Familienunternehmen alle gebotenen Hygienemaßnahmen befolgt, wie wir sie uns als Europäer wünschen.

Ein exotischer Zucker erobert die Welt

Kokosnussblütenzucker gehört schon seit Jahrhunderten zu den Grundnahrungsmitteln der südostasiatischen Kultur. 2010 wurde er im US-»People Magazin« zu den »Top 10 der Gesundheitstrends« gezählt – und das aus gutem Grund: Kokosnussblütenzucker ist nicht nur ein echtes Naturprodukt, sondern auch eine viel gesündere Alternative zu herkömmlichen Süßungsmitteln. Er kann weißen Zucker, Rohrzucker, braunen Zucker, Agavendicksaft und Siruparten ersetzen. Obwohl sein Name die Vorstellung nach Kokosnussgeschmack auslöst, entfaltet er im Mund ein völlig anderes Aroma. Sein typischer Karamellgeschmack zergeht förmlich auf der Zunge und überrascht mit einer leichten Malznote. Der niedrige Schmelzpunkt macht es möglich, dass er sich sowohl in kalter Flüssigkeit als auch im Mund schnell auflöst. Ich benutze ihn mittlerweile sogar als Honigersatz und habe dafür eine Eigenkreation mit Pandangeschmack entwickelt. (Die Blätter der Pandanpflanze werden in der südostasiatischen Küche häufig zum Aromatisieren verwendet.)

Dieser Zucker besitzt etliche Eigenschaften, die ihn nicht nur für die Küche interessant machen. Er weist beispielsweise einen niedrigen glykämischen Index (GI) auf. Der Referenzwert GI von Traubenzucker ist 100, und Kokosnussblütenzucker hat einen GI von gerade mal 32; das bedeutet, dass er langsamer als gewöhnlicher Zucker ins Blut geht. Analysedaten beweisen seinen Nährstoffreichtum. So enthält dieser tropische Zucker unter anderem Magnesium, Eisen, Kalzium, Zink und die Vitamine B_1, B_3, B_6 und C, was für einen Zucker sehr ungewöhnlich ist.

Zum Backen und Kochen kann er gleich wie herkömmlicher Zucker verwendet werden. In den tropischen Küchen wird der kristallisierte Blütennektar als Würzmittel für Fleisch, Fisch und gebratene

Gerichte eingesetzt: Er verleiht der Peking-Ente einen schönen Glanz. Bei der Zubereitung diverser Desserts, wie beispielsweise »Mimpi-Manis«, darf er natürlich nicht fehlen: eine großartige Verführung. Neuerdings hat sich der exotische Zucker auch in New York einen Namen gemacht: »Pumpkin-Spice-Latte« wird mit Kokosnussblütenzucker zubereitet und gilt zurzeit als Renner (siehe auch Seite 259).

Die Wunderfrucht der Tropen: Papaya

»Die Wiege der Menschheit stand entwicklungsgeschichtlich wahrscheinlich in tropischen Gefilden, vielleicht in Afrika«, erklärte Doktor K. S. uns eines Tages, und da wusste ich, jetzt würde er wieder sehr weit ausholen. »Damit dürften wir sozusagen eine genetische Anpassung an exotische Früchte wie Mango, Papaya und Ananas besitzen«, fiel ich ihm schnell ins Wort, weil ich schon ahnte, worauf er hinauswollte. Grund für seine Annahme ist ein erstaunlicher Reflex von Säuglingen: Ein Baby, dem man einen Apfel unter die Nase hält, zeigt keinerlei Reaktion. Hält man ihm jedoch eine Mango vor das Näschen, fängt es sofort an zu saugen.

Tropenfrüchte sind wesentlich vitalstoff- und enzymreicher als Obstsorten aus westlichen Breitengraden. Enzyme sind aber nicht nur für uns Menschen sehr wichtig, auch für manche Frucht selbst, besonders für die Papaya. Im Gegensatz zu den meisten tropischen Früchten, deren harte Schale Eindringlinge wie Insekten und andere Schädlinge abwehrt, verfügt diese Frucht über regelrechte Killerenzyme, die sie von innen her schützen. Eines dieser ganz besonderen Enzyme heißt Papain.

Cellulite ade!

Vorab für alle, die gerne schlank sein möchten, die beste Nachricht überhaupt: Papain, das Enzym der Papaya, kann nach meinen persönlichen Erfahrungen Fettpölsterchen schmelzen lassen! Es ist in der Lage, Eiweiß aufzuspalten, und ähnelt in seiner Wirkungsweise den Enzymen der Bauchspeicheldrüse, was die Verdauung ankurbeln und die Einlagerung von Depotfett verhindern kann. Ich hatte nach den vielversprechenden Ausführungen, die Doktor K. S. fast zwei Stunden lang über die Papaya gemacht hatte, und von denen ich noch mehr erzählen werde, über ein halbes Jahr täglich dreimal je zwei Tabletten Papain eingenommen; skeptisch, aber erwartungsvoll. An einem sonnigen Tag dann, als ich mich, schlank wie ich nun war, in einen neuen Badeanzug wagte und noch einmal einen prüfenden Blick in den Spiegel warf, vermochte ich meinen Augen kaum zu trauen: Brust, Bauch und Beine. *Hallo? Oberschenkel? Wo war die Cellulite geblieben???* Ungläubig strich ich mit meinen Händen über meine Haut. *Alles glatt! Das gibt's doch gar nicht.*

Ich schwebte förmlich auf Wolke sieben. Das hatte ich wirklich nicht erwartet. Es fühlte sich an wie ein Donnerschlag, so als ob ich gerade eine Mitteilung der deutschen Lottozentrale über den Gewinn eines hohen Millionenbetrags erhalten hätte. Obwohl die Kenntnis über meine Cellulite bei mir nie Panikattacken ausgelöst hatte. Es war eben, wie es war. Dieses Schönheitsproblemchen zählte nicht zu meinen Hauptsorgen. Viel wichtiger war es mir, wieder gesund und so schlank zu sein, dass ich keine »Versteck-mich-Teile« mehr tragen musste, sondern mich wieder in schöne, neue Kleider hüllen konnte. Ich glaube, das berühmte Enzym Papain hatte mit seiner ihm nachgesagten Wirkung bei mir tatsächlich einen beeindruckenden und verblüffenden Job verrichtet.

Donnerwetter! Wie funktioniert das?, werden Sie jetzt vielleicht fragen.

Neben seiner eiweißspaltenden Eigenschaft kann Papain auch zur sogenannten Entschlackung beitragen, also den Abbau unerwünschter Stoffe im Körper unterstützen. Diese sogenannten Schlackenstoffe sind die Folge von ungesunder Ernährung sowie zu wenig Bewegung und verlangsamen den normalen Stoffwechsel in unserem Körper.

Übrigens: Hier in den Tropen wird Fleisch über Nacht in ein Papaya-Blatt eingewickelt, um es zart zu machen. Und von den Indianern Mittel- und Südamerikas wird Papaya seit Jahrhunderten als Heilmittel verwendet. Auf Hawaii sagen die Einwohner: »A papaya a day keeps the doctor away.« Und das zu Recht! Ihr Reichtum an wertvollen Enzymen ist kaum zu überbieten. Dabei sind ihre »Wunderkräfte« der Forschung längst bekannt. Apropos: Papayafrüchte enthalten keinerlei Fruchtsäuren, was den Verzehr für Diabetiker ermöglicht. Und das ist längst noch nicht alles. Aber der Reihe nach: Schon Ende des 20. Jahrhunderts ist es Wissenschaftlern gelungen, aus den noch unreifen Früchten und den Blättern der Papaya das bedeutendste und hochwirksame bereits erwähnte Enzym Papain zu isolieren, das größtenteils aus den Kernen und der noch grünlich erscheinenden Schale der Papaya gewonnen wird. Dabei handelt es sich um ein sogenanntes proteolytisches Enzym, das zur Gruppe der Verdauungsenzyme gehört und Proteinketten aus der Nahrung zur besseren Verwertung aufspalten kann, jedoch keine Fette, wie fälschlicherweise immer wieder zu lesen ist. Jede Sekunde laufen in unserem Körper rund 30 Billiarden biochemische Reaktionen ab, und an jeder Reaktion sind Enzyme beteiligt. Mehr als schätzungsweise 10 000 verschiedene Enzyme befinden sich in unserem Körper. Davon sind erst etwa 2000 wissenschaftlich erforscht.

Was ein Enzym alles leisten kann

All die gesundheitsfördernden Inhaltsstoffe der »Vitalbombe« Papaya stehen in einem perfekten Verhältnis zueinander und sind in der gesamten Pflanze zu finden, von der Wurzel über den Stamm, die Blätter, Blüten, der Schale, dem Fruchtfleisch, der Milch, bis hin zu den Samen. Daher können fast alle Teile der Papaya zu medizinischen Zwecken verwendet werden. Die grüne, unreife Papaya besitzt ein noch höheres Heilungspotenzial als ihre reife Schwester, da sie nahezu 5000 Prozent (!) mehr Papain enthält. Hier ein Überblick über ein paar wundervolle Eigenschaften, mit denen Papain aufwarten kann:

- Durch die enorme eiweißauflösende Kraft der Papaya-Enzyme wird lediglich krankes Gewebe, aus dem Krebs entstehen kann, angegriffen: Gesunde Zellen bleiben verschont. Naturgemäß besitzen gesunde Zellen eine Art Schutzmechanismus vor gefräßigen, eiweißspaltenden Enzymen, während Krebszellen erst innerhalb von zwölf bis 48 Stunden Enzymhemmstoffe entwickeln können.
- Innerhalb der Herztherapie und zur Vorbeugung von Herz-Kreislauf-Erkrankungen wie Herzinfarkt und Schlaganfall hilft Papain, das Fibrin und Fibrinogen abzubauen. Diese beiden Stoffe führen zur Verklumpung von Blutzellen, und das wiederum kann ernsthafte gesundheitliche Probleme nach sich ziehen.
- Papain kann Frauen in der Zeit des Vorklimakteriums unterstützen: Menstruationszyklus, Stimmungsschwankungen, Müdigkeitserscheinungen werden reguliert, übermäßiger Bartwuchs, Haarausfall, Völlegefühl vermindert, der zelluläre Alterungsprozess verzögert und die Schlafqualität verbessert.

- Wissenschaftler haben sogar nachgewiesen, dass die Papayafrucht antibakterielle, antientzündliche und antioxidative Wirkungen hat.
- Die Tatsache, dass Papain bei der Verdauung von Gliadin hilft, einem Bestandteil des Glutens, und dadurch die Unverträglichkeit mindert, in einigen Fällen sogar beseitigen kann, macht das Enzym besonders für Menschen, die an Glutenunverträglichkeit leiden, sehr interessant.

Papain – als Anti-Aging-Mittel

»Papaya ist die Frucht des langen Lebens«, besagt eine alte chinesische Weisheit. Und der portugiesische Seefahrer Vasco da Gama lobte schon Mitte des fünfzehnten Jahrhunderts die Papaya für ihre verjüngende Wirkung und hielt sie für den »Baum der ewigen Jugend«.

Der Mensch von heute, unruhig von einem Termin zum anderen hetzend, ist schon lange auf der Suche nach einem wirkungsvollen Mittel gegen Stress und den damit verbundenen Alterungsprozessen, wozu auch das Klimakterium der Frauen gehört. Das Enzym Papain stellte sich hierbei als bedeutender Regulator heraus. 77 Prozent der Frauen ab dem 47. Lebensjahr oder mit abgeschlossenem Klimakterium, die sich einer Studie mit Papain freiwillig unterzogen hatten, bestätigten die Auswirkung auf alle Begleiterscheinungen als »lindernd« bis »kaum noch darunter leidend«. Ich selbst gehöre ebenfalls dazu.

Im mexikanischen Gesundheitszentrum in Guadalajara schreibt Dr. B. Lytton Benard der Papaya eine reinigende Wirkung nicht nur im Verdauungssystem zu, sondern auf sämtliches Gewebe: »In der Papaya liegt der Schlüssel zur Körperverjüngung und Lebensverlängerung im Vollbesitz unserer Kräfte.« Diese verjüngende Wirkung wurde von Dr. Norman W. Walker bestätigt, der bereits 1910 in New York das »Norwalk-Laboratorium« für Ernährung und Forschung gegründet hatte, das er jahrzehntelang leitete und wo er wichtige Erkenntnisse für ein längeres, gesünderes Leben erforscht und publiziert hatte. »Die Natur hat den Menschen mit allem ausgestattet, was seinen Körper, von der Geburt bis ins hohe Alter, gesund erhalten kann. Hierfür ist nur wenig erforderlich. Das Wichtigste sind natürliche Nahrungsmittel. Das Geheimnis eines erfüllten, langen Lebens liegt in der richtigen Ernährung. Das ist wirklich kein Geheimnis!«, hatte er schon in den Dreißigerjahren gesagt. Walker begründete den Verjüngungseffekt der Papaya mit der Stimulation und Harmonisierung unseres Drüsensystems.

Doktor K. S. sieht diesen durch eine vermehrte Ausschüttung des Wachstumshormons HGH, das im Fachjargon unter »human-growth-hormone« bekannt ist und übersetzt so viel wie »Menschen-Wachstums-Hormon« bedeutet. Es wird im vorderen Teil der Hirnanhangdrüse produziert und ist das wichtigste Regulierungshormon in unserem Körper: Es greift nahezu in alle Funktionen ein. HGH steuert unser ganzes Leben lang die Zellerneuerung und die Regeneration unserer Leber, die Knochenfestigkeit, Gehirnfunktion, Enzymproduktion und sorgt für gesunde Haut, Muskeln, Knorpel sowie schöne und feste Nägel und dergleichen. Es verjüngt sozusagen das Herz, die Leber, die Lunge und die Nieren, revitalisiert das Immunsystem und verbessert die Sexual- sowie unsere psychischen Funktionen. Durch die Einnahme von Papain bildet sich in unserem Organismus die Aminosäure Arginin, die dann die Hirnanhangdrüse veranlasst, mehr HGH zu produzieren: Ein Verjüngungseffekt tritt ein. HGH trägt dazu bei, den Abbau unserer Körperzellen im Zaum zu halten, und schützt unser Gewebe vor Geschwüren und Krebs. Da es die Enzyme sind, die unter anderem unser Drüsensystem und damit auch unseren gesamten Körper jung erhalten, der Mensch aber im Alter selbst immer weniger Enzyme produziert, kann mit einer regelmäßigen Einnahme enzymreicher, tropischer Früchte, wie der Papaya oder auch der Ananas, eine Menge gegen den Alterungsprozess getan werden.

Wie Papain das Immunsystem unterstützt

Umgeben von international anerkannten Wissenschaftlern, die ihre Arbeiten über Papaya dargelegt haben, musste der französische Virologe und Nobelpreisträger Professor Luc Montagnier Papain immer wieder verteidigen. Denn als zusätzliche Beigabe zur Dreifachtherapie bei Aids-Patienten beschleunigt es nachweislich den Wiederaufbau des Immunsystems. Montagnier hat bewiesen, dass der Körper dadurch in der Lage ist, »sich selbst zu heilen«, ganz gleich um welche Art von Krankheit es sich handelt. Um dieses »Wunder zu vollbringen«, muss dem Regenerationssystem sprichwörtlich unter die Arme gegriffen werden: Man fügt ihm genügend Antioxidantien zu. Voilà! Und genau das kann Papain leisten. Zur Erinnerung: Montagnier rühmte ausdrücklich seine antioxidative Eigenschaft.

Besonders in den Tropen schätzt man die Fähigkeit der Papaya-Enzyme, um Eingeweidewürmer wie Madenwürmer, Bandwürmer und Spulwürmer zu beseitigen. Am häufigsten sind Kinder davon befallen, da sie ihre Finger oft in den Mund stecken. In Indonesien wird die Papaya zur Malariavorbeugung verwendet. Während dort zwar viele Gebiete malariafrei sind, gibt es in einigen Teilen immer noch ernste Probleme. Die Einheimischen haben eine ganze Reihe von traditionellen Heilmitteln gegen Malaria, eines davon ist ein Tee, den sie aus den Papayablättern zubereiten. Entwicklungshelfer, die dort arbeiteten, hatten später auch in anderen tropischen Ländern Erfolg damit. Aber Achtung! Die Verwendung von Papayablättern darf NICHT als Anti-Malaria-Medizin betrachtet werden! Wer glaubt, Symptome von Malaria zu haben, muss sofort einen Arzt aufsuchen. Zur Malariavorbeugung mit Papaya existieren keine wissenschaftlichen Studien.

Papain ist außerdem ein echter Helfer und Unterstützer im Kampf gegen Stress. Umweltstress ist im Alter, aber besonders im städtischen Milieu, sehr hoch. Die städtischen Wasserleitungen zum Beispiel, die mehr und mehr zum Sammelbecken für obskure Bakterienkulturen werden, haben mit dazu beigetragen, unseren Organismus zu vergiften und altern zu lassen. Vom erhöhten Tabak- und Alkoholkonsum und vom Übergewicht in den letzten 50 Jahren ganz zu schweigen. Frauen zwischen 38 und 65 Jahren, die entweder eine berufliche Tätigkeit ausgeübt haben oder noch ausüben, sind von Umweltverschmutzung und Stress besonders betroffen. Eine Studie über die aktiv am Berufsleben teilhabenden Frauen hat gezeigt, dass diese Zielgruppe einen großen Bedarf an Wohlbefinden hat und versucht, den Alltagsstress zu senken.

Eine nach dem Zufallsprinzip durchgeführte Blinduntersuchung wurde an 18 gesunden Männern im Alter zwischen 20 und 35 Jahren vorgenommen. Ihr Ziel war es, die Auswirkungen dieses Präparats auf verschiedene biochemische Parameter und auf das Immunsystem in einer Flugsituation zu zeigen. Diese Untersuchung wurde auf militärisches Personal, auf Piloten, auf Astronauten oder andere im Beruf einer feindlichen Umgebung ausgesetzten Menschen zugeschnitten. Die Versuchspersonen erhielten vor dem Schlafengehen und vor einer physischen Anstrengung oder einer durch eine Flugsimulation ausgelöste Stresssituation täglich fermentierte

Papayafrucht. Die Ergebnisse erlaubten den Schluss, dass die vergorene Papaya ein Anti-Stress-Agent ist, der die Anpassung des Organismus an Stress erleichtern kann, der durch Sauerstoffmangel, durch psychisch-emotionale Faktoren oder durch Überlastung verursacht wird.

Die antioxidative Wirkung der Papaya

In unserem Körper befinden sich geschätzte 100 Billionen Zellen, wovon allein im Gehirn 20 Milliarden Nervenzellen sitzen. Nicht mitgezählt sind dabei Bakterien und andere ein- und mehrzellige Lebewesen, von denen mindestens noch einmal so viele unseren Körper besiedeln. In jeder Sekunde sterben in unserem Organismus 50 Millionen Zellen ab. Aber keine Sorge, sie werden durch fast ebenso viele neue ersetzt. Unsere Körperzellen werden jedoch täglich bis zu 10 000-mal von freien Radikalen angegriffen.

Die Folge: Zellzerstörung. Viele Krankheiten, einschließlich der vorzeitigen Alterung, gehen auf das Konto der Zellzerstörung durch freie Radikale.

Wobei die freien Radikale an sich eigentlich gar nicht so gefährlich sind. Gefährlich ist vielmehr das Ungleichgewicht zwischen freien Radikalen und Antioxidantien in unserem Körper, das sich heutzutage bei den allermeisten Menschen findet. Freie Radikale haben aber auch eine gute Seite: Ihre Attacken zielen nämlich nicht nur auf gesunde, sondern auch auf kranke Zellen ab, die sie unschädlich machen.

Freie Radikale sind keinesfalls nur Nebenprodukte des natürlichen Austauschs von Sauerstoff in unseren Zellen. Zu viel Alkohol, negativer Stress, übermäßiges Sonnenbaden, Rauchen und Umweltgifte aus Nahrung und Luft kurbeln ebenfalls die Produktion freier

Radikale an. Viele von uns stehen beruflich unter Stress. Und selbst wenn wir im Urlaub sind und uns mal so richtig vom Bürostress erholen und die Sonne ausgiebig genießen wollen, schlägt sich das in einer erhöhten Belastung durch freie Radikale nieder.

»Was passiert eigentlich in unserem Körper, wenn diese freien Radikalen angreifen?«, wollte ich von Doktor K. S. wissen, obwohl ich mir absolut im Klaren darüber war, dass seine Antwort nicht nur aus wenigen Sätzen bestehen würde. »Sie sind gewissermaßen angriffslustige Sauerstoffteilchen«, begann er auch sogleich, »an denen sich ein sogenanntes ungepaartes Elektron befindet. Diese Sauerstoffteilchen gehen, wenn man so will, auf Partnersuche und lösen dabei eine vernichtende Kettenreaktion aus. Sie entreißen dem Elektronenpaar ein Elektron, das zu einem anderen Sauerstoffteilchen gehört. Und damit ist die verhängnisvolle Kettenreaktion in vollem Gange. Denn dieses Sauerstoffteilchen wird dann wiederum zu einem freien Radikal, geht ebenfalls auf Beutesuche und holt sich nun ›sein‹ fehlendes Teilchen. Auf der Suche sind die kleinen Biester ganz und gar nicht wählerisch. Sie bedienen sich bei einem x-beliebigen anderen Teilchen.«

Gegen diese Zerstörung helfen antioxidative Zellschützer, wie sie sich in der Papaya finden. Dazu zählen unter anderem auch Vitamin C und Karotin. Papaya enthält mehr Vitamin C als Orangen oder Kiwis und mehr Karotin als selbst Karotten.

ÜBRIGENS:

Bereits seit einem Jahr litt ich unter Hitzewallungen, Depressionen, plötzlich auftretenden Schweißausbrüchen, Nervosität, Lustlosigkeit und dergleichen. Nachdem ich aber zwei Monate lang morgens, mittags und abends, jeweils direkt nach dem Essen, zwei Papain-Tabletten eingenommen hatte, verschwanden allmählich diese lästigen Symptome.

Und als ich unter einer akuten Erkältungskrankheit litt, musste ich nur drei Tage Papain einnehmen, schon waren die Beschwerden verschwunden.

Im vergangenen Sommer erkrankte meine malaysische Nachbarin an Dengue-Fieber. Ihre philippinische Hausangestellte bereitete ihr eine Tinktur aus Papaya-Blättern zu. Dazu wusch sie die Blätter, schnitt sie in kleine Stücke und gab sie anschließend in einen Mörser. Die gemörserte Blättermasse quetschte sie per Hand aus und fing die dunkle giftgrüne Flüssigkeit in einem Glasbehälter auf. Dreimal täglich nahm meine Nachbarin jeweils zehn Teelöffel davon ein. Nach drei Tagen war sie wieder vollkommen gesund. Aber auch das ist längst noch nicht alles, was die Vitalbombe Papaya bewirken kann.

Papaya in der Wissenschaft

Die vorwiegend in Asien und Afrika weit verbreitete exotische Frucht beschäftigt die wissenschaftliche Szene, seit Professor Luc Montagnier im Jahre 2001 ihre antioxidativen Eigenschaften öffentlich rühmte und sie unter anderem Papst Johannes Paul II., Ronald Reagan und den Astronauten der NASA verschrieb. Als er über die Papayafrucht befragt wurde, hatte Montagnier erklärt, dem Kirchenoberhaupt die fermentierte Papaya in Form von Kapseln als Zeichen seiner Freundschaft gegeben zu haben. Später erschienen diverse Medienberichte mit Headlines wie »Ein Wunder! Papst wieder fit!« Angeblich habe der Papst die Pillen aber nicht genommen, versuchte der Vatikan schnell zu erklären. Wie dem auch sei: Zu dieser Zeit gab es schon mehr als 250 Veröffentlichungen und weit über 360 Studien, welche die antioxidative Wirkung der Papaya bewiesen haben.

Bereits im Jahr 1982 ist der Papayaextrakt von der amerikanischen Arzneimittelbehörde offiziell als Medizin anerkannt worden. Papain dient dem Papayabaum, der fast nie erkrankt oder von Parasiten befallen wird, als Abwehrsystem gegen zerstörerische und krankmachende Mikroorganismen. Es lag also auf der Hand, dieses Wirkungsprinzip auch am Menschen zu testen. Eine große Anzahl von grundlegenden Forschungsarbeiten und klinischen Versuchen zeigte, dass sich das Abwehrsystem tatsächlich auf den Menschen übertragen ließ, und die Papaya-Enzyme unsere Abwehrzellen aktivieren und so vor Bakterien, Pilzen, Viren oder sogar Krebszellen schützen können. Es wird angenommen, dass die meisten in der Papaya enthaltenen Wirkstoffe von der Wissenschaft bislang noch nicht identifiziert beziehungsweise definiert worden sind. Papayaexperte Professor Chung-Shih Tang von der Universität in Honolulu spricht von einer regelrechten Wissenslücke im therapeutischen Wert der Papaya-Pflanze, und dies trotz all der zuvor erwähnten Studien.

Aufgrund seiner vielfältigen Wirkungen ist Papain auch in einigen anderen Ländern inzwischen in die Arzneibücher aufgenommen worden. In Deutschland ist es seit Kurzem zumindest als Anti-Aging-Mittel, beispielsweise in Form von Papain-Kapseln oder Papaya-Kapseln erhältlich, aber als Medikament nicht zugelassen. Angeblich müssen »weitere und genauere Untersuchungen« unternommen werden. Ich frage mich ernsthaft, inwieweit das für einen bestimmten Industriezweig überhaupt wünschenswert ist?

Dabei war schon Mitte des 18. Jahrhunderts bekannt, dass der milchige Saft der Papaya, auch Latex genannt, Enzyme enthält, die Proteine spalten können. Aber erst im späten 19. Jahrhundert erkannte man den bedeutenden Nutzen als Enzymquelle.

Hier in Südostasien wird Papain schon seit langer Zeit von Ärzten verschrieben, beispielsweise gegen Infektionskrankheiten.

Die stärkende und regulierende Wirkung auf unser Immunsystem ist beinahe atemberaubend. Ihre antivirale, antibakterielle und antimykotische Wirkung, also gegen Viren, Bakterien und Pilze, entlastet das Immunsystem, beseitigt und verhindert sogar die Neubildung von Immunkomplexen. Auf den ersten Blick hört sich für Laien der Fachbegriff »Immunkomplex« vielleicht positiv an, das täuscht jedoch gewaltig: Immunkomplexe sind Verbindungen von Immunkörpern und Fremderregern, die sich leicht in unserem Gewebe festsetzen und dort Zellwucherungen verursachen können. Unsere körpereigenen Fresszellen sind nicht in der Lage, diese Zellwucherungen zu vernichten. Die Folge: Es können Krebs und andere Krankheiten entstehen.

Unsere Ernährung hat sich in den letzten Jahrzehnten grundlegend verändert. Aber leider nicht zum Positiven. Wir nehmen heute ein Übermaß an säurebildenden Lebensmitteln zu uns. In erster Linie zählen dazu sämtliche tierischen Lebensmittel, wie Fleisch, Wurst, Fisch, Milch, Eier, Joghurt, Quark, Käse sowie zuckerhaltige Nahrungsmittel und Weißmehlprodukte in ihrer gesamten Vielfältigkeit. Ganz zu schweigen von den verarbeiteten und/oder verpackten Lebensmitteln mit ihren unzähligen chemischen Zusatzstoffen.

»Trink viel Milch, mein Kind! Das ist gut für die Knochen, weil es reichlich Kalzium enthält«, sagte einst meine Mutter zu mir. Dieser Satz ist uns wohl allen sehr geläufig. Das Fatale daran: Leider ist diese Aussage falsch! Genau das Gegenteil ist der Fall. Wie eine kürzlich veröffentlichte Studie bewies, entzieht die Milch in Wahrheit unserem Körper sogar Kalzium und dementsprechend auch alle aus Milch hergestellten Produkte. Damit trägt sie zum Abbau von Mineralien und somit zur Übersäuerung unseres Körpers bei. Ein saures Milieu schafft ein ideales Umfeld für Bakterien, Pilze und somit für die unterschiedlichsten Krankheiten, im schlimmsten Fall Krebs, der sich nur in einem sauren Milieu entwickeln kann.

Gegen eine Übersäuerung unseres Körpers hilft die basenstärkste aller uns bisher bekannten Früchte: die Papaya. Sie verfügt über das Potenzial, den sogenannten Säure-Basen-Haushalt wieder zu regulieren. Parallel dazu verschafft sie uns eine gesunde Darmflora und aktiviert den Stoffwechsel. Durch moderne, falsche, säurebildende Ernährung, Medikamente und den neuzeitlichen Stress gerät der Säure-Basen-Haushalt unseres Körpers ständig aus der Balance. Wie bereits Paracelsus erkannte, ist die Übersäuerung, die sogenannte »Azidose«, die Hauptursache für sehr viele Krankheiten. Zu den typischen Zivilisationskrankheiten, die auf das Konto der Übersäuerung gehen, zählen zum Beispiel Rheuma, Arteriosklerose, Diabetes oder Krebs. Bei permanenter Übersäuerung sind wir häufig depressiv, ausgelaugt, müde und gereizt. Ein Teufelskreis entsteht, wenn wir dann zu den falschen Mitteln greifen, wie beispielsweise Kaffee, um gegen die Müdigkeit anzukämpfen, oder Alkohol, um uns zu betäuben, und nicht zuletzt Süßes, um uns abzulenken. Denn es handelt sich exakt um die Lebens- und Genussmittel, die eine Übersäuerung extrem verschlimmern. Wir werden immer gestresster, unser Immunsystem wird mehr und mehr geschwächt, und das führt sehr bald und häufig zu chronischen und/oder gar ernsthaften Erkrankungen.

Aus der Forschung: Papaya und Krebs

Krebshemmstoffe wurden sowohl in der Schale als auch in den Blättern und Stielen der Papayafrucht entdeckt. Das Nationale Krebs-Institut (NCI) der USA hat eine Wirksamkeit der Papaya gegen Krebs bestätigt: In den Jahren zwischen 1992 und 1995 wurde die Wirkung der Papaya bei Krebs im Amt für Medizinische Chemie und Pharmakologie von den Wissenschaftlern Dr. Jerry L. McLaughlin, Dr. Yan Zhang, Dr. Qing Ye und Geng-Xian Zhao, unterstützt durch das NCI, umfangreich untersucht. Nach ausgedehnten Forschungen kamen die Wissenschaftler übereinstimmend zu dem Ergebnis, dass in allen Teilen des Papayabaums »krebstötende« Substanzen vorkommen, vor allem aber in den Blättern, Stielen und kleinen Ästen.

Die australische Regierung informiert sogar ganz offiziell über die Papaya als Heilpflanze bei Krebs. Den ältesten Bericht über die Anwendung von Papain fand die Autorin des Buchs »Papaya – heilen mit der Wunderfrucht«, Barbara Simonsohn, in »The British Medical Journal« vom 16. Juni 1906. Dort schreibt W. J. Branch über seine Erfolge, mit einer Injektion von zwei Gramm Papain einen Tumor aufgelöst zu haben: »Einer der Tumore musste dreimal mit dieser Lösung gespritzt werden, bevor er sich auflöste.« Das Imponierende an dieser Methode sei, dass »der Zerstörungs- und Auflösungsprozess, den die Enzyme durchführen, an der Grenze des Tumors aufhöre«. Keine gesunde, normale Zelle wird geschädigt oder gar zerstört. Enzyme vernichten den Krebs – und nur ihn. Viele namhafte Forscher und Ärzte schwören auf die Wirkung von Papaya gegen Krebs, so auch Professor Chung-Shih Tang, der dem Hauptalkaloid Carpain in der Papaya eine hohe Wirkung zuschreibt. Diese Arbeit wird in den USA auch von Dr. Mc. Laughlin von der Universität Lafayette in Indiana unterstützt, der ebenfalls davon überzeugt ist, dass Carpain ein Krebszellen auflösender Naturstoff ist.

»Man könnte die Krebsrate alleine dadurch halbieren, dass man krebsgefährdete Menschen systematisch unter anderem mit Enzymen vorbeugend behandeln würde. Denn Prävention ist das A und O. Ist der Krebs jedoch bereits ausgebrochen, ist zu bedenken, dass die weitaus meisten Patienten nicht an ihrem Primärtumor versterben, sondern an Metastasen, etwas, das eine Enzymtherapie effektiv verhindern kann«, sagt Professor Wrba aus Wien.

Papayaenzyme haben eine vielseitige (multifaktorielle) Wirkung. Seit Jahrhunderten wird die Frucht von Indianern Mittel- und Südamerikas, den australischen Ureinwohnern und von den Kahunas auf Hawaii, den »Hütern der Geheimnisse«, als traditionelles Krebsheilmittel eingesetzt. Es liegen zahlreiche Erfahrungsberichte vor, in denen Menschen, die von der Schulmedizin bereits aufgegeben waren, mit Papaya wieder geheilt wurden. Bis zum heutigen Zeitpunkt existieren über 600 wissenschaftliche Studien zur Heilkraft der Papaya gegen diese tückische Krankheit.

Die Aborigines stellen aus den Blättern der Papaya einen Anti-Krebs-Trunk her. Der Erste, der dieses Rezept ausprobiert hat, war der Australier Stan Sheldon, der es erfolgreich gegen seinen Lungenkrebs anwandte. 1962 diagnostizierten die Ärzte bei ihm beidseitigen, schnell wachsenden Lungenkrebs. Sheldon war schon sterbenskrank, als ihm ein alter Aborigine ein geheimes Papaya-Rezept verriet, das von einem Schamanen stammte. Über zwei Monate trank Sheldon das Gebräu, in das er drei Teelöffel Melasse, ein weiteres »Heilungsgeheimnis« der Aborigines, einrührte. Zwei Monate später stellten die Ärzte bei Stan Sheldon eine vollkommen gesunde Lunge fest. Seine Erfahrungen teilt er seit Jahren mit anderen Krebspatienten.

Die in der Papaya enthaltenen proteolytischen Enzyme vermögen auch die Nebenwirkungen der Chemo- und Strahlentherapie zu mindern. Der strahlenschützende Effekt von Papain wurde bereits in den Sechzigerjahren vom Medizinischen Institut der US-amerikanischen Air Force attestiert. Während einer Strahlentherapie vermindern und/ oder verhindern Papayaenzyme Durchfälle, Hautausschläge, Schleimhautschwellungen und Narbenbildung. Diese Enzyme sorgen dafür, dass die Entzündungs- und Stoffwechselprodukte schneller abgebaut werden.

In einem Vortrag der Onkologischen Abteilung der Habichtswald-Klinik im Jahre 2001 machten der Chefarzt Dr. med. Wolfrum und der Oberarzt Dr. Mihai Palfi unter anderem folgende Aussagen: »Unter dem Schutz einer Enzymtherapie ließ sich eine verbesserte Verträglichkeit der Chemotherapie und Bestrahlung nachweisen. Strahleninduzierte Entzündungen und Ödeme klingen rascher ab, die Verträglichkeit einer Radiation wird verbessert, und Zusatzmedikamente werden in einem geringeren Maße nötig. Papayaenzyme haben einen festen Platz in der Behandlung von Krebs, Alterungserscheinungen, Verdauungsproblemen und Entzündungen gefunden. Außer Papain enthalten sie noch Betakarotin, Vitamin C, Flavone und Ballaststoffe wie Pektine, ätherische Öle, Bitter- und Gerbstoffe, die wirksam sind. Papain wirkt als Verdauungshilfe und löst Eiweißrückstände an der Darmwand auf, wirkt auch gegen Parasiten und für eine gesunde Darmflora.«

Die Wirkstoffe in der Papaya, so Dr. Jerry McLaughlin, seien millionenfach stärker als im meistverwendeten Zytostatikum.

Seit sich Erfolgsberichte von ehemals Krebskranken mehr als häufen, die mit fermentiertem Papayablattkonzentrat geheilt wurden, nimmt die exotische Frucht innerhalb der Krebstherapie mittlerweile eine große Rolle ein und sorgt für steigendes Interesse in der Medizin und der Öffentlichkeit.

Die Medizin der Pharaonen: Zimt

Hätten Sie gewusst, dass Zimt helfen kann, den Blutzuckerspiegel zu senken? In der großen Pillenbox, die mir Doktor K. S. verabreicht hatte, befand sich eine Kapsel namens »Cinsulin with InSea2 and Crominex 3+«. Erneut wurde ich bei Doktor K. S. vorstellig und wollte wissen, was sich hinter Cinsulin verberge. Doch zunächst hielt er mir einen sehr interessanten Vortrag.

Die antidiabetische Wirkung von Zimt ist mittlerweile in zahlreichen Untersuchungen und eindeutigen Humanstudien erforscht, und klinische Tests sorgen sogar weltweit für Aufregung unter den Forschern. Wissenschaftler im US-Landwirtschaftsministerium haben diese Wirkung mehr als zehn Jahre lang untersucht und sind zu einem eindeutigen Ergebnis gekommen: Zimt hat einen Rückgang von erhöhten Blutzuckerwerten nach einer Einnahme von nur zwei Monaten eindeutig bewiesen. Zusätzlich verringerte Zimt die Fett- und Cholesterinwerte im Blut, nämlich das »schlechte« LDL um bis zu 27 Prozent, die zum Teil durch Insulin kontrolliert werden. Doktor K. S. erzählte mir, dass in Indien Einlegesohlen hergestellt werden, die mit bis zu 40 Gramm fein geriebenem Zimt präpariert sind. Über die Fußsohle gelangt das Gewürz so in den Körper und reguliert den menschlichen Organismus. In der indischen Ayurveda-Medizin werden von den Blättern über die Rinde bis hin zu den Wurzeln alle Teile des Zimtbaums als Heilmittel verwendet. Aus den Blättern wird beispielsweise ein Öl gewonnen, das den Körper wärmt und bei Erkältungen und Darminfektionen entzündungshemmend wirkt. Zimt wird also nicht nur wegen des Geschmacks in unseren beliebten und berühmten Glühwein beigemischt: Er stabilisiert auch den Kreislauf, senkt den Blutdruck und erweitert die Gefäße. Etwas Zimt im Kaffee hemmt übrigens die magenaggressiven Eigenschaften des koffeinhaltigen Getränks.

Zimt zählt zu den ältesten und am häufigsten verwendeten Gewürzen. Auch in China wird das Gewürz seit über 4 000 Jahren als Arzneimittel genutzt. Andere Hochkulturen wie das antike Rom, Griechenland, Mesopotamien oder das ägyptische Pharaonenreich verwendeten Zimt zusätzlich für rituelle Zwecke. Im antiken Griechenland diente Zimt neben seiner Anwendung als Wunderheilmittel in Tempeln als Zugabe bei Räuchermischungen. Die Ägypter benutzten das Gewürz sowohl zur Mumifizierung, als auch um Fliegen aus ihren Vorratskammern zu entfernen, in denen sie rohes Fleisch lagerten.

Forscher der Kansas State University in Manhattan hatten sicher von dieser Methode gehört, als sie die antibakterielle Wirkung von Zimt untersuchten und die Ergebnisse 2001 veröffentlichten: Das Gewürz vermag die Vermehrung von häufig in Nahrungsmitteln vorkommenden Krankheitserregern zu hemmen. Untersucht wurde zum Beispiel die Wirkung von Zimt in handelsüblichem, pasteurisiertem Apfelsaft. Die Lebensmittelmikrobiologen »impften« den Saft jeweils mit Salmonellen, Staphylokokken oder Yersinien, drei häufig vorkommende Bakterienarten. Im Vergleich zum »ungeimpften« Apfelsaft wurde im Zimt-Apfelsaft nach ein bis sieben Tagen ein Rückgang der Bakterien festgestellt. Ebenso hemmte das Gewürz die Entstehung von Kolibakterien, und zwar nicht nur in Apfelsaft, sondern auch in rohem Fleisch. Kein Wunder also, dass die alten Ägypter Zimt in ihren Vorratskammern verbrannten.

Bis ins Mittelalter war das wohlriechende Gewürz aufgrund seines langen Handelswegs sehr teuer. Deshalb wurde es den Fürsten und Päpsten als Geschenk offeriert. Zu dieser Zeit wurde Zimt hauptsächlich als Heilmittel gegen Fieber, Erkältungskrankheiten, Frauenleiden oder Verdauungsbeschwerden verabreicht. Als seine Beliebtheit als Gewürz im späten Mittelalter immer mehr zunahm, trat seine Verwendung als Heilmittel zusehends in den Hintergrund. Im 19. Jahrhundert verordneten Ärzte Zimt bei Magen- und Darmbeschwerden. Erst Mitte des 20. Jahrhunderts erkannte man seine antibakteriellen, pilz- und entzündungshemmenden, antioxidativen sowie krampflösenden Eigenschaften. Aber auch als Helfer gegen Appetitlosigkeit, Verdauungsbeschwerden, Völlegefühl und Blähungen leistet Zimt sehr gute Dienste.

ÜBRIGENS:

Wir benutzen das herrlich aromatische Gewürz auch in unseren Getränken, denn Zimt eignet sich hervorragend als Geschmacksveredler für die tägliche Wasserration. Dafür einfach eine Stange Zimt und frische Pfefferminzblätter (optional) in eine Glaskaraffe geben und stilles Wasser daraufgießen.

Zum Kochen benutzen wir das Gewürz sowieso. Ich verfeinere damit beispielsweise den Geschmack von Spinat. Versuchen Sie es mal: einen halben bis maximal einen Teelöffel Zimt, je nach Menge des Spinats, zugeben. Wirklich sehr köstlich und gesund.

Wissenswertes über Cinsulin

Den Konsum von Kohlenhydraten zu vermeiden, ist in der heutigen Fast-Food-Zeit kaum möglich. Die Folge davon sind unter anderem eine Zunahme von Glukoseintoleranz und weiter Diabetes. Auch bei gesunden Menschen steigt im Alter der Blutzucker an. Studien zeigen eindeutig, dass Zimtextrakt den Blutzuckerspiegel senkt. Ich nehme dreimal täglich eine Kapsel Cinsulin, wie von Doktor K. S. empfohlen: eine Kapsel vor dem Frühstück, eine um elf Uhr und eine 30 Minuten vor dem Abendessen. Diese ärztliche Anordnung ist selbstverständlich auf meinen persönlichen Bedarf ausgerichtet und darf nicht als allgemein gültige Dosis angenommen werden!

Cinsulin ist ein Nahrungsergänzungsmittel, das aus Wasser und Zimt hergestellt wird. Bei dem verwendeten Zimtextrakt in Cinsulin handelt es sich um eine stark gereinigte wasserlösliche Form. Es kann als Zusatz für die allgemeine Gesundheit, Wellness und Fitness zur Aufrechterhaltung eines gesunden Blutzuckerspiegels im normalen Bereich genommen werden. Cinsulin ist kein Medikament! Trotz allem hat es bei mir hervorragende Ergebnisse erzielt.

Ein aufwendiges Verfahren entzieht dem Zimt den Inhaltsstoff Cumarin, der bis vor zehn Jahren noch als leberschädigend oder krebsauslösend galt. Doch auf der Grundlage einer Studie, die die Sicherheitsbewertung der Europäischen Behörde für Lebensmittelsicherheit (EFSA) von Cumarin 2004 aktualisierte, wurde festgestellt: »Eine krebsauslösende Wirkung von Cumarin bei Menschen lässt sich anhand der neuen Daten nicht feststellen.« Wieder ein schönes Beispiel dafür, dass ein Stoff mal schlecht für uns sein kann, dann mal wieder nicht. Cumarin ist ein Duft- und Aromastoff, der in vielen Pflanzen vorkommt, beispielsweise in Waldmeister oder Tonkabohnen. Im herberen Cassia-Zimt steckt viel Cumarin, der mildere Ceylon-Zimt dagegen ist cumarinarm.

Forschergruppen aus verschiedenen Ländern haben eine ganze Reihe von eindeutigen Belegen für die Wirksamkeit von Cinsulin bei Altersdiabetes, dem sogenannten Diabetes mellitus Typ 2, erarbeitet. 2011 veröffentlichte das US-»Journal of Medicinal Food« die Ergebnisse von acht klinischen Studien über Cinsulin, die von der »University of California« und dem »Western Regional Research Center« durchgeführt worden waren. Diese bestätigten nochmals, dass Cinsulin bei Menschen mit Typ-2-Diabetes oder Vor-Diabetes den Blutzuckerspiegel nachweislich senken kann. Alle an der Studie teilnehmenden Diabetiker erhielten ihre normale Diabetestherapie weiter. Zusätzlich erhielt die eine Hälfte der Gruppe Cinsulin und die andere Hälfte nichts. Bei den Diabetikern, die zusätzlich für 90 Tage mit Zimtkapseln behandelt wurden, stellten die Forscher fest, dass der Wert des mit Zucker verbundenen Hämoglobins (HbA1c) signifikant niedriger war als in der Vergleichsgruppe ohne Zimtkapseln. In meinem Fall konnte ich nach nur zehn Monaten alle Diabetesmedikamente absetzen.

Hinweis: Da Cinsulin den Glukosespiegel senkt, muss die Dosis angepasst werden, falls Sie Medikamente einnehmen. Dies sollten Sie aber in jedem Fall mit dem Arzt Ihres Vertrauens besprechen. Und falls dieser nicht für alternative Medizin aufgeschlossen sein sollte, wenden Sie sich an einen anerkannten Komplementärmediziner, bevor Sie »Eigenindikation« betreiben und »Versuchskaninchen« spielen. Der Begriff Komplementärmedizin übrigens beschreibt eine Vielzahl von Methoden, die ergänzend zur Schulmedizin Anwendung finden. Die wohl bekanntesten Richtungen sind die Traditionelle Chinesische Medizin, die Homöopathie und die Phytotherapie, die schon seit Jahrtausenden praktiziert werden.

Das Geheimnis der Zen-Mönche: Matcha-Tee

Gerade hier in Asien wissen die Menschen über Heilkräuter und alternative Heilmethoden ziemlich gut Bescheid. Meine chinesische Nachbarin servierte mir an einem gewitterschweren Nachmittag Matcha-Tee. »Hier«, sagte sie, »etwas ganz Besonderes gegen Stress und für ein langes Leben.« Alleine die Art, wie sie ihn zubereitete, weckte meine Neugier auf den giftgrünen Tee, der übrigens köstlich schmeckt. Mittlerweile lasse ich ihn über einen Freund direkt aus Japan kommen. Dort, genauer gesagt in Okinawa, leben die Menschen am längsten, und ihre Langlebigkeit wird auch auf den regelmäßigen Verzehr von Matcha-Tee zurückgeführt.

Um ein langes und stressfreies Leben zu führen, wandten schon die Zen-Mönche vor tausend Jahren eines ihrer uralten Geheimnisse an: Matcha-Tee trinken! 750 Jahre lang blieb der geheime Tee der japanischen Elite traditionellen Teezeremonien vorbehalten. Zen-Meister Eisai lüftete das Geheimnis, das in Matcha steckt: »Tee hat eine außergewöhnliche Kraft, um Leben zu verlängern. Überall, wo Menschen Tee anbauen, wird langes Leben folgen.« Die beste Qualität ist »koicha«, was in der Übersetzung »dick« heißt. Die Blätter dieses Tees sind mehr als 30 Jahre alt. Eine gute Qualität bieten aber auch »usucha« (dünn); seine Blätter sind nicht ganz so alt und haben einen leicht bitteren Geschmack. Meine Lieblingssorte ist der »Uji-Matcha-Tea – koicha«, der aus dem gleichnamigen japanischen Uji-Gebiet kommt. Schon seit der Einführung des Tees in Japan durch Meister Eisai war Uji ein bedeutendes Zentrum für die Herstellung herausragenden Tees. Matcha aus Uji hat nicht nur einen ganz besonders feinen Geschmack, sondern er kann beinahe Wunder vollbringen.

Heilkräftiger Tee aus alter Zeit

Der stoffwechselanregende, Stress reduzierende, immunsystemstärkende, cholesterinsenkende und verjüngende Matcha-Tee erhält aufgrund seiner besonderen Fähigkeiten weltweit immer mehr Beachtung. Im Gegensatz zu schwarzem Tee werden die Matcha-Blätter nicht fermentiert. Dadurch bleiben nahezu alle im frischen Blatt der Pflanze enthaltenen Wirkstoffe erhalten. Diese natürlichen Substanzen werden auch nicht durch Aromastoffe, wie bei anderen Tees, ersetzt. Zahlreiche Untersuchungen belegen die Wirkung des fernöstlichen Teegetränks. In einer über elf Jahre (!) dauernden Studie, der sogenannten Ohsaki-Studie, wurde festgestellt, dass er tatsächlich eine lebensverlängernde Wirkung besitzt. Dies komme, so die Wissenschaftler, »durch seine positive kardiovaskuläre Eigenschaft«. Damit sind die unterstützenden Wirkungen auf unser gesamtes Herz-Kreislauf-System gemeint: das Herz, die Herzkranzgefäße sowie das gesamte arterielle Blutgefäßsystem. Über 40 000 Probanden im Alter zwischen 40 und 79 Jahren nahmen an der Studie teil. Bei den Männern sank die Sterberate um zwölf Prozent, bei einem Konsum von mindestens fünf Tassen täglich, und bei Frauen sogar um 23 Prozent.

Bemerkenswert ist der hohe Gehalt an Antioxidantien im Matcha-Tee. Die im Fachjargon Catechine genannten Substanzen fangen die gefährlichen freien Radikale im Körper ab. »Die Fähigkeit von grünem Tee, Krebs zu bekämpfen, ist noch stärker und vielfältiger, als die Wissenschaft das bisher vermutete«, erklärten Forscher an der

Universität im Rochester Medical Center in den USA schon im Jahre 2003. Sie entdeckten, dass grüner Tee voller Antioxidantien steckt. Eine einzige Tasse Matcha-Tee enthält die 137-fache Menge an Antioxidantien im Vergleich zu einer herkömmlichen Tasse von grünem Tee. Diese kleinen Moleküle können Giftstoffe und Chemikalien, wie sie auch in Tabak enthalten sind und Krebs erzeugen, beseitigen. Kurzum: Dieser Tee besitzt ungeahnte Kräfte.

Seit vielen Jahrhunderten trinken die Menschen in China und Japan Matcha-Tee. Er wurde zu einem wichtigen Teil der japanischen Kultur. Im sechzehnten Jahrhundert etwa war es üblich, dass sich verfeindete Kriegsherren zu einer gemeinsamen Teezeremonie trafen. Da der Eingang ins Teehaus sehr niedrig angelegt war, mussten sich die Streithähne tief verbeugen, um einzutreten: Im Teehaus sind alle gleich. Weltliche Führungspositionen werden draußen gelassen und abgelegt. So konnten die verfeindeten Parteien wieder ins Gespräch kommen.

Mittlerweile hat auch Hollywood den schlankmachenden und verjüngenden Tee entdeckt. Stars wie Meg Ryan, Amber Heard oder Topmodel Eva Padberg schätzen ihn: »Weil er schön macht, weil er jung hält und weil er so gut schmeckt.«

Vier Wochen vor der Ernte werden die Teeplantagen mit Netzen oder Bambusmatten abgedeckt. Durch das reduzierte Sonnenlicht produzieren die Blätter mehr Chlorophyll. Dadurch erhalten sie nicht nur ihre typisch giftgrüne Farbe und den feinen, frischen, leicht süßlichen Geschmack, sondern auch eine Vielzahl gesundheitsfördernder Eigenschaften. Die chlorophyllreichen Blätter werden von den Bauern handverlesen: Das Blattgerippe und der Strunk werden entfernt, danach werden sie gedämpft, getrocknet und mithilfe traditioneller japanischer Granitsteinmühlen zu feinem Pulver gemahlen. Nur der wertvollste Teil des Blattes wird zur Herstellung von Matcha-

Tee aus Uji verwendet. Es dauert gut eine Stunde, um 100 Gramm Teeblätter zu mahlen.

Auch in der Zubereitung unterscheidet sich der Supertee von anderen Teesorten. Ein bis zwei Gramm des feinen Pulvers werden mit 80 Grad heißem Wasser in einer Schale aufgebrüht. Nun ist ein lockeres Handgelenk gefragt. Mit dem »Chasen«, einem sehr feinen Bambusbesen, aus einem einzigen Stück Bambus geschnitzt, muss der Tee an der Oberfläche schaumig geschlagen werden. Je mehr Schaum entsteht, desto besser ist der Tee gelungen. Der Trick dabei ist, mit dem Chasen immer wieder ein »M« zu schlagen. Am besten gelingt er, wenn der kleine Bambusbesen zuvor befeuchtet wird. Ich stelle ihn kurz ins Wasser und verteile, nachdem ich das heiße Wasser auf das Matcha-Pulver gegossen habe, damit zuerst ganz leicht das Pulver unten auf dem Boden der Schale. Anschließend beginne ich mit dem Schlagen, dabei darf der Chasen den Boden dann nicht mehr berühren.

Wie Matcha-Tee beim Abnehmen hilft

Der Koffeingehalt von Matcha beträgt etwa zwei bis vier Prozent. Andere grüne Tees enthalten durchschnittlich unter drei Prozent. Bei »normalem« Tee wird nur der Extrakt getrunken, bei Matcha das ganze, gut aussortierte Teeblatt.

Eine US-Studie hat herausgefunden, dass Matcha-Tee-Trinker dreimal so viel von der Substanz EGCG (Epigallocatechingallat), die zu den sekundären Pflanzenstoffen zählt, aufnehmen als andere Teetrinker. Dem Inhaltsstoff EGCG werden eine ganze Reihe positiver Wirkungen auf unseren Organismus nachgesagt. So soll er entzündungshemmend wirken, bei Erkrankungen des Immunsystems einen

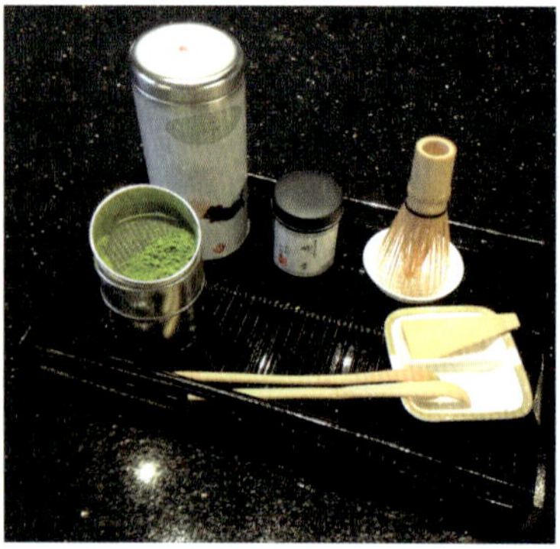 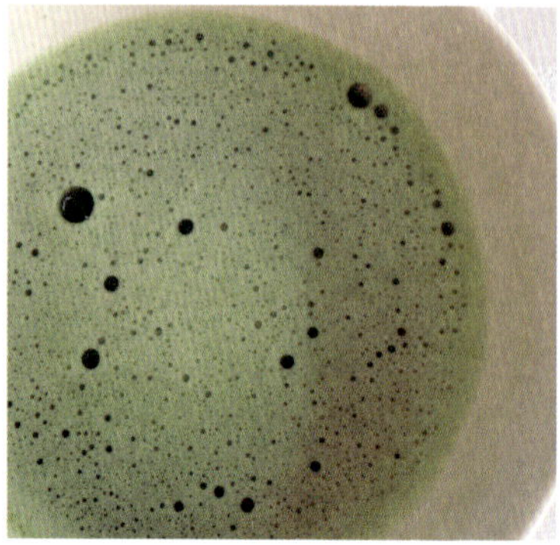

positiven Effekt aufweisen und bei Krebs gesundheitsfördernde Einflüsse besitzen. »Das Tumorwachstum scheint gehemmt zu werden«, sagen die Wissenschaftler. Sogar in der Alzheimer-Forschung laufen Studien zu EGCG. Die Forscher gehen davon aus, dass der erstklassige Tee die Erkrankung schon in einem frühen Stadium verhindern kann.

Die Substanz EGCG eignet sich auch hervorragend für ein Diätvorhaben. Wer über einen längeren Zeitraum täglich mehrere Tassen Matcha trinkt, kann tatsächlich – insbesondere durch den Fettabbau – Gewicht verlieren. EGCG soll auch die Fetteinlagerung vermindern.

Matcha-Tee kann zudem das sogenannte »schlechte« LDL-Cholesterin senken. Die Studie, die dies belegt hat, wurde 2011 im US-»Journal of Clinical Nutrition« veröffentlicht. Es konnte nachgewiesen werden, dass die Verabreichung von Matcha-Tee die Cholesterinkonzentration im Körper deutlich regulierte. Außerdem kann dieser Tee die Wärmebildung durch Stoffwechselaktivität, die sogenannte Thermogenese, erhöhen. Dieser Umstand hilft dem Körper, bei der Fettverbrennung so richtig in Fahrt zu kommen.

Bei der Thermogenese wird überschüssige Energie verbrannt und als Wärme abgegeben. Ein gut funktionierender Stoffwechsel ist ein ziemlich wichtiger Begleiter auf dem Weg zur Traumfigur.

Besonders nach Sport soll der Genuss von Matcha-Tee sogar dabei helfen, bis zu 25 Prozent mehr Kalorien zu verbrennen.

Der stark grüne Tee enthält bis zu fünfmal mehr L-Theanin als herkömmliche grüne Tees. Bei L-Theanin handelt es sich um eine Aminosäure, die sowohl in den Blättern von grünem als auch schwarzem Tee enthalten ist. Im Gegensatz zu Koffein hat L-Theanin eine beruhigende Wirkung. Die Alphawellen im Gehirn werden durch L-Theanin aktiviert. Dadurch kann Stress abgebaut, die Entspannung gefördert und der Blutdruck gesenkt werden.

Obwohl Matcha-Tee Koffein enthält, gleicht die entspannende Wirkung des L-Theanins den Effekt von Koffein wieder aus. Daher fördert eine Tasse des japanischen Tees die Konzentration und Klarheit des Geistes, ohne dabei die »nervösen« Eigenschaften auszulösen, die ein Zuviel an Kaffee verursacht. Als »pick-me-up« am Nachmittag, wenn ein Mehr an Konzentration oder ein Energieschub bei der Arbeit benötigt wird, kann eine Tasse Matcha-Tee als idealer Ersatz für Kaffee Wunder wirken. Seit einiger Zeit gibt es auch Baumkuchen mit Matcha-Tee-Füllung – umwerfend lecker –, und viele weitere Speisen und Getränke mit Matcha-Tee werden mittlerweile angeboten.

ÜBRIGENS:

Kaufen Sie diesen Tee in Naturkostläden, damit er ohne künstliche Düngemittel, Herbizide oder Pflanzenschutzmittel hergestellt wird. Geben Sie auf das Matcha-Pulver niemals direkt kochendes Wasser. Er könnte eventuell »grasig« schmecken. Kochen Sie das Wasser, und lassen Sie es für circa fünf Minuten stehen, bevor Sie es auf das Teepulver gießen. Ich persönlich süße meinen Matcha-Tee mit einem

½ TL Kokosnussblütenzucker. Und als Dessert hat Matcha-Eiscreme auf unserer Beliebtheitsskala Platz eins eingenommen (siehe auch Seite 261).

Drei Winzlinge mit der Kraft von Superman

Ebenso wie Kokosnussöl unterstützen auch Chia-Samen, Amaranth- und Quinoa-Körner die Verbrennung von Bauchfett«, erklärte mir Doktor K. S. während einer unserer vielen Sitzungen. Bauchfett verbrennen? Das ließen wir uns nicht zweimal sagen. Also besorgten wir uns all diese kleinen Körnchen und experimentierten damit herum.

So klein sie auch sind – jede Samenart könnte vor Neid erblassen, wenn sie erfährt, was in Chia-Samen so alles steckt. Selbst der Wissenschaft verschlug es nach der Wiederentdeckung dieses »Goldschatzes« sprichwörtlich die Sprache, als sie die hochwertigen Inhaltsstoffe entdeckte. In Hollywood gilt das Superfood mittlerweile als Geheimrezept für Schönheit, Gesundheit und meisterhafte Abnehmhilfe. Chia-Samen sorgen für ein lang anhaltendes Sättigungsgefühl, das dabei hilft, überflüssige Pfunde loszuwerden. Durch den hohen Anteil an löslichen Ballaststoffen werden Kohlenhydrate über einen längeren Zeitraum hinweg verstoffwechselt, was unterm Strich den Appetit zügelt.

Stars wie Sharon Stone, Oprah Winfrey und Mirinda Kerr schwören mittlerweile auf die neue Meganahrung, die eigentlich uralt ist und derzeit auch in europäischen Gefilden immer beliebter wird.

Wieder neu entdeckt: Chia-Samen

Die Geschichte dieses Winzlings geht bis in die Zeit der Azteken, Maya und der Indianer des Südwestens zurück. Die kleinen proteinreichen schwarzen und weißen Samen gehörten zu den Grundnahrungs- und Heilmitteln der alten Kulturen. »Chia« bedeutet auf Mayathan, der klassischen Mayasprache, so viel wie »Stärke«. Denn hauptsächlich wurden die Samen als Megakraftnahrung eingesetzt. Den indianischen Laufboten, die es in einer kleinen Tasche mit sich führten, verhalf es einst zu einem unglaublichen Energieschub. Aztekischen Kriegern dienten nur zwei Esslöffel eingeweichte Chia-Samen als Überlebensration für einen einzigen Tag und verliehen ihnen mystische und übernatürliche Kräfte. Es ist mittlerweile bewiesen, dass Chia-Samen schon 3500 vor Christus als Nahrung dienten. Zwischen 1500 und 900 vor Christus wurde der Samen sogar als Zahlungsmittel eingesetzt und als jährlicher Zoll von eroberten Nationen verlangt. Während religiöser Zeremonien »verwöhnten« die Azteken ihre Gottheiten damit, und die Samen wurden als Basis für Gesichts- und Körperbemalungen verwendet. Durch die Entwicklung der einzigartigen Züchtungstechnik ihrer Kulturpflanzen machten die Azteken große Fortschritte in der Landwirtschaft. Mit dem, was sie von ihren Vorgängern, den Tolteken, gelernt hatten, waren sie in der Lage, Seen und andere feuchte Gebiete, in deren Nähe sie wohnten, in feste Erde zu verwandeln. Dazu webten sie Baumrinden und Schilf zu großen Matten und verankerten diese an den Ufern flacher Gewässer. Die riesigen Matten wurden zunächst mit Schlamm vom Seegrund bedeckt, und dann wurden darauf Chia, aber auch Amaranth, Bohnen und Mais angepflanzt. Diese künstlichen Inseln nannten sie »hängende Gärten« oder »Chinampas«. Eigentlich waren diese hängenden Gärten aus der Not heraus entstanden, um die teilweise sehr bevölkerungsreichen aztekischen Wohngebiete mit ausreichend Nahrung versorgen zu können.

Hollywoodstars schätzen an den Winzlingen die hohen Mengen an enthaltenen Omega-3-Fettsäuren, Vitamin E und reichlich Antioxidantien, was für eine pralle, elastische Haut sorgt, Falten vorbeugt und die Konzentrationsfähigkeit fördern kann. Die Quellfähigkeit von Chia-Samen ist erstaunlich, wodurch sie zum kalorienarmen Sattmacher werden. Binnen zehn Minuten quellen sie in Wasser auf, und es entsteht eine gelartige, klare Masse. Das Besondere daran: Dadurch können sie größere Mengen Flüssigkeit speichern und den Wasserhaushalt in unserem Körper in Schuss halten, besonders bei Anstrengungen. Das Superfood macht aber nicht nur schön, sondern spült auch krankmachende Bakterien aus dem Darm. Denn die gelartige Masse aus den aufgequollenen Samen kann wie ein Verdauungsbesen durch unseren Magen-Darm-Trakt fegen, die Ausleitung von Ablagerungen unterstützen und den Stuhlgang regulieren. Selbst ganzheitlich orientierte Ernährungsexperten schwärmen immer mehr von den kleinen Nährstoffbomben als lang anhaltende Energielieferanten und Verdauungsförderer. Ihre Fähigkeit, gefährliche Giftstoffe und Säuren im Organismus zu binden und auszuleiten, wurde einst schon von den Azteken und Maya erkannt. Des Weiteren sind Chia-Samen glutenfrei und können somit auch von Menschen mit Gluten-Unverträglichkeit genossen werden. Chia-Samen wirken sich auf den Blutzuckerspiegel positiv aus, da sie eine Barriere zwischen den aufgenommenen Kohlenhydraten und den Verdauungsenzymen aufbauen. Die Umwandlung von Kohlenhydraten in Zucker wird verlangsamt, wodurch die Energie aus der Nahrung langsamer im Körper freigesetzt wird und eine längere Ausdauer zur Folge hat. Dieser Effekt kommt Diabetikern genauso zugute wie Sportlern. Auch für all jene, die auf ihre Cholesterinwerte achten müssen, sind Chia-Samen sehr hilfreich. Durch ihre hohen Mengen an enthaltenen löslichen Fasern helfen sie, den Cholesterinspiegel zu regulieren. Dem kleinen Wunderkorn werden zusätzlich hormonregulierende, immunbildende und muskelheilende Wirkungen nachgesagt. Die große Nährstoffdichte in den Minisamen ist mit keiner der bisher bekannten Getreideart zu vergleichen. In ihnen ballen sich Vitamin B, Eisen, Kalzium, Kalium, Kupfer, Niacin, Phosphor, Thiamin, Riboflavin und Zink. Die Pflanze enthält bis zu 38 Prozent Öl und bis zu 23 Prozent Protein, also weitaus mehr, als in Reis, Mais, Weizen und Gerste vorhanden ist. All das unterstützt einen gesunden Gewebeaufbau, was vor allem während der Schwangerschaft für die Entwicklung neuen Lebens von großer Bedeutung ist.

Chia-Pflanzen sind bei Insekten äußerst unbeliebt, deshalb müssen zum Anbau keine Pestizide verwendet werden. Der hohe Ölgehalt der Chia-Blätter wirkt als extrem starkes Insektenschutzmittel.

Um die Dysbalance zwischen Omega-3- und Omega-6-Fettsäuren, unter der viele Deutsche leiden, auszugleichen, eignen sich Chia-Samen bestens. Denn die Körnchen liefern ein optimales Verhältnis von Omega-3- zu Omega-6-Fettsäuren. Die Verwendung von Chia-Samen als Omega-3-Quelle kann dazu beitragen, den Bestand natürlicher Fischbestände zu schonen. In den Anbaugebieten von Zentralmexiko, einigen Ländern Südamerikas und Australien werden Chia-Samen mitunter als Hühnerfutter verwendet, um die Eier mit Omega-3-Fettsäuren anzureichern.

Die krautartige, einjährige Pflanze bedeckt im September büschelweise die Felder Zentralmexikos und verzaubert mit ihren blauen Blüten die Landschaft. Im Herbst werden die praktisch geschmacklosen, nährstoffreichen und vielseitig einsetzbaren Samen geerntet. In Konfitüren, Marmeladen, Getränken, Desserts, Salaten, Suppen, Soßen, Biskuits, Kuchen, Muffins, auf dem Spiegelei oder auf dem Brot bereichern sie eine gesunde Ernährung und können auch als Ersatz für diverse andere Lebensmittel dienen, wie zum Beispiel für Eier oder Mehl! Die Möglichkeiten sind hierfür nahezu grenzenlos. Da viele Brotrezepte mit Chia-Samen nur einen verhältnismäßig winzigen Anteil davon enthalten, habe ich mein eigenes Rezept entwickelt. Das Brot schmeckt köstlich und ist in seiner Struktur angenehm fest (siehe auch Seite 274).

Der verblüffende Nährstoffgehalt von Chia

Der Kalziumgehalt von Chia-Samen übertrifft den von Vollmilch um das beinahe Sechsfache. Dazu weisen die Samen einen doppelt so hohen Kaliumanteil wie Bananen auf und mit der dreifachen Menge an Antioxidantien stoßen sie sogar Blau-, Heidel- und Goji-Beeren vom Thron. 100 Gramm Chia-Samen liefern so viele Antioxidantien wie 900 Gramm Orangen! Besonders punktet die »Laufnahrung« mit einer fünffachen Menge an Protein gegenüber Bohnen und einem doppelt so hohen Gehalt im Vergleich zu anderen Samen oder Getreidesorten. In den Winzlingen finden sich achtmal so viele Omega-3-Fettsäuren wie in Lachs.

In puncto Eisen stellen sie Spinat sechsmal in den Schatten, und ihr Anteil an Folsäure ist fünfmal so hoch wie der in Spinat.

Die exzellenten Eigenschaften dieser Samen wurden von einem promovierten Agrartechniker und Forschungsprofessor an der Universität von Arizona entdeckt, der auf seiner Suche nach einer Alternative für die argentinische Landwirtschaft auf sie stieß. Seine erste Analyse brachte so erstaunliche Ergebnisse hervor, dass er sofort beschloss, sich der Erforschung der kleinen Samen zu widmen, damit alle Menschen von den immensen gesundheitlichen Vorteilen profitieren können. Seit nunmehr 25 Jahren erforscht Dr. Wayne Coates diese einzigartige Pflanze und entwickelte sogar spezielle Techniken und Maschinen für gute Ernteergebnisse. Seine leidenschaftliche Begeisterung für dieses Superfood brachte ihm nicht zuletzt den Spitznamen Mr. Chia ein. Eine weitere Leidenschaft von ihm ist der Marathonlauf. Dabei darf die Laufnahrung natürlich nicht fehlen, die er stets in einer Filmrolle mit sich führt, um Energie nachzutanken und seine Ausdauer zu erhöhen. 2005 schrieb »Mr. Chia«, also Wayne Coates, zusammen mit Richard Ayerza das Buch »Chia: Rediscovering a Forgotten Crop of the Aztecs« (Chia: Die Wiederentdeckung einer vergessenen Pflanze der Azteken), und 2012 erschien von ihm das Buch: »Chia: The Complete Guide to the Ultimate Superfood.«

Chia-Samen: Auf die Qualität kommt es an!

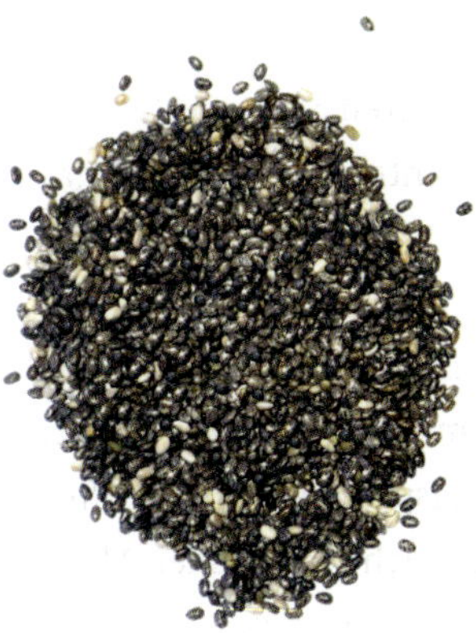

Gute Chia-Qualität erkennen Sie daran, dass die Samen entweder durchgängig schwarz oder weiß sind. Bräunliche Samen sind unreif und haben einen geringeren Anteil an Öl, Eiweiß, Omega-3-Fettsäuren etc. Meist sind sie auch mit Spuren von Unkraut und Pflanzenteilen durchsetzt. Sie können Chia-Samen auch einem Qualitätstest unterziehen: zwölf Teelöffel filtriertes Wasser und ein Teelöffel Chia-Samen in ein Glas geben. Es kann auch etwas mehr Wasser sein, aber bitte nicht zu viel. Lassen Sie das Glas abgedeckt für mindestens 20 Minuten stehen.

Wenn die Chia-Samen das Wasser vollständig absorbiert haben, zeugt das von reifen Samen und bester Qualität. Sollte sich jedoch noch Wasser im oberen Bereich des Glases befinden, sind zu viele unreife Samen enthalten, die wesentlich weniger Wasser aufnehmen. Die Qualität ist dementsprechend schlechter.

Achten Sie schon beim Kauf auf gute Qualität!

Das Wunderkorn der Inkas: Amaranth

Auf der Nahrungsliste für meine Blutgruppe, die mir Doktor K. S. gab, hatte ich unter anderem auch das Wort »Amaranth« gefunden. Bis dahin hatte ich gar nicht gewusst, dass es dieses Wort überhaupt gab, geschweige denn, dass es sich dabei um ein äußerst gesundheitsförderliches Korn der Inka handelt, welches zu einer der ältesten Nutzpflanzen überhaupt zählt. Ich war begeistert und las fast alles über Amaranth, vor allem, welche leckeren Gerichte ich damit »zaubern« konnte. Ob süß oder herzhaft, alles ist möglich, denn die Amaranth-Körnchen lassen sich auf vielfältige Weise zubereiten. Wir essen sie anstelle von Reis, Kartoffeln oder Nudeln. Ich wagte mich sogar an das Brotbacken mit Amaranth heran. Vollkommen begeistert war meine Familie von meinen ersten Amaranth-Buletten, die ich später, bei einem Besuch bei meinen Eltern in Deutschland, sogar meinem Vater servierte. Vielleicht sollte ich noch erwähnen, dass mein Vater »so ein Zeug« normalerweise nicht isst und er von »diesem Quatsch« absolut nichts hält. Seine Nahrungsdevise lautet: Sonntags muss ein ordentliches Stück Fleisch auf den Tisch! Infolgedessen machte ich mit meiner Mutter aus, ihm vorher nicht zu verraten, dass »meine« Frikadellen (rheinländisch: Buletten) nicht aus Fleisch zubereitet werden. Er aß sie mit Genuss. Als ich hinterher das

Geheimnis lüftete, war er ehrlich überrascht: Kein Fleisch? Was? Nö, Amaranth!

Auch Amaranth wurde schon vor Jahrtausenden im Hochland von Mittel- und Südamerika von den Azteken angebaut. Es galt ebenfalls als kostbares »Gold«. Obwohl in den kleinen Körnchen reichlich gesunde Nährstoffe wie Eisen, Eiweiße, Fett und in großen Mengen Mineralstoffe wie Kalzium, Zink und Magnesium stecken, fand das »heilige Wunderkorn der Inkas« bei uns Europäern anfangs keine große Beachtung. Dabei sind die Winzlinge ein echter kulinarischer Gewinn und obendrein auch noch multitalentiert. In Deutschland gilt es bereits seit Längerem als Geheimtipp. Denn es sprechen eine Menge Gründe dafür, Amaranth häufiger auf den Speiseplan zu setzen, da die Verwendungsmöglichkeiten dieser Körnchen in der modernen Vollwertküche außerordentlich vielfältig sind. Gepoppte Amaranthkörner sind knusprig und schmecken leicht nussig. Zusammen mit Honig und Nüssen sind sie Bestandteil von »Alegria«, einem süßen Konfekt, das traditionell in Südamerika gegessen wird.

Amaranth ist nicht nur reich an Nährstoffen, sondern auch sehr bekömmlich, daher ernähren mittlerweile viele Mütter ihre Kleinkinder in der Milchentwöhnungsphase mit den Kraftkörnern. Selbst Astronauten sollen Amaranth als »Powerpaket« auf ihren langen Reisen ins All verwenden, ebenso wie Sportler, weil das Korn den Körper kaum belastet, selbst kurz vor einem Wettkampf verzehrt. Seine gelieferte Energie steht dem Körper umgehend zur Verfügung, und die Wirkung hält lange an. Im Gegensatz dazu verpuffen die isolierten Zucker ziemlich schnell, die in den meisten industriell hergestellten Sportlerprodukten enthalten sind.

Bis ins 16. Jahrhundert war die Amaranth-Pflanze völlig unbekannt. Spanische Eroberer entdeckten sie bei den amerikanischen Ureinwohnern. Bei den Inkas und Azteken galt sie, neben Mais und

Bohnen, als Grundnahrungsmittel und war sogar Bestandteil religiöser Zeremonien, etwa den rituellen Menschenopfern. Während ihrer Eroberungszeit ließen die Spanier nicht nur Tausende von Eingeborenen niedermetzeln, sie stellten auch den Anbau und Konsum von Amaranth unter Todesstrafe. Trotzdem überlebte die »Wunderpflanze«.

Rund 400 Jahre später wird Amaranth nicht nur in Südamerika wieder angebaut, sondern die etwa 70 Arten haben sich fast über den gesamten Erdball verbreitet. Neben Mexiko und den Andenländern wird Amaranth auch bei Bergstämmen in Indien, Pakistan und Nepal sowie in Westafrika und sogar in Kalifornien und im Süden der USA kultiviert. In Indonesien werden vor allem ihre Blätter als spinatähnliches Gemüse geschätzt.

Im Vergleich zu anderen Getreidesorten besitzt Amaranth einen wesentlich höheren Eiweiß- und Fettgehalt. Es weist zwar getreideähnliche Eigenschaften auf, lässt sich auch ähnlich verarbeiten, aber die gesunde Pflanze gehört streng genommen nicht zu den Getreiden, sondern zu den Fuchsschwanzgewächsen, den Pseudogetreiden.

Nach der Befruchtung tragen die Amaranth-Blätter winzige, linsenförmige Samen mit kaum mehr als einem Millimeter Durchmesser. Tausend solcher Körnchen, die noch kleiner als Senfkörner sind, wiegen nur knapp ein Gramm. Nach einer Reifezeit von vier bis fünf Monaten werden sie von Hand geerntet und zum Trocknen in die Sonne gelegt.

Eine einzige Pflanze liefert etwa 50 000 sehr kleine und leichte Samenkörner. Für ein Gramm müssen rund 1500 Körner von Hand geerntet werden. So klein die Samen auch sind, haben sie doch einiges zu bieten. Ihr Keimling ist im Verhältnis zum Mehlkörper ungewöhnlich groß, und somit konzentrieren sich wertvolle Inhaltsstoffe auf engem Raum. Mit circa 18 Prozent Protein (!) liegt der »Wunderwinzling« ziemlich weit vorne und ist damit das eiweißreichste »Getreide« überhaupt. Der hohe Eiweißanteil macht Amaranth besonders für Vegetarier interessant, die ihren täglichen Proteinbedarf in erster Linie aus pflanzlichen Quellen abdecken müssen. Das Gleiche gilt für den relativ hohen Eisengehalt.

Unter den Fettsäuren in Amaranth findet sich unter anderem auch die zweifach ungesättigte Linolsäure, die den Cholesterinspiegel regulieren kann.

Der hohe Ballaststoffgehalt regt die Darmtätigkeit an, sorgt somit für eine gute Verdauung und wirkt Verstopfungen entgegen. Da Ballaststoffe länger satt halten, helfen sie beim Abnehmen.

Durch seine relativ hohe Nährstoffdichte eignet sich das Korn besonders für die Ernährung älterer Menschen, da mit dem Alter häufig der Appetit schwindet, der Nährstoffbedarf des Körpers jedoch unverändert bleibt. Regelmäßiger Konsum von Amaranth soll unter anderem gegen chronische Kopfschmerzen und Migräne helfen, die Atemwege stärken, den Alterungsprozess verzögern und bei Schlafstörungen wirken.

Bei Menschen mit Glutenunverträglichkeit, die auf Weizen, Roggen, Gerste oder Hafer verzichten müssen, punktet der Inkaweizen ganz besonders, da Amaranth im Gegensatz zu oben genannten Getreidesorten das Klebereiweiß Gluten nicht enthält.

Beim Backen mit Amaranth kann das fehlende wasserbindende Gluten allerdings ein Problem darstellen. Es lässt sich aber durch Verdickungsmittel, wie Johannisbrotkernmehl, gut ersetzen.

Körnchen voller Power: Quinoa

In unserer Liste fand ich ein weiteres Wort, das mir völlig fremd war: Quinoa. Unter uns gesagt, ich war bis zu diesem Zeitpunkt eigentlich der Meinung, ein gutes Allgemeinwissen zu besitzen. Aber während vieler Gespräche mit Doktor K. S. und meiner daraus resultierenden Recherchen beschlich mich mehr und mehr der Verdacht, über gesunde Ernährung rein gar nichts zu wissen; mit Ausnahme diverser, aus heutiger Sicht betrachtet halbherzig recherchierter und oftmals vollkommen sinnlos kritisch beleuchteter, teilweise unwahrer Artikel, die man in diversen Magazinen oder Zeitschriften vorgesetzt bekommt. Zugegeben, ich habe jetzt auch nicht die sprichwörtliche Weisheit mit Löffeln gefressen, aber zumindest kann ich aus persönlicher Erfahrung schöpfen und habe heute weitaus mehr Wissen über gesunde Ernährung und gesundheitsfördernde Lebensmittel als vorher. Dass dies so ist, können wir durch persönliche Laborexpertisen belegen.

Quinoa wird wie Amaranth seit Jahrtausenden auf den Hochebenen der Anden angebaut, oberhalb von 4 000 Metern, wo Mais nicht mehr kultiviert werden kann. Den Inkas diente der »Perureis« als Grundnahrungsmittel, das auch gegen Halsentzündung eingesetzt wurde. Quinoa enthält alle neun essenziellen Aminosäuren und gilt als eine der besten pflanzlichen Eiweißquellen.

UN-Generalsekretär Ban Ki Moon erklärte 2013: »Diese Pflanze kann aufgrund ihrer spezifischen Vorteile helfen, den Hunger auf der Welt, gerade in Zeiten des Klimawandels, zu bekämpfen.«

Quinoa ist glutenfrei und schlägt wie Amaranth unsere üblichen Getreidesorten um Längen. Das Inkakorn zählt aber nicht zur Getreidegruppe, sondern zur botanischen Familie der Gänsefußgewächse, ist also mehr verwandt mit Spinat, Rote Bete und Mangold.

Bis zu zwei Meter kann die einjährige Pflanze hoch werden. Die Farbe der Samen reicht von Rot über Weiß bis hin zu Schwarz. Quinoasamen zu ernten ist nicht ganz einfach, weil die Körnchen ungleich reifen und daher, wie bei Amaranth, von Hand geerntet werden müssen. Gemessen am Weizen enthält das Quinoakorn einen zweieinhalbfachen Anteil an Fett, der überwiegend aus ungesättigten, langkettigen Fettsäuren besteht. Diese pflanzliche Alpha-Linolsäure ist eine mehrfach ungesättigte Omega-3-Fettsäure und kommt sonst nur in Fisch vor. Überdies ist Quinoa reich an Kalzium, Magnesium, Eisen und Zink und liefert verschiedene Vitamine der B-Gruppe und viel Vitamin E. Auch für Menschen mit einer Laktoseunverträglichkeit ist Quinoa bekömmlich. Im Grunde bietet Quinoa unserem Körper alle gesundheitlichen Vorteile, die auch Amaranth verschafft. Allerdings sollte Quinoa von Kleinkindern unter zwei Jahren oder von Personen mit einer Darmentzündung nicht konsumiert werden. Weshalb? Quinoa schützt sich durch sogenannte Saponine, die bitter schmecken, vor Schädlingen. Diese Saponine können bei einem noch nicht voll ausgebildeten oder angegriffenen Verdauungssystem die Darmwand schädigen.

Daher sollten die Körner vor dem Kochen immer unter fließend heißem Wasser gut gewaschen werden, denn diese Bitterstoffe befinden sich in der Schale.. Für ältere Kinder und Erwachsene ist der Verzehr von Quinoa im Normalfall jedoch kein Problem.

Der gesunde Scharfmacher: Chili

Immer wieder werde ich gefragt: »Isst du eigentlich auch so scharf wie die Asiaten?«

»Ja, sehr gerne sogar«, antworte ich.

Zuerst brennt es höllisch im Mund, dann folgen die »Hitzewallungen«, so sehen die typischen Symptome nach einem mit Chili gewürzten Essen aus. Chilischoten finden hier in Südostasien bei der Zubereitung von Speisen überall ihren Einsatz – mal mehr, mal weniger. Viele Garküchen oder Restaurants servieren die kleine grüne Chilischote quasi als »Gruß aus der Küche« zu fast jedem Gericht. Die rote Chilischote ist, nebenbei bemerkt, noch schärfer als die grüne, und je kleiner sie ist, umso gewaltiger ist ihre Schärfe. Doch die scharfen Schoten tun nur so, als ob. Angeblich schädigen sie weder die Geschmacksnerven noch die inneren Organe. Ganz im Gegenteil: Die Nachtschattengewächse gehören zu den gesündesten Nahrungsmitteln überhaupt. Chilischoten sind also gesunde Scharfmacher. Seit die Chilischote mit Christoph Columbus vor rund 500 Jahren ihre südamerikanische Heimat verlassen hat, gilt die Verwandte der unspektakulären Paprika weltweit als Bereicherung des Speiseplans. In die thailändische Küche wurde die Chilischote im späten 17. Jahrhundert von portugiesischen Missionaren eingeführt. Ihre Schärfe verdankt sie dem Inhaltsstoff Capsaicin. Er täuscht dem Nervensystem eine Verbrennung vor, auf die der Körper mit der Ausschüttung schmerzstillender Endorphine, den bekannten Glückshormonen, reagiert. Frische Chilischoten liefern zwar schätzungsweise zwei- bis dreimal so viel Vitamin C wie die gleiche Menge an Zitrusfrüchten, doch kann man natürlich nicht die gleiche Menge davon verzehren wie von Zitrusfrüchten. Neben den Vitaminen B_1,

B_2, B_6 und B_{12} und Betakarotin, stecken in der kleinen Schote viele wertvolle Mineralstoffe wie Kalium, Kalzium, Magnesium, Phosphor und Zink. Kein Wunder also, dass der Chilischote seit Langem alle erdenklichen gesundheitsfördernden Wirkungen nachgesagt werden.

Wenn Sie jetzt Ihren Chili-Konsum steigern wollen, müssen Sie die brennenden Nebeneffekte aber nicht fürchten. Obwohl ein Glas Milch beim Löschen hilft, da das Milcheiweiß den scharfen Konkurrenten Capsaicin überlagert, empfehle ich Ihnen, vor dem Verzehr am besten die kleinen weißen Samen zu entfernen. Dadurch lässt sich die Schärfe der Chilischote sehr gut reduzieren.

Das Salz in der Suppe

»Können sich die mittlerweile zahlreich angebotenen Salze, die wir zum Würzen unserer Speisen verwenden, unterschiedlich auf unsere Gesundheit auswirken?«, fragte ich Doktor K. S. eines Tages. Das Thema beschäftigte mich schon lange, und ich wollte endlich einmal genauer wissen, was es mit dem von uns schon seit Jahren favorisierten Meersalz auf sich hat. »Oh ja«, war seine zunächst knappe Antwort, der aber dann wieder ein interessanter Vortrag folgte.

Meersalz, das im Gegensatz zu haushaltsüblichem, raffiniertem Speisesalz immer noch eine bessere Alternative darstellt, kann durch die vermehrt auftretende Verschmutzung der Meere heutzutage leider auch mit Schadstoffen wie Schwermetallen oder Blei belastet sein. Trotzdem ist es allemal gesünder als unser normales raffiniertes Speisesalz, das chemisch aufbereitet wird, denn um es streufähig zu machen, werden ihm Zusatzstoffe wie etwa Aluminiumverbindungen beigemischt.

Eine unbelastete und noch gesündere Alternative ist Stein- oder Kristallsalz. Unter dem Druck der Berge ist reines Kristallsalz über Jahrhunderte »herangereift«. Früher wurde Kristallsalz daher auch »weißes Gold« genannt und war ausschließlich dem Adelsstand vorbehalten.

Die meisten im Kristallsalz enthaltenen Spurenelemente und Mineralien liegen in feinster Verteilung, also in sogenannter kolloidaler Form vor. Der Unterschied zwischen Kristall- und Steinsalz wäre bildhaft ausgedrückt, als ob man einen Bergkristall mit einem Bachstein vergleichen würde. Beiden Salzen ist jedoch gemeinsam, dass sie als Naturprodukte normalerweise so gut wie keinen Verunreinigungen ausgesetzt sind.

Von einem Natursalz, dazu gehört auch Himalaya-Salz, können wir eigentlich nie zu viel zu uns nehmen, denn es besitzt natürliche Regulierungsmechanismen. Daher können laut Doktor K. S. auch Trinkkuren mit Salzsole hervorragend gegen eine Übersäuerung unseres Körpers helfen, indem sie den Elektrolythaushalt auf natürliche Weise regulieren. Bäder mit Kristallsalzsole unterstützen außerdem die Entschlackung unseres Körpers, stärken das Immunsystem und können zuweilen wahre Wunder bei Neurodermitis, Akne oder Gelenkerkrankungen wie Rheuma bewirken.

Jodhaltiges Speisesalz ist mittlerweile allgemein fast zu einem »No-Go« geworden, da die »Zwangsjodierung« häufig schädliche Nebenwirkungen und allerlei Allergien hervorgerufen hat. Raffiniertes Speise-, Koch- oder Tafelsalz, das mittels diverser Chemikalien und Bleichmittel gewonnen wird, sollte auf unserer Einkaufsliste nicht mehr erscheinen, besonders nicht, wenn es für die Zubereitung von Speisen gedacht ist. Der natürliche Salzbedarf eines Menschen liegt bei sechs bis zwölf Gramm, so viel, wie gesunde Nieren in der Regel verarbeiten können. Wird mehr Salz konsumiert, kommt es zu einem teuflischen Diebstahl: Um den Salzüberschuss zu isolieren beziehungsweise zu lösen, benötigt der Organismus viel Wasser, das er sich woanders »klauen« muss. Er entzieht es unseren Zellen! Das führt dazu, dass unseren Zellen dieses lebensnotwendige Wasser, also das wertvolle Zellwasser, fehlt. Die Folge: Sie sterben ab. Stellen Sie sich eine schöne Blume oder eine andere Pflanze vor, die vertrocknet ist, weil sie kein Wasser mehr bekommen hat. Genau das passiert mit unseren Zellen, wenn wir das falsche Salz und davon auch noch zu viel zu uns nehmen.

Bambus-Salz: buddhistisches Gewürz und Heilmittel

Wie in Europa – denken wir nur an Hildegard von Bingen – gehen auch in Asien viele Erkenntnisse auf das alte Wissen von Mönchen zurück. In den buddhistischen Klöstern wurden im Essen weniger die materiellen Substanzen gesehen als vielmehr die darin enthaltenen feinstofflichen Energien, die zu geistiger Erfüllung, Harmonie und Gesundheit verhelfen. Die Abwechslung im Speiseplan erreichten die Mönche durch beste Salze, denn sie wussten, dass Salz die Speisen nicht nur delikater macht, sondern insbesondere der Gesundheit dient. Schon vor gut tausend Jahren füllten sie sonnengetrocknetes Meersalz in Bambusrohre und verschlossen eine Seite mit gelber Lehmerde. Sie brannten das Salz bei hohen Temperaturen 24 Stunden lang. In den Rohren verblieb eine Art Salzkissen, das zermahlen und wieder in die Bambusrohre zurückgegeben wurde. Dann begann der Brennprozess wieder von vorn, und das achtmal hintereinander. Beim neunten Mal legten die Mönche Kiefernharz mit in das Feuer, sodass die Temperatur auf über 1200 Grad stieg. Erst jetzt war das immer wieder geschmolzene und abgekühlte Salz vollkommen: Sie nannten es Bambus-Salz.

Noch heute wird dieses »vollkommene« Salz zur Entgiftung, gegen Entzündungen von Magen-Darm-Geschwüren, bei Verdauungsbeschwerden, Lebererkrankungen, Nierensteinen und Diabetes eingesetzt. Neunmal gebranntes Salz hat eine wesentlich stärkere antioxidative Kraft als beispielsweise nur zwei- oder dreimal gebranntes: Sein pH-Wert liegt bei etwa zehn bis elf. Das bedeutet, das Salz ist stark basisch aufgrund der Vielzahl an basischen Mineralien, vor allem aber Eisen, Kalium, Kalzium, Magnesium, Silizium und Zink. Eine weitere wichtige Rolle spielt die gelbe Erde, die als Heilerde einen hohen Gesundheitswert besitzt, indem sie Giftstoffe binden und aus unserem Körper ausleiten kann. Gegen all die Umwelt- und Lebensmittelgifte, die wir täglich unbewusst zu uns nehmen, kann uns auch Bambus-Salz mit seinen besonderen Eigenschaften helfen. Laut Doktor K. S. kann dafür zum Beispiel auf nüchternen Magen eine Salzmischung aus einem Viertelliter raumtemperiertem, stillem Wasser und einem Teelöffel Bambus-Salz getrunken werden. Oder: »Wer Salzwasser nicht gut trinken kann, der kann das Salz auch direkt in den Mund nehmen und dann blitzschnell mit der angegebenen Wassermenge nachspülen.« Es sollte sich aber innerhalb der nächsten Stunde immer eine Toilette in Ihrer Nähe befinden! Patienten mit einer akuten Nierenerkrankung oder Dialysepatienten dürfen diese Prozedur nicht machen!

Die göttliche Mönch-Frucht: Luo Han Guo

Schon im 13. Jahrhundert kultivierten der Legende nach Luohan-Mönche im Südosten Chinas eine außergewöhnliche Pflanze, die ihr jährliches Wachstum mit einer besonderen Frucht krönt: Luo Han Guo. Ihr Wissen über den komplizierten Anbau der »süßen Kugel« und über ihre Wirkung als Heilmittel bewahrte die dort lebende Zhuang-Zu-Minderheit lange Jahrhunderte für sich. Aber als die Verwendung der Frucht aus der Familie der Kürbisgewächse immer mehr bekannt wurde und sie auf den lokalen Märkten der Zhuang-Zu-Gemeinde einen regen Absatz fand, stieß ihr Anbau um 1900 herum an ihre Grenzen. So fand die Mönch-Frucht auch relativ spät die Aufnahme in die Traditionelle Chinesische Medizin. Die seltene, nährstoffreiche Frucht, die zuweilen auch Luo-Han-Kuo geschrieben wird, kann nur unter ganz speziellen klimatischen Bedingungen an Berghängen gedeihen. Sie gilt bis heute als rare Spezialität und hat unter Chinesen den Ruf, »Langlebigkeit« zu bewirken. Beliebt für ihren süßen Geschmack und als Heilpflanze gegen Husten,

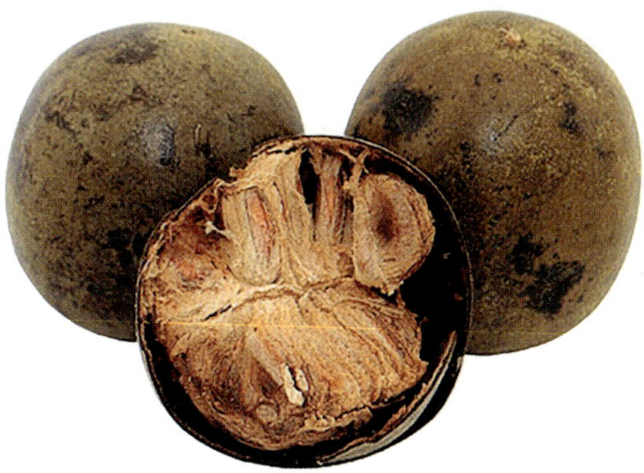

Halsschmerzen und Lungenprobleme, kann die göttliche Mönch-Frucht auch als natürliches Süßungsmittel und idealer Zuckerersatz dienen: Sie ist 300-mal süßer als Rohr- oder Rübenzucker.

ÜBRIGENS:

Ich habe die Mönch-Frucht selbst probiert und bin begeistert von ihr. Neuerdings nehme ich sie auch schon mal als Süßstoff und produziere damit unsere eigene »Cola light«, die erstens viel gesünder als »echte« ist und zweitens für einen guten Blutzuckerspiegel sorgt.

Beim Kochen der runden, feinbehaarten und grün-bräunlichen Frucht entsteht eine dunkelrot-braune Flüssigkeit. Sie wird in chinesischen Kräuterläden als ganze Frucht oder auch als Trockenversion angeboten. Als kommerzielles Produkt steht Luo-Han-Guo-Extrakt seit Mitte der Neunzigerjahre zur Verfügung. Der Saft wird verwendet, wie schon erwähnt, bei Atemwegserkrankungen oder auch Diabetes. Ich wollte nun wissen, ob diese Pflanze eine bessere Alternative zu anderen Süßstoffen wie beispielsweise Stevia sein könnte? Denn ich bin kein Freund von Stevia. Meine Antwort lautet: JA. Den süßen Geschmack hat die Frucht hauptsächlich Glykosiden, speziellen Mogrosiden, zu verdanken, die sich im Fruchtfleisch finden. Aus meiner Sicht kann man Luo Han Guo als »Versüßer« in fast jedes Getränk mischen. In den Kaffee jedoch würde ich sie nicht empfehlen, aber zum Backen und für die Zubereitung von Süßspeisen ist das »Buddha-Obst«, wie es auch genannt wird, ideal. Und so einfach geht es: Drei Luo-Han-Guo-Kugeln gut waschen, aufbrechen und bis zu maximal einer Stunde in einem Liter Wasser köcheln lassen. Am Ende abseihen und den Sud als Süßungsmittel verwenden. Oder nur 30 Minuten köcheln lassen und als Tee servieren. Bei der Umrechnung von Zucker zu Luo-Han-Guo-Pulver teilen Sie die Menge des Zuckers einfach durch etwa 200. Beträgt in einem Dessertrezept die Zuckerangabe z. B. 100 Gramm, benötigen Sie nur 0,5 Gramm Pulver, je nach Konzentration des Pulvers. Das können Sie abschmecken. Die angebotenen Tabs bestehen aus gepresstem Pulver und können besser dosiert werden. Auch ein Liquid ist erhältlich. Anbieter hierfür finden Sie im Internet.

Die »süße Kugel« in der Forschung

Erst im 20. Jahrhundert erlangte die Luo-Han-Guo-Frucht auch außerhalb Chinas allmähliche Bekanntheit. In einem englischsprachigen, unveröffentlichten Manuskript aus dem Jahre 1938 von Professor George Weidman Groff und Hoh Hin Cheung wurde ihre Wirkung erwähnt: »Häufig als Hauptbestandteil in Kühlgetränken verwendet, das heißt, Getränken, um Fieber oder anderen gesundheitlichen Störungen entgegenzuwirken oder sich bei heißem Wetter Kühlung zu verschaffen.« Groff erwähnte darin, dass ihm bereits 1917, bei einem Besuch im US-Landwirtschaftsministerium, der Botaniker Frederick Coville Samen der Luo-Han-Guo-Frucht gezeigt hätte, die dieser in einer lokalen chinesischen Filiale in Washington D. C. gekauft hatte. Später, im Jahre 1941, fand er sie als Original mit botanischer Beschreibung in einem Store in San Francisco wieder. Das war der Beginn der Erforschung der »süßen Kugel«. G. W. Groff erhielt zusammen mit Walter Tennyson Swingle vom US-Landwirtschaftsministerium einen Forschungsauftrag von der »National Geographic Society«, die Pflanze näher zu untersuchen.

Hier in den Tropen wird die kugelige Frucht mitunter auch in Sommergetränke gemischt. Um einen Wärmestau zu unterbinden und den Durst zu löschen, kann das Luo-Han-Guo-Fruchtgetränk heiß oder kalt genossen werden. Da Luo Han Guo kalorienarm ist und einen niedrigen glykämischen Index (GI) aufweist, ist sie auch für Diabetiker interessant. Chinesen verwenden sie hauptsächlich, um eine schwache und trockene Lunge zu beruhigen, hartnäckigen Schleim zu lösen, Husten und Atemnot zu stoppen, Keuchhusten, Bronchitis, Halsschmerzen, Rachen- oder Mandelentzündung, Verstopfung oder Sonnenstich zu behandeln. Außerdem werden die Fruchtkugeln zu Tee gekocht oder in Eintöpfe und Reisbrei gegeben.

Die mehrjährige Mönch-Frucht enthält Proteine, Vitamin C und 26 Arten von anorganischen Elementen wie Eisen, Nickel, Selen, Zinn, Jod und andere. Sowohl die frischen als auch die getrockneten Früchte werden extrahiert und zu Pulver verarbeitet, das mehr als 80 Prozent natürlichen Süßstoff enthält.

Laut mehrerer Studien (an Ratten und Mäusen) könnte die geheimnisvolle Frucht auch eine Rolle in der Behandlung von Diabetes und diabetisch verwandten kardiovaskulären Schäden spielen. Außerdem scheint sie die Bauchspeicheldrüse schützen zu können. Weiter kamen die Forscher zu dem Schluss, dass der Extrakt dieser Frucht bei Allergien und Asthma beruhigend wirken kann. Eine japanische Laborstudie aus dem Jahr 2003 stellte im Mäuseversuch fest, dass die enthaltenen Mogroside eine »bemerkenswert hemmende Wirkung« auf Hautkrebs haben. Das brachte die Forscher auf die Überlegung, dass Zuckerkonsum mit einem erhöhten Krebsrisiko einhergehen könnte.

Alle Studien haben einen Nachteil: Sie sind keine Humanstudien. Also steht noch ein großes Fragezeichen hinter Luo Han Guo. Doch die Laborexperimente, die bis heute vorliegen, sind vielversprechend. Und eines steht auf alle Fälle fest: Die »Göttliche Mönch-Frucht« wird seit Jahrhunderten als »Medizin« in China verwendet. Die feinen Härchen auf der Frucht werden zum Heilen von Wunden benutzt und die pürierte Wurzel, um hartnäckige Schuppenflechten und Furunkeln zu entfernen, der Extrakt, um nicht nur Hirnödeme und Ödeme zu behandeln, sondern auch großflächige Verbrennungen sowie akutes Nierenversagen und das Glaukom (grüner Star). Daneben soll die Frucht das Immunsystem, den Verdauungstrakt, die Drüsen und die Atemwege unterstützen.

Die »Yongfu Pharmaceutical Factory« im chinesischen Guangxi ist die älteste Produktionsstätte. In der Regel werden dort getrocknete Früchte verkauft, um sie für die Behandlung in Kräutergebräuen gegen verschiedene Erkrankungen der Atemwege zu benutzen.

Um in hiesigen Breiten echte »Mönch-Frucht-Süße« zu erhalten, können Sie Anbieter im Internet finden. Lesen Sie aber aufmerksam das Etikett des Extrakts, der Tabs oder des Liquids. Denn sobald ein »Run« auf ein natürliches Produkt beginnt, sind ganz bestimmte Hersteller sehr erfindungsreich.

Von der amerikanischen Gesundheitsbehörde FDA wurde die kugelige Frucht als sicher eingestuft und als sogenanntes GRAS-Produkt (Generally Recognized As Safe) deklariert. Ein Verfahren zur Herstellung von Süßstoff aus der Frucht wurde bereits 1995 von Procter und Gamble patentiert. Wie in der Patentanmeldung beschrieben, ist die Frucht selbst zwar süß, enthalte aber zu viele zusätzliche Aromen, die Sie für einen breiten Einsatz als Süßstoff ungeeignet machen würde. Daraufhin entwickelte P & G ein Verfahren, um die unerwünschten Aromen zu beseitigen. Die Früchte werden in Öfen für eine längere Haltbarkeit langsam getrocknet, wodurch die unerwünschten Aromen der frischen Frucht entfernt werden. Doch dadurch hat sich auch ein bitterer Geschmack gebildet. Offensichtlich konnte sich das P-&-G-Produkt daher nicht überall durchsetzen. Denn im P-&-G-Verfahren wird die frische Frucht VOR der Reife gepflückt und reift erst während der Lagerung. Schale und Samen werden danach entfernt, und die zerdrückte Frucht wird zu konzentriertem Saft oder Püree verarbeitet, das für die Lebensmittelherstellung geeignet ist.

Ich habe die REIFE Frucht zusammen MIT den SAMEN und der zuvor gründlich abgewaschenen Schale gekocht. Das Ergebnis ist lecker und kann sehr gut eingesetzt werden.

Eine Wa(h)lnahrung, die es in sich hat: Krill

Krill bedeutet auf Norwegisch so etwas wie »Walnahrung«, denn die Wale versammeln sich meist dort, wo es Krillschwärme in Hülle und Fülle gibt. Aber nicht nur für Wale, auch für Pinguine, Robben, Eisfische, Tintenfische, Albatrosse und andere Vögel stellt Krill oft die Hauptnahrung dar. Antarktischer Krill enthält eine große Menge an Omega-3-Fettsäuren, daher ist er inzwischen nicht nur für die Lebensmittelindustrie, sondern auch für die Alternativmedizin, die Kosmetik- und Arzneimittelindustrie sowie für Fischfarmen als Futter interessant.

In den Siebzigerjahren wurde sogar einmal von einem deutschen Forschungsminister vorgeschlagen, Krill als Lösung des Welternährungsproblems zu nutzen. Diese Idee blieb der indischen Regierung nicht verborgen, und sie versuchte, das Problem der Unter- und Mangelernährung mithilfe der winzigen Krebstiere zu lösen. Doch die Verwertung von Krill stellte sich als höchst problematisch heraus, da der Kleinkrebs schnellstmöglich ausgenommen und umgehend schockgefroren werden muss, damit er nicht verdirbt.

Krill hat aber den Vorteil, dass er am Anfang der Nahrungskette steht, das heißt, dass die kleinen Krebstiere sich nur von Pflanzenplankton ernähren und daher nicht mit Schwermetallen und Pestiziden belastet sind wie so viele andere Meerestiere. Krill lässt sich nicht in Farmen züchten, sondern kann nur aus den Tiefen sehr sauberer Gewässer gefischt werden.

Was die garnelenartigen Leuchtkrebse für den Menschen so bedeutend macht, sind die wertvollen Omega-3-Fettsäuren, die unser Körper selbst nicht herstellen kann. Nur in fettem Fisch wie Lachs, Makrele oder Thunfisch finden sich vergleichbare Omega-3-Fettsäuren. Da diese Fettsäuren Entzündungsprozesse in unserem Körper positiv beeinflussen sowie für gute Cholesterinwerte, normalen Blutdruck und eine gesunde Blutgerinnung sorgen können, sind sie für unsere Gesundheit sehr wichtig. Kein Wunder also, dass das aus Krill gewonnene Öl sich einen ansehnlichen Platz unter den Superfoods erobert hat. Laut chemischer Analysen sind die in Krillöl enthaltenen Omega-3-Fettsäuren vom Menschen besonders gut verwertbar, da sie zum großen Teil an Phospholipide gebunden sind. Fischöl dagegen ist an sogenannte Triglyceride gebunden und deshalb vom Körper schwerer verwertbar. Durch seine reichlich in ihm enthaltenen Antioxidantien ist ein gutes Krillöl zudem lange haltbar.

»Kann dieses Öl die Lösung zur Bekämpfung des Omega-Fettsäuren-Ungleichgewichts und der damit einhergehenden gefährlichen Entzündungen sein?«, fragte ich Doktor K. S. während einer meiner Sitzungen. Und welches Krillöl sollte man am besten wählen? Denn mittlerweile gibt es eine Vielzahl von Krillölen auf dem Markt mit den unterschiedlichsten Inhaltsstoffen und Werbeversprechen.

Untersuchungen verschiedenster Krillöle ergaben nämlich, dass es sowohl Unterschiede in der Qualität als auch in der tatsächlichen Wirkung gibt. Es ist nicht immer drin, was versprochen wird.

Wie aber finden wir das wirkungsvollste Krillöl?

Laut Doktor K. S. sollte das gewählte Öl in jedem Fall eine besonders hohe Omega-3-Konzentration besitzen, und die Omega-3-Fettsäuren sollten in Phospholipid-Form zugeführt sein und nicht in Triglycerid-Form. Bei guten Produkten finden sich diese Angaben auf der Verpackung oder im Beipackzettel.

Die Phospholipid-Form hat den Vorteil, dass viel mehr Omega-3-Fettsäuren vom Körper absorbiert und nicht nutzlos wieder ausgeschieden werden. Die Zufuhr von Omega-3-Fettsäuren, gebunden an Triglyceride, führt nämlich dazu, dass nur ein geringer Teil der Omega-3-Fettsäuren auch wirklich aufgenommen wird. Stellen Sie sich zum Beispiel vor, Sie fahren zur Tankstelle und wollen 50 Liter Super tanken. Nun laufen aber nur zehn Prozent des Benzins in Ihren Tank, 90 Prozent fließen in den Abfluss. An der Kasse müssen Sie aber das ganze Benzin bezahlen. Das würden Sie sich nicht gefallen lassen, oder? So ähnlich spielt es sich in unserem Körper mit den Omega-3-Fettsäuren ab, wenn wir das »falsche« Öl verwenden. Phospholipide sorgen dafür, dass die gesundheitsfördernden Fettsäuren in alle wichtigen und lebensnotwendigen Teile unseres Körpers transportiert werden: Hierzu gehören unter anderem das Gehirn, das Herz und die Gelenke. Die Inhaltsstoffe von Krillöl unterstützen aber nicht nur Herz und Gefäße und helfen laut Studien, das Risiko von gefährlichen Krankheiten zu senken, wie etwa Gefäßverengungen, aus denen oftmals Herzinfarkte resultieren. Sondern sie mindern auch das Risiko, dass durch einen zu hohen Omega-6-Gehalt im Vergleich zum Omega-3-Gehalt Entzündungen im Gehirn entstehen können. Damit kann Krillöl uns dabei unterstützen, selbst im Alter eine gute Gehirnleistung zu bewahren. Krillöl ist sehr teuer. Denken Sie daher daran, dass Sie für Ihr Geld auch die beste Qualität bekommen.

Krillöl vermag nachweislich, Frauen beim sogenannten Prämenstruellen Syndrom (PMS) zu helfen, denn die Omega-3-Fettsäuren haben sowohl auf den Hormonhaushalt als auch auf Entzündungsvorgänge einen positiven Einfluss. In einer Studie nahmen 70 Frauen, aufgeteilt in zwei Gruppen, drei Monate lang täglich entweder ein Gramm Fischöl oder Krillöl zu sich. Zu festgelegten Zeitpunkten sollten die Frauen standardisierte Fragebögen ausfüllen, in denen ihre körperlichen und emotionalen Beschwerden erfasst wurden. In beiden Gruppen kam es zu einer deutlichen Verbesserung der Symptome. Der Rückgang der benötigten Schmerzmittel war in der Krillöl-Gruppe noch deutlicher.

Eine andere Studie untersuchte die Auswirkungen von Krillöl im Vergleich zu Fischöl auf Blutfettwerte. Sowohl Fisch- als auch Krillöl verbesserten die Blutfettwerte. Der Gesamt-Cholesterinwert verbesserte sich: Das »schlechte« LDL-Cholesterin und die Triglyceride wurden gesenkt, und das »gute« HDL-Cholesterin erhöhte sich. Obwohl in der gleichen Dosierung von drei Gramm täglich das Krillöl dem Fischöl nachweislich überlegen war, gilt dieser Effekt in der Fachwelt als umstritten. Und die Europäische Behörde für Lebensmittelsicherheit (EFSA) drückte es noch negativer aus: »Nach Prüfung einer gesundheitsbezogenen Werbeaussage kamen wir zu dem Schluss, dass keine Ursache-Wirkung-Beziehung vorliegt.« Aber diese Behörde findet ja auch, dass die gefährlichen Transfette nicht verboten gehören.

Ein Pflanzenpigment gegen Bauchfett: Chlorophyll

Von Freunden hörten wir eines Tages vom Plan, in Deutschland einen sogenannten »Veggie Day« einzuführen, und auch, welche kontroversen Debatten sich daraus entwickelten. Für uns in Malaysia erschien das ziemlich lächerlich und wäre fast so, als ob hier nun eine vegane Zwangsernährung verordnet werden würde. Außerdem wäre es fraglich, ob sich der Einzelne ohnehin an »so etwas« halten würde. Denn der Mensch lässt sich zu Recht seine Ernährung nicht per Gesetz vorschreiben. Den Ansatz fand ich jedoch nicht schlecht: Wäre er durch die Reduzierung der Gemüsepreise an diesem speziellen Tag, dem »Veggie Day«, vielleicht aufgepeppt worden.

»Grün essen. Grün trinken. Grün leben!«, sagte Doktor K. S. sehr oft zu uns, denn grüne Lebensmittel stecken voller Energie. Diese Energie wird auf den Inhaltsstoff Chlorophyll zurückgeführt, einem Pflanzenpigment, das zum Beispiel auch in Matcha-Tee reichlich enthalten ist. Chlorophyll besitzt neben vielen anderen gesundheitsfördernden Eigenschaften auch die Fähigkeit zu entgiften. Während Sonnenlicht auf die Pflanze trifft, wandelt sie Kohlendioxid und Wasser in Kohlenhydrate um, wodurch sie wachsen und gedeihen kann. Chlorophyll ist quasi grünes Sonnenlicht. Und da es beim Aufbau neuer Blutzellen hilft, wird Chlorophyll auch mitunter »grünes Blut« genannt. »Heute kennt kaum noch ein Arzt in der westlichen Welt die Vorzüge grüner Nahrung«, bedauert Doktor K. S. Magnesiummangel sei weit verbreitet, was nicht zuletzt an der zucker- und fettreichen Ernährung liege, die so gut wie kein Grünzeug enthalte. Ohne Magnesium beispielsweise würde uns das Nervensystem zu einem »Zappel-Hannes« machen. Für eine ordentlich funktionierende Muskeltätigkeit ist dieser Mineralstoff lebensnotwendig und für die Gesundheit des Gehirns unentbehrlich.

Grüne Lebensmittel enthalten bekanntermaßen viele wichtige Vitamine und gesunde Fettsäuren. Sie sind hervorragende Quellen äußerst wirksamer Phytonährstoffe. Wer also freiwillig einen grünen »Gemüse-Tag« einlegen will, kann nicht nur eine Menge für seine Gesundheit tun, sondern sogar Fett verlieren. Denn wussten Sie, dass in so mancher Gemüsesorte Phytonährstoffe stecken, die genau wie wir Bauchfett nicht mögen und es sogar massiv bekämpfen können?

Erinnern wir uns daran, was unsere Mütter schon immer gesagt haben: »Kind, iss Gemüse!« Ein guter Ratschlag, den wir auch heute noch befolgen sollten. Denn Brokkoli, Grünkohl, Weißkohl, Blumenkohl, Rosenkohl, Chinakohl, Rotkohl, Kohlrabi, Weiße Rüben und Steckrüben enthalten einzigartige Phytonährstoffe, die uns im Kampf gegen krankmachendes Bauchfett beistehen können.

Aber nur durch Verzehr von Obst und Gemüse können diese wertvollen Substanzen in unseren Körper gelangen. Die meisten Menschen essen aber häufig nicht genug davon. Wer also erfolgreich sein Bauchfett zum Schmelzen bringen will, sollte den mütterlichen Ratschlag beherzigen und möglichst oft grünes Gemüse, roh oder gekocht, auf den Tisch bringen.

Der Blinddarm des Gehirns

Doktor K. S. verschrieb mir »Melatonin« in einer Dosierung von drei Milligramm täglich, das ich seither einnehme. Ich soll die Tablette abends, eine halbe Stunde, bevor ich ins Bett gehe, unter die Zunge legen und dort langsam zergehen lassen; so würde der Botenstoff, der dann über die Schleimhaut in den Organismus gelangt, noch wirkungsvoller sein. Von Melatonin hatte ich schon vor über zehn Jahren gehört, denn mein Mann nahm es aufgrund seiner Vielfliegerei gegen Jetlag und manchmal auch gegen Schlaflosigkeit. Aber was dieses sogenannte Schlafhormon sonst noch leisten kann, verblüffte mich: Eine winzige Region in unserem Gehirn, nämlich die Zirbeldrüse, die Melatonin produziert, kann dafür sorgen, dass wir uns jünger fühlen, und vermag den Alterungsprozess zu verlangsamen. Bis vor wenigen Jahrzehnten wurde diese Hirnregion von Forschern und Ärzten noch als »unnütz« abgetan, ja, sogar als »Blinddarm des Gehirns« bezeichnet. Jüngst haben sich namhafte Wissenschaftler korrigiert, und die Zirbeldrüse ist zu einem bemerkenswert wichtigen Teil unseres Organismus avanciert. Die schlechte Nachricht: Schon während der Pubertät nimmt die Aktivität dieser Drüse ab. Die gute Nachricht: Wir können etwas dagegen tun. Neue Erkenntnisse der Altersforschung lassen aufhorchen. Die Wissenschaft hat nun völlig neue Zusammenhänge zwischen dem Altern und diversen Erkrankungen aufgespürt, die mit der Produktion von Melatonin zu tun haben. Melatonin gilt mittlerweile als starkes Antioxidans und findet sich in kleinen Mengen auch in Lebensmitteln wie Kirschen, Walnüssen, Trauben und Kakao. Melatonin-Hemmer sind dagegen Kaffee, Nikotin, Alkohol oder diverse Medikamente wie Betablocker.

Als körpereigenes Antioxidans ist Melatonin 50-mal effektiver als Vitamin C, hat keine Nebenwirkungen und verlangsamt die Zellalterung. Seine vielfältigen Aufgaben im menschlichen Körper sind dabei noch längst nicht alle erforscht.

Bereits im Mutterbauch wird das Ungeborene mit diesem Hormon versorgt, das dabei hilft, den Schlaf-wach-Rhythmus zu steuern. Und nach der Geburt erhält das Kleinkind über die Muttermilch diesen Botenstoff. Im weiteren Verlauf des Heranwachsens produziert die Zirbeldrüse das Hormon. Der höchste Melatonin-Pegel wird in der Kindheit erreicht, der jedoch während der Pubertät wieder abfällt. Einen kontinuierlichen Rückgang unseres Melatoninspiegels erleben wir während des Alterungsprozesses. Insbesondere zwischen dem 45. und 50. Lebensjahr fällt die Senkung gravierend aus, und ungefähr ab dem 60. Lebensjahr produziert die Zirbeldrüse nur noch halb so viel von diesem Botenstoff wie mit 20 Jahren. Der Alterungsprozess hat begonnen. Während also unser Körper altert, kommt auch die Zirbeldrüse in die Jahre und kann nicht mehr so viel Melatonin herstellen. Dadurch steigt auch die Anfälligkeit für allerlei Erkrankungen wie beispielsweise Herz-Kreislauf-Erkrankungen oder Krebs. Das rief Gerontologen auf den Plan. Sie vermuteten, all diese Erscheinungen könnten miteinander verknüpft sein und vielleicht eine gemeinsame Ursache haben, nämlich die Alterung oder Verkalkung der Zirbeldrüse, da ja offensichtlich die Unfähigkeit, Melatonin in ausreichenden Mengen auszuschütten, mit dem Alter ansteigt. Aber das Hormon spielt als Boten- und Regulationsstoff für viele ineinandergreifende Prozesse, die sich in unserem Organismus abspielen, eine äußerst wichtige Rolle. Es beeinflusst das Immunsystem, die Alterung, den Schlaf-wach-Rhythmus, unsere Stimmungsschwankungen, die Stresswahrnehmung, die Geschlechtsreifung sowie Potenz und Libido.

Viele Menschen kennen Melatonin »nur« als Schlafhormon, das den Tiefschlaf fördert. Das ist zunächst auch richtig, da es, wie bereits erwähnt, unseren Tag-Nacht-Rhythmus reguliert: Bei Dunkelheit sendet die Netzhaut unserer Augen ein Signal an das Gehirn, das sowohl die Produktion als auch die Ausschüttung in Gang setzt. Wir werden müde und fallen in einen geruhsamen Schlaf. Durch die Tageshelligkeit hört die Melatonin-Ausschüttung auf, Serotonin wird verstärkt produziert, wir wachen auf und sind für die alltäglichen Anforderungen bereit. Das ist auch der Grund, warum Kleinkinder bis zum dritten Lebensjahr viel schlafen: Sie haben eine erhöhte Melatonin-Ausschüttung.

Interessanterweise schlafen Schwangere besonders gut, was auf einen 300-fach erhöhten Melatoninspiegel zurückzuführen ist.

Melatonin in der Forschung

Walter Pierpaoli und William Regelson, zwei Melatonin-Experten und erfahrene Wissenschaftler auf dem Gebiet der Altersforschung, stießen bei ihrer Arbeit in den Vierzigerjahren auf das zuvor wenig bekannte Zirbeldrüsenhormon. In mehr als 30 Jahren haben sie die Wirkung von Melatonin auf den Organismus untersucht und über seinen Einfluss auf das endokrine Drüsensystem schon damals die erstaunlichsten Erkenntnisse gewonnen.

Mittlerweile vertreten viele Forscher die These, dass hormonabhängige Krebsarten, wie Brust- oder Prostatakrebs, durch eine Fehlfunktion der Zirbeldrüse zustande kommen. Sowohl Frauen als auch Männer, die an einem derartigen Tumor leiden, weisen einen gestörten Melatoninzyklus auf. Blinde Frauen, die aufgrund ihrer Blindheit einen höheren Melatoninspiegel aufweisen, erkranken sehr viel seltener an Brustkrebs.

In zahlreichen Studien konnten Pierpaoli und Regelson nachweisen, dass Melatonin die T-Helferzellen erneuert. Diese Zellen wirken aber nicht nur verjüngend, sondern erhöhen auch gleichzeitig ihre Aggressivität gegen Krebszellen. Noch bevor sie sich vermehren und zu einem Tumor gruppieren können, werden sie von T-Helferzellen aufgespürt und radikal vernichtet. Erstaunliche Ergebnisse, wenn man bedenkt, dass der Botenstoff in der klassischen Krebstherapie bisher trotz seiner nicht vorhandenen Nebenwirkungen keinen »echten« Platz eingenommen hat – hingegen Chemotherapie trotz zerstörerischer Kraft auch auf gesunde Zellen und nicht gerade bester Heilungsquoten nach wie vor als Standard gilt. Melatonin könnte sich sowohl in der Prävention von Krebs als auch in der Krebsbehandlung bewähren und zur Verbesserung der Lebensqualität sowie Linderung der Nebenwirkungen einer Chemotherapie beitragen.

Seit 1984 verschrieb Dr. Walter Pierpaoli seiner Exschwiegermutter Melatonin. Damals war die Dame bereits 74 Jahre alt und litt unter Parkinson. Zehn Jahre später war sie frei von Symptomen, strotzte vor Gesundheit und Agilität, selbst ihre Haut war beinahe faltenfrei.

ÜBRIGENS:

Sowohl mein Mann als auch ich haben persönlich sehr gute Erfahrungen mit Melatonin gemacht. Seither schlafen wir hervorragend, sind am Morgen tatsächlich ausgeruht und haben beste Laune. Wir persönlich glauben, dass der Nutzen von Melatonin bis zum Gegenbeweis unbestreitbar ist. Bei meinen Recherchen fand ich ein Melatoninprodukt, das aus einem natürlichen Wirkstoff hergestellt wird, nämlich aus Kakao. In den USA gilt Melatonin schon seit Langem als Wunderdroge. Das synthetisch hergestellte Produkt kann in den Vereinigten Staaten ohne Rezept gekauft werden. Ein ähnliches Präparat ist seit Kurzem auch in Europa bzw. Deutschland auf dem Markt, allerdings ist es verschreibungspflichtig und nur für Menschen, die unter Schlafproblemen leiden und über 55 Jahre alt sind, in Apotheken erhältlich.

Die Arterien-Schutzpolizei: Vitamin K

In meiner Pillenbox befand sich auch eine Dose mit Kapseln, die auf ihrem Etikett »Super K« stehen hatte. »Das ist gut für deine Knochen und gegen den tödlichen Plaque, also gegen die Kalkablagerungen in deinen Arterien«, sagte Doktor K. S. Diese Softgelpille »Super K with Advanced K2 Complex« nehme ich einmal täglich nach dem Frühstück ein.

Die Wissenschaft hat schon lange nachgewiesen, dass das fettlösliche Vitamin K für viele Funktionen in unserem Körper wichtig ist. Es ist unter anderem zur Erhaltung gesunder Knochen von großer Bedeutung und verhindert die Verkalkung unserer Arterien, da es die Blutgerinnung verbessert und Kalzium davon abhält, sich mit dem Blut an der Arterienwand abzulagern. Man könnte beinahe sagen, es wirke wie eine Art Arterien-Schutzpolizei. Vitamin K vermag Arteriosklerose zu verhindern, die sich über Jahre und Jahrzehnte entwickelt und sozusagen eine Degeneration des Arteriensystems ist, indem sich die Gefäße durch Kalkablagerungen verengen, ihre Elastizität verlieren und dadurch geschädigt werden. Die Folge: Es drohen Durchblutungsstörungen, Thrombose, Herzinfarkt oder Schlaganfall, besonders natürlich mit zunehmendem Alter. Bei Frauen kann ein niedriger Vitamin-K-Spiegel nach den Wechseljahren den Knochenverlust erhöhen, also die Knochendichte verringern. Heute weiß man in der Forschung, dass es zwei natürlich vorkommende Formen dieses Vitamins gibt: Vitamin K1 und K2.

Während Vitamin K1 überwiegend in grünem Blattgemüse wie in den Blättern der Roten Bete, Brokkoli, Weißkohl oder Spinat steckt, findet sich Vitamin K2 in tierischen Produkten wie Eidotter, Butter, Leber und Käse, aber auch im fermentierten Sojaprodukt Natto. Vitamin K2 wird auch von den Bakterien und Mikroorganismen in unserem Darm gebildet. Unser Körper kann Vitamin K2 leichter aufnehmen als Vitamin K1, ist jedoch vermutlich in der Lage, Vitamin K1 in K2 umzuwandeln.

Die 2004 gestartete »Rotterdam-Herz-Studie«, die über zehn Jahre lief und an der 4 800 Frauen und Männer im Alter ab 55 Jahren teilnahmen, konnte belegen, dass diejenigen Teilnehmer, die Vitamin-K2-reiche Nahrung zu sich nahmen, deutlich weniger Kalkablagerungen in den Arterien aufwiesen als jene, die Vitamin K1 zu sich nahmen. Gleichzeitig hatte die Vitamin-K2-Guppe ein 50 Prozent geringeres Risiko, an einer Herz-Kreislauf-Erkrankung zu sterben, als die K1-Gruppe.

Indem Vitamin K2 direkt von unseren Darmzellen aufgenommen werden kann, ist ein gesunder Darm besonders wichtig, denn er garantiert unsere Versorgung mit allen Nährstoffen und Spurenelementen, die wir zum Leben benötigen.

Durch eine schlechte Ernährung und das Ansteigen des Blutdrucks entstehen an den Innenwänden der Arterien mikroskopisch kleine Risse. Unser Körper versucht nun, diese Schäden zu beheben. Dazu benötigt er Vitalstoffe wie Vitamin C und E. Wenn diese Substanzen aber nicht in ausreichendem Maße vorhanden sind, der Körper sie also nicht nutzen kann, sucht er nach einer Notlösung, um die Risse zu beheben. Das macht er, indem er eine bestimmte Form von Cholesterin, nämlich das »böse« LDL-Cholesterin, Kalzium und andere Stoffe aus unserem Blut verwendet, um die Risse in den Gefäßen zu stopfen. An den reparierten Rissen entstehen Kalkablagerungen, sogenannte Plaques. Wenn sich diese Ablagerungen im Laufe der Zeit lösen, kann es zu einem tödlichen Herzinfarkt oder Schlaganfall kommen. Vitamin K2 kann diese Kalkablagerungen sogar rückgängig machen. Die meisten von uns haben aber einen viel zu niedrigen

Vitamin-K-Level im Blut, weil wir uns schlecht ernähren und oft auch nicht wissen, wie wir einem Vitamin-K-Mangel vorbeugen können. Hier ein paar Tipps, mit welchen Lebensmitteln Sie einen Vitamin-K-Mangel beheben können: Vorzügliche Lieferanten von Vitamin K sind grünes Blattgemüse, Petersilie, Schnittlauch, Butter, Eigelb, rohes Sauerkraut, Leber und verschiedene Käsesorten. Rote-Bete-Blätter enthalten 2000-mal mehr Vitamin K als die Knolle. Von allen Kohlarten liefert Grünkohl das meiste Vitamin K, aber auch Blumenkohl, Rosenkohl, Brokkoli und Weißkohl enthalten es. In Sauerkraut steckt sogar Vitamin K2. Avocado enthält nicht nur eine Menge Vitamin K, sondern versorgt zusätzlich mit wertvollen Fetten, die für die Aufnahme (Resorption) fettlöslicher Vitamine nötig sind.

Die Wahrheit über Eier und Cholesterin

Vielleicht sind viele von uns noch immer der Meinung, ein ganzes Ei ließe den Cholesterinspiegel drastisch ansteigen. Wurde uns nicht jahrelang erklärt, Eier zu essen, erhöhe die Cholesterinwerte? »Aber das ist falsch!«, erklärte mir Doktor K. S. und hatte auch gleich die passende Story parat. Er erzählte mir von seinem Freund, der ihm ein kräftiges Frühstück zubereiten wollte und gerade dabei war, ein halbes Dutzend Eier aufzuschlagen. Das Eigelb warf er weg. »Oh mein Gott«, echauffierte sich Doktor K. S. noch immer. »Wieso schmeißt du das gesunde Eigelb weg?«, fragte er seinen Freund. »Ich dachte, das Eigelb kommt für dich sowieso nicht infrage – da stecken doch das ganz, ganz böse Cholesterin und viel Fett drin.«

Die wertvollen Nährstoffe, die in Eiern stecken, hatte er damit weggeschmissen. »Siehst du, Katharina, das ist der Preis für die üblen Fehlinformationen, die sich oft jahrzehntelang halten und die die Menschen völlig verunsichern«, klagte Doktor K. S. »Das Eigelb ist in Wahrheit der gesündeste Teil, und das Eiweiß enthält im Vergleich zum Eigelb fast keine Nährstoffe. Werfen wir das Eigelb weg und essen nur das Eiweiß, wird der am meisten antioxidativ wirkende und nährstoffreichste Teil in den Abfluss gegossen.« *Na bravo!*

Ein Eigelb enthält mehr als 90 Prozent Kalzium, die fettlöslichen Vitamine A, D, E sowie die Vitamine B_1, B_5, B_6 und B_{12}, Eisen, Zink, Phosphor, Folsäure, Lutein (doppelter Schutz für die Augen), essenzielle Fettsäuren, Spuren von Mineralien und andere sehr wertvolle Nährstoffe, die man gar nicht alle aufzählen kann.

Es kommt aber noch schlimmer: Das Protein im Eiweiß ist ohne (!) das Eigelb lange nicht so wertvoll, weil es ohne Eigelb die Aminosäure nicht ausbalancieren kann.

Wenn wir Lebensmittel zu uns nehmen, die viel Cholesterin enthalten wie zum Beispiel Eier, ist unser Körper in der Regel in der Lage, ein Übermaß auszugleichen. Wenn wir aber nicht genügend Cholesterin essen, produziert unser Körper mehr eigenes Cholesterin, da es eine ganze Reihe von Funktionen in unserem Organismus innehat. Mittlerweile gibt es etliche Studien, die sogar darauf hinweisen, dass ganze Eier das »gute« HDL-Cholesterin nicht mehr anheben als das »schlechte« LDL-Cholesterin. Mit anderen Worten, das Gesamtverhältnis von Cholesterin in unserem Blut wird verbessert, wenn wir das komplette Ei essen. Außerdem sind hohe Cholesterinwerte keine Krankheit. Osteoporose oder Herzinfarkt dagegen sind Erkrankungen!

Eigelb liefert neben dem bereits erwähnten Antioxidans Lutein auch noch weitere Antioxidantien, die entzündlichen Veränderungen in unserem Körper vorbeugen. Genau diese Entzündungen sind aber die wahren Ursachen für Herzerkrankungen. Aber keinesfalls das Nahrungscholesterin, das sogar die körpereigene Cholesterinproduktion reduziert.

In einer Studie der Universität in Connecticut, die mit zwei Gruppen durchgeführt worden war, aßen die männlichen Probanden täglich drei Eier über zwölf Wochen lang. Die erste Gruppe aß das ganze Ei und die zweite Gruppe nur das Eiweiß. Bei der »Nur Eiweiß«-Gruppe veränderte sich das »gute« HDL-Cholesterin nicht. Hingegen verbesserte sich das HDL-Cholesterin der zweiten Gruppe trotz reduzierter, aber fettreicher Ernährung um 20 Prozent, und das »schlechte« LDL-Cholesterin blieb gleich. Daraus kann geschlossen werden, dass ganze Eier keine ungesunde Ernährung darstellen und sogar viel gesünder sind als ausschließlich Ei-Eiweiß. Außerdem bewirkt das nährstoffreichere und kalorienhaltigere Eigelb einen hohen Sättigungseffekt, wodurch unser Appetit gezügelt wird. Weiter helfen die in Eigelb enthaltenen, gesunden Fette, den Spiegel der »fettverbrennenden« Hormone aufrechtzuerhalten. Das bedeutet, die Inhaltsstoffe von Eigelb unterstützen sogar den Organismus, Körperfett zu verbrennen. Dabei gilt es aber zu bedenken, dass Eier aus Legebatterien, die man in einem gewöhnlichen Supermarkt bekommt, mit dem Nährstoffgehalt von Eiern aus einem Biobauernhof kaum zu vergleichen sind. Freilaufende Hühner haben eine viel bessere Möglichkeit, sich natürlich zu ernähren, und daher liefern diese Eier mehr Vitamine und Mineralien, zusätzlich fällt das Omega-3- zu Omega-6-Fettsäuren-Verhältnis wesentlich besser aus.

In einer weiteren Studie aß über eine gewisse Zeit hinweg die eine Gruppe Rührei und die andere Gruppe Brötchen oder Cerealien zum Frühstück. Die Rührei-Gruppe hatte Gewicht verloren oder ihr Gewicht beibehalten, und die Brötchen-Cerealien-Gruppe hatte Gewicht zugelegt. Man geht davon aus, dass die Rührei-Gruppe während des gesamten Tages weniger Appetit hatte und somit weniger Kalorien zu sich nahm. Die Brötchen-Cerealien-Gruppe war anfälliger für »Heißhungerattacken« und hatte einen unkontrollierten Blutzuckeranstieg. Sollte Ihnen in Zukunft also irgendjemand mal wieder sagen, nur das Eiweiß aus einem Ei sei wertvoll, wissen Sie es jetzt besser.

100 Jahre alt werden: mit Glutathion?

»Hier«, sagte Doktor K. S. eines Tages zu mir. »Das ist ein Helfer, der beispielsweise auch den Alterungsprozess hinauszögern kann.« Er zeigte auf eine Kapsel, die sich in der großen Box befand, die meine gesamte Tagesration diverser gesundheitsfördernder Mittelchen darstellt. Ich solle sie täglich vor dem Frühstück einnehmen: »Glutathione, Cysteine & C« von Life Extension. »In aktuellen Statistiken wurde festgestellt, dass die Gruppe der Hundertjährigen die am schnellsten wachsende Altersgruppe ist«, erzählte er weiter. Da drängte sich mir die Frage nach dem Wieso und Warum auf. Was verbirgt sich hinter dem Geheimnis eines langen und gesunden Lebens? Die Antwort liegt möglicherweise in einem kleinen, aber extrem potenten Aminosäuremolekül, das sich in jeder Zelle unseres Körpers befindet: Glutathion. Diese Erkenntnis ist aber nicht mehr ganz neu. Bereits 1921 hatte der englische Biochemiker und Nobelpreisträger Frederick Gowland Hopkins entdeckt, dass Glutathion eine wichtige Rolle bei der Prävention von Krankheiten und dem Erhalt der Gesundheit spielt. Glutathion ist ein sehr wirksames Antioxidans und hat eine Art Regelfunktion bei diversen enzymatischen Vorgängen in unserem Körper, insbesondere auch bei Reaktionen, die für die Krebsvorsorge von Bedeutung sind: Es führt zum Abbau von bereits vorhandenen, also präformierten beziehungsweise »vorgeformten« Krebszellen. Sein therapeutischer Nutzen wurde in einer im April 2013 durchgeführten sechsmonatigen Studie des »Penn State College of Medicine« eindeutig nachgewiesen. Inwieweit Glutathion eine entscheidende Schlüsselsubstanz beim Absterben von Krebszellen im Frühstadium darstellt, ist derzeit Gegenstand von Untersuchungen.

Doktor K. S. sagt: »Wenn bei einem erkrankten Menschen der Glutathion-Spiegel zu niedrig ist, behandle ich unter anderem auch mit einer erhöhten Dosis reduziertem Glutathion, um ihn wieder zu erhöhen. Als ernährungsmedizinische Maßnahme ist eine umfassende Nahrung mit antioxidativen Mikronährstoffen zu empfehlen, also viel Grünes essen. Ähnliches gilt auch für eine größere Menge an Vitamin C. Aber die wenigsten tun das.«

Bei Glutathion handelt es sich um einen körpereigenen Stoff, der viele lebenswichtige Aufgaben zu erfüllen hat, wie zum Beispiel die Abwehrkräfte zu unterstützen, Entzündungen zu bekämpfen und die lebensnotwendige Eiweißproduktion anzukurbeln. Glutathion kann in seiner aktiven Form, hier spricht man von »reduziertem Glutathion«, freie Radikale neutralisieren. In der Regel kann unser Körper diesen Stoff, wenn er oxidiert, also aufgebraucht ist, wieder regenerieren und in seine aktive Form zurückführen. Wenn wir jedoch zu vielen freien Radikalen ausgesetzt sind, etwa im Falle von Strahlen- oder Chemotherapie, wird das körpereigene Glutathion aufgebraucht. Unser Reparatursystem schafft dann die Rückführung des oxidierten Glutathion nicht mehr. Die Folgen: Erschöpfungszustände und Müdigkeit, die gerade auch nach erfolgreichen Chemo- oder Strahlentherapien bei Brustkrebs den Betroffenen lange Zeit Probleme machen. Eine Strahlen- und Chemotherapie ist häufig mit der sogenannten Knochenmarkhemmung verbunden. Diese kann durch Glutathion reduziert werden. Eine Knochenmarkhemmung liegt vor, wenn das Knochenmark zu wenige rote und weiße Blutkörperchen produziert. Dieser Mangel, auch Anämie genannt, bewirkt, dass der Patient in seiner Leistungsfähigkeit eingeschränkt ist und schneller ermüdet. Und fehlen Blutplättchen, ist auch die Blutungsneigung erhöht. Zudem ist das Immunsystem geschwächt, sodass es zu schweren Infektionen kommen kann. Hier kann Glutathion helfen, denn es stellt sozusagen einen der Schlüsselstoffe in unserem Immunsystem dar. Nicht nur an sämtlichen Entgiftungs- und Ausleitungsvorgängen schädlicher Stoffe, etwa von Schwermetallen, ist Glutathion beteiligt, sondern auch an allen körpereigenen Schutz- und Heilmaßnahmen. Steht unserem Körper zu wenig verwertbares Glutathion zur Verfügung, ist chronischen Erkrankungen, darunter fallen auch Morbus Crohn, Rheuma, Diabetes, Krebs, Demenz oder Pilzerkrankungen und Infektionskrankheiten, Tür und Tor geöffnet. Glutathion vermag DNA-Reparaturprozesse einzuleiten und freie Radikale auszuschalten. Damit gehört es zu den wirksamsten Anti-Aging-Substanzen, die den menschlichen Körper vor vorzeitiger Alterung bewahren. Es fördert die Produktion eines Endorphins, das schmerzstillend, stimmungsaufhellend und antidepressiv wirkt. Ein mit Glutathion gut versorgtes Lebergewebe gibt diesen Stoff auch an das Gehirn weiter.

Der Glutathionspiegel von 41 Hundertjährigen im Alter zwischen 100 und 106 Jahren wurde mit dem von Personen im Alter zwischen 60 und 79 Jahren verglichen. Dabei stellten die Wissenschaftler fest, dass der Glutathionspiegel bei der Gruppe der über Hundertjährigen deutlich höher lag als der der jüngeren Vergleichsgruppe. Ein hoher Glutathionspiegel steht also mit einer höheren Lebenserwartung in ursächlichem Zusammenhang. In einer Folge-Studie wurde der Glutathionspiegel von 87 Frauen im Alter zwischen 60 und 103 Jahren gemessen, die sich alle noch in einem hervorragend physischen und mentalen Zustand befanden. Auch hier fanden die Forscher heraus, dass alle Frauen einen sehr hohen Glutathionspiegel aufwiesen. Diese Gruppe von Frauen wurde für weitere fünf Jahre beobachtet. Am Ende kamen die Wissenschaftler zu dem Schluss, dass der hohe Glutathionspiegel charakteristisch für Frauen mit hoher Lebenserwartung ist.

Doktor K. S. merkte in einem unserer Gespräche noch an: »Mit einem Glutathionpräparat kann ein Glutathionmangel ausgeglichen werden. Um diesen Spiegel aber wirkungsvoll, also tatsächlich zu erhöhen, muss das reduzierte Glutathion ›bioverfügbar‹ sein. Wenn ich einem Patienten reines reduziertes Glutathion zum Einnehmen gebe oder es ihm intravenös verabreiche, wäre es nicht mehr aktiv, weil es dann sehr schnell mit anderen Substanzen im Körper reagieren würde. Es hätte also praktisch keine positive Wirkung mehr. Darum haben Therapien mit ›normalem‹ reduziertem Glutathion keinen lang anhaltenden Effekt. Reduziertes Glutathion muss auf seinem Weg in die Zellen vor der Oxidation geschützt werden. Erst dort darf es in seine bioverfügbare Form übergehen und kann dann die gewünschte Wirkung entfalten.«

Was uns krank macht

Während eines weiteren Termins bei Doktor K. S. überfiel er mich gleich mit mehreren Fragen: »Wunderst du dich nicht darüber, dass es Menschen gibt, die viel und fettreich essen, sogar Fetttriefendes und in Schweine- oder Butterschmalz Gebrutzeltes, aber trotzdem schlank und rank daherkommen? Oder über Menschen, die wenig essen, vielleicht sogar ausschließlich Low-, Light- oder Diätprodukte und Salatdressings ohne Öl verzehren, oder höchstens mal schnell einen kleinen Snack futtern und etwas Limonade gegen den Durst trinken, aber dennoch dick sind?«

»Ja«, war meine kurze Antwort. Damit stellt sich mir die berechtigte Frage: Ist fettreiches Essen wirklich der Hauptverursacher für Übergewicht und Fettleibigkeit?

Über Low- und Light-Produkte, Fett und Co.

Eine in diesem Jahr (2014) erschienene Studie der Oxford-Universität, die in der britischen Medizin-Fachzeitschrift »The Lancet« veröffentlicht wurde, ist besorgniserregend. Demnach ist fast ein Drittel (!)

der Weltbevölkerung übergewichtig oder fettleibig. Mit anderen Worten sind 2,1 Milliarden Menschen zu dick: In Deutschland sind, wie bereits erwähnt, 64 Prozent der Männer und 49 Prozent der Frauen davon betroffen. Für ihre Studie werteten die Forscher Daten aus 188 Ländern aus und verglichen sie mit Erhebungen aus dem Jahr 1980. Damals waren 857 Millionen Menschen weltweit zu dick. Mehr als beunruhigt sind die Forscher über den Anteil der Kinder und Jugendlichen, denn jedes fünfte Kind in Deutschland ist heute übergewichtig oder fettleibig.

»50 Jahre lang hat Amerika das Kokosfett verunglimpft, und seit 50 Jahren sind gerade in den USA nicht nur Übergewicht, sondern auch Herz-Kreislauf-Erkrankungen auf dem Vormarsch«, sagte Doktor K. S., als wir auf Kokosnussöl zu sprechen kamen.

»Hat sich die Kokosnuss dafür gerächt?«, entgegnete ich spontan. Hier in Südostasien braten die Menschen täglich ihre Mahlzeiten, meistens in Öl im Wok. Es wird massenhaft ausgelassene Butter verwendet, die hier als »Ghee« bekannt und sehr beliebt ist. Und die weltberühmte »Mittelmeer-Diät«, bei der das Gemüse mit Olivenöl zubereitet wird und als Beilage fettes Lammfleisch gereicht wird, verzeichnet laut internationaler Studien eine der höchsten Lebenserwartungen. Jeden Tag verzehren die Einheimischen in Südostasien auf den abgelegenen Inseln und Archipelen seit Generationen Kokosnussöl. Trotzdem litt kaum jemand an Fettleibigkeit. »Propagiert wurde monoton die Vermeidung von Speisefetten. Wer hier eine andere Meinung äußert, legt sich mit keinem Geringeren als der Deutschen Gesellschaft für Ernährung (DGE) an. Der Fehler, der gemacht wurde und der sich bei uns allen über die Jahrzehnte tief verinnerlichte, ist die undifferenzierte Behauptung, Fett mache fett und sein Konsum sei ungesund«, schrieb mir die diplomierte Agraringenieurin Stefanie Goldscheider von Biothemen.de in einer E-Mail. Dabei ist Fett viel besser als sein Ruf. Richtig ist nämlich: Wir brauchen Fett, weil es lebensnotwendig ist! Ohne Fett könnte unser Körper wichtige Vitamine beispielsweise gar nicht aufnehmen. Ohne verschiedene Fette könnten unsere Zellen gar nicht arbeiten. Allerdings kommt es darauf an, welche Fette (!) der Mensch zu sich nimmt. Dabei gilt zunächst einmal folgende Regel: Je weicher ein Fett ist, also flüssig, desto mehr ungesättigte Fettsäuren enthält es. Ungesättigte Fette sind für unseren Organismus sehr viel besser verträglich als gesättigte Fette. Leider kann aber unser Körper ungesättigte Fette nicht selbst herstellen, doch er findet sie in pflanzlichem Fett.

Die weit verbreitete Annahme, alle pflanzlichen Fette seien gut und alle tierischen Fette dagegen schlecht, lässt sich wissenschaftlich nicht halten. Der menschliche Körper braucht nämlich beides. Das heißt, Tier- und Pflanzenfett in Kombination sind also für unseren Organismus lebensnotwendig: Ein bis zwei Esslöffel pflanzliches Fett (ungesättigt) und etwas Butter dazu (gesättigt) wären beispielsweise so eine gute Kombination. So weit, so gut.

Fleisch und Butter enthalten gesättigte Fette, aber auch viel Cholesterin. Ein gesunder Körper kann das normalerweise wunderbar ausbalancieren. Durch ein Zuviel an gesättigten Fetten, die sich in vielen unserer modernen Nahrungsmittel in großer Menge befinden, kann letztlich der Cholesterinspiegel aus der Balance geraten. Und genau das stellt ein hohes Herzinfarkt- und Schlaganfallrisiko dar. In einem gesunden Körper sollte der HDL-Cholesterinwert höher als der LDL-Cholesterinwert liegen. Warum? Ganz einfach: Das »böse« LDL ist sozusagen ein Lieferant, der das Cholesterin in die Zellen bringt, damit sie gut arbeiten können. Das »gute« HDL ist bildlich gesprochen als Putzkolonne unterwegs, um das überschüssige Fett im Blut einzusammeln. Liefert der Lieferant zu viel LDL, quillt das Lager über, und es entsteht ein Zuviel an gesättigten Fettsäuren in unserem Blut. Die Putzkolonne kommt mit der Beseitigung der überschüssigen Fette nicht mehr nach, das Cholesterin legt sich an den Wänden der Blutgefäße ab, die Fettansammlung wächst und wächst, der Blutfluss wird verstopft, und wenn zu allem Übel eine dieser Stellen auch noch nahe am Herzen liegt, drohen Herzinfarkt oder Schlaganfall. Solche Probleme können aber auch durch eine cholesterinsenkende Margarine entstehen. Dieser Margarine werden nämlich hohe Mengen an Pflanzensterinen beigemischt, die eine fettähnliche Substanz enthalten. Diese Sterine, auch Sterole genannt, stellen eine Art pflanzliches Cholesterin dar und sind in Obst und Gemüse enthalten. Lebensmittel mit einem hohen Gehalt an Pflanzensterinen sind beispielsweise Pflanzenöle aus Sonnenblumensamen, Sojabohnen, Weizenkeimen und Nüssen. In der Regel reichen pro Tag zwei Gramm Sterine aus, um einen erhöhten Cholesterinspiegel zu senken. Das Bundesinstitut für Risikobewertung in Berlin fand aber in Studien heraus, dass cholesterinsenkende Margarine eine extrem hohe Konzentration an Pflanzensterinen enthält, die mit einer natürlichen Ernährung nichts mehr zu tun haben und daher sogar gesundheitsgefährdend sein können. Diese »Überdosierung« erhöht das Risiko für Herzinfarkt und Schlaganfall um ein Vielfaches. Davon betroffen sind auch alle Low-, Light-, Bio-, Cell- und Aktiv-Produkte, die als »cholesterinsenkend« deklariert werden.

»Aber weshalb verschwand nun das gesunde Kokosfett?«, wollte ich von Doktor K. S. endlich wissen. Ursachenforscher sehen die Schuld dafür bei der starken Landwirtschaftslobby in den USA: Sie hatte ein großes Interesse daran, ihre eigenen Produkte zu verkaufen. Das bis dahin beliebte Kokosfett, mit dem auch meine Mutter noch gekocht und gebacken hatte, verschwand peu à peu in der Versenkung. Dafür wurde die industriell gefertigte Margarine weltweit als »Lösung« präsentiert, und später überschwemmten »low fat«- und

»light«-Produkte den Markt. »Big's«, »Mc's« und »Burger« erlangten rund um den Globus Berühmtheit. Auf der Strecke blieben überall einheimische Produkte aus ärmeren Ländern. Die Ölindustrie raffinierte das Öl, und ein gesundes Lebensmittel verschwand.

»Fakt ist jedenfalls«, meinte Doktor K. S. am Ende, »dass der Fettanteil in unseren Nahrungsmitteln durch Low- und Light-Produkte seit 30 Jahren sinkt, aber die Menschen trotzdem immer dicker werden.« Und Fertiggerichte aller Art, Süßes, Backwaren und alles Frittierte, haben mit der natürlichen Nahrung, bei der schonend gepresstes, natürliches Pflanzen- oder auch tierisches Öl verwendet wird, nur noch wenig bis gar nichts mehr zu tun. Was aber noch schlimmer sei, erklärte mir unser »Doc«, dass die gefährlichen Transfette nicht nur durch die industrielle Fetthärtung entstehen würden, sondern auch beim Erhitzen dieser Öle am eigenen Herd, und dass diese Übeltäter die Menschen dick und krank machten.

»Heizen die künstlich hergestellten Fette, die durch Fettersatzstoffe jedem vorgaukeln, im Geschmack wie auch in der Konsistenz, echtes Fett zu sein, vielleicht auch den Appetit an, so wie es auch Zucker tut, der durch künstliche Süßstoffe ersetzt wird?«, fragte ich Doktor K. S. »Das könnte gut möglich sein. Tatsache ist doch: Kalorienarme, zuckerfreie, fettreduzierte Light-, Low- und Diät-Produkte führen jedenfalls nicht zu einer Gewichtsreduzierung. Und cholesterinsenkende Kunstprodukte nicht zu einem gesunden Cholesterinlevel. Krankheiten wie Fettleibigkeit, Diabetes, Herzinfarkt, Schlaganfall, Krebs und Arteriosklerose nehmen immer weiter zu. Wir steuern auf eine Katastrophe zu, wenn die Menschen nicht bald die Wahrheit über all das erfahren und ernährungstechnisch nicht endlich umdenken!« Für die Nerven, unser Gehirn, für alle Membranen in unserem Körper und den gesamten Hormonhaushalt sind natürliche Fette unverzichtbar. Wer mit Kokosnussöl kocht oder täglich einen Esslöffel davon zu sich nimmt, hat schon mal den richtigen Weg eingeschlagen. In jedem Fall werden Ihre Steaks, Hähnchen, Kuchen, Gemüse und vieles mehr ein neues oder altbekanntes Geschmackserlebnis auslösen. Selbst Pommes, Kartoffelchips, Backwaren oder andere Leckereien, können wir ohne größere Reue genießen, wenn sie in diesem gesunden Öl gebacken oder frittiert werden.

ÜBRIGENS:

Bedenken hin oder her: Der Mensch braucht Fett! Täglich müssen in unserem Körper etwa 50 Millionen Zellen erneuert und repariert werden. Dazu benötigen wir pro Kilogramm Körpergewicht ungefähr ein Gramm Fett. Wer beispielsweise 60 Kilogramm wiegt, sollte etwa 60 Gramm Fett zu sich nehmen. Eine gute Kombination wären Butter oder Ghee (tierisches Fett) und Kokosnussöl (pflanzliches Fett). Aber auch andere kaltgepresste Pflanzenöle eignen sich, vorausgesetzt sie werden nicht erhitzt. Zur Verwertung der Kohlenhydrate brauchen wir das tierische Fett (Butter). Dadurch wird sichergestellt, dass Kohlenhydrate langsam in Energie umgewandelt werden. Unser Frühstück darf durchaus reich an Kohlenhydraten sein. Es stellt die kräftigste Mahlzeit des Tages dar: Brot, Brötchen, Süßes. Idealerweise aber keine Eier und keine Wurst. Zu Mittag können wir fast alles essen. Am Abend sollten wir viel Protein (Eiweiß) zu uns nehmen: Fisch, Fleisch und Gemüse. Wurst und Käse sind ebenfalls erlaubt. Aber achten Sie beim Käse darauf, dass er nicht zu fett ist, und vor allem, dass Sie nicht zu viel davon essen. Die Regel, »nach 17 Uhr keine Kohlenhydrate mehr zu essen«, schließt Obst und Obstsäfte sowie rohes (!) Gemüse mit ein.

Kalorienzähler aufgepasst!

Wir glauben immer, wenn unsere Nahrung nur wenig Kalorien enthielte, würden wir abnehmen – und umgekehrt. Das ist so nicht ganz richtig. Es stimmt zwar, dass das Verhältnis zwischen der Gesamtzufuhr von Kalorien und dem Kalorienverbrauch ein wichtiger Punkt beim Abnehmen darstellt, aber es spielen noch viele weitere Faktoren eine Rolle; zumal kaum jemand Kalorien richtig zu zählen vermag. Zwischen 75 und 90 Prozent der Menschen geben die Anzahl der aufgenommenen Kalorien zu niedrig an, das stellten jedenfalls diverse Studien fest. Eine normale Kalorienzählen-Diät bringt also nicht viel – ganz im Gegenteil: Haben Sie gewusst, dass eines der wichtigsten Hormone, das für eine gute »Fettverbrennung« sorgt, sich bei einer Diät sogar vermindert? Forscher am Helmholtz-Zentrum in München haben herausgefunden, dass zwei Hormone den Fettstoffwechsel anregen und unser Körpergewicht regulieren. Sie könnten in Zukunft dafür sorgen, der Fettleibigkeit sprichwörtlich auf den Pelz zu rücken und ihr damit den Kampf anzusagen. Einer der beiden Botenstoffe heißt Glukagon, er ist sozusagen der Antagonist, also der Gegenspieler, des Insulins. Glukagon sorgt bei Unterzuckerung für einen Anstieg des Blutzuckerspiegels und aktiviert ein Enzym, das dabei hilft, Fett in Energie umzuwandeln. Das andere Hormon nennt sich FGF21. Es wird in der Leber hergestellt und kurbelt ebenfalls den Fettstoffwechsel an. Im Mäuseversuch haben Forscher die Langzeitwirkung untersucht. Durch eine Glukagon-Zugabe haben die Mäuse weniger Nahrung aufgenommen, gleichzeitig erhöhte sich die »Fettverbrennung«, aber der Cholesterinspiegel senkte sich, und das Hormon FGF21 wurde deutlich vermehrt ausgeschüttet. Auch beim Menschen haben die Forscher diesen Effekt nachweisen können. Glukagon bringt Fettpölsterchen eindrucksvoll zum Schmelzen. Bereits nach sieben Diättagen hat sich das Hormon Glukagon um bis zu 50 Prozent reduziert. Mit anderen Worten, je länger wir eine »herkömmliche« Diät machen, umso schlechter wird eigentlich unser Zustand. Das ist der Grund, warum Menschen, die ständig Diäten ausprobieren, einen Dauerkampf gegen ihr Gewicht führen müssen.

Wenn wir die falschen Nahrungsmittel zu uns nehmen, kann das sogar das Hormongleichgewicht in unserem Körper durcheinanderbringen und dazu führen, dass wir zu viel essen. Unser Stoffwechsel verlangsamt sich, und es treten noch weitere Probleme auf, die eine effektive Gewichtsreduzierung verhindern. Wenn wir möchten, dass sich unser Körper in eine »Fettverbrennungsmaschine« verwandelt, also der Fettstoffwechsel effektiv angekurbelt wird, sollten wir gesunde Lebensmittel zu uns nehmen. Leider lockt uns die sogenannte Lebensmittel-Pyramide auf eine falsche Fährte, und die Hersteller von diversen Lebensmitteln sorgen mit irreführenden und beinahe betrügerischen Behauptungen auf ihren Produktetiketten dafür, dass wir bei unseren Bemühungen, Fett zu verlieren, auf einen falschen Weg geraten. Denn viele Produkte, die uns als »gesund« oder »speziell zum Abnehmen« und dergleichen angepriesen werden, produzieren sogar noch mehr Körperfett: Apfel- und Orangensäfte, Sojamilch, entrahmte Milch, Energie-Drinks wie »Gatorade« oder andere industriell hergestellte Sport-Drinks, Protein-Riegel, Diät-Eiscreme oder Diät-Desserts, fettarme Lebensmittel, sogenannte »Low-Carb-Nahrung« (die auf konsequentem Verzicht von Kohlenhydraten basiert), Soja-, Mais- und Rapsöl (bitte möglichst nie wieder verwenden!), Vollkornbrot, -cerealien und -cracker, Burger aller Art wie auch Tofu- oder Gemüse-Burger, Margarine, Reiswaffeln oder Nudeln. All diese Lebensmittel lösen Heißhunger aus und sabotieren unsere ständigen Versuche, Fett zu verlieren. Noch schlimmer: Sie bringen in letzter Konsequenz sogar unsere Hormone aus dem Gleichgewicht.

Vorsicht vor schädlichen Fetten!

Nach wie vor wird die Debatte darüber geführt, welche Öle zum Kochen gesund sind und welche nicht. 2001 kam ein Öl auf den Markt, das sich Canolaöl oder auch Rapsöl nannte, und von dem behauptet wurde, es sei das gesündeste Öl überhaupt. Aber Vorsicht! Ganz das Gegenteil ist der Fall. Sie werden nun die schockierenden Fakten über seine wahren Effekte auf die menschliche Gesundheit erfahren, die bereits 1995 im »Wall Street Journal« veröffentlicht wurden.

Rapsölsamen werden schon lange für industrielle Zwecke genutzt und sind für Mensch und Tier giftig. Sie werden beispielsweise zur Herstellung von Leuchtmitteln für Farbseiten von Hochglanzmagazinen, Lösungsmitteln, Kraftstoffen (Bio-Diesel), als Basis für künstlichen Gummi, Tenside und Schmiermittel verwendet.

Rapsöl ist ein Öl für industrielle Zwecke und kein Nahrungsmittel! Es kann sogenannte Emphyseme, das sind abnorme Überblähungen in Organen mit Hohlräumen, wie etwa der Lunge, verursachen. Die Folge davon bei Mensch und Tier: Atemnot, Erblindung, Blutarmut und Reizbarkeit.

Von ganz besonderem Interesse sollte für jeden von uns aber folgende Tatsache sein: »Scrapie«, besser bekannt als Traberkrankheit, zu der auch die bei Menschen auftretende Creutzfeldt-Jakob- und die BSE-Erkrankung bei Rindern gehören, ist bei Schafen verschwunden, seit Rapssamen aus dem Tierfutter entfernt wurden. Das von Scrapie-infizierten Schafen stammende Tiermehl, das an Rinder verfüttert wurde, hat den Krankheitserreger übertragen und BSE ausgelöst. Nachdem dies nachgewiesen werden konnte, wurden die Rapssamen aus dem Tiermehl entfernt. Bemerkenswerterweise gibt es seitdem auch keine Berichte über BSE-Fälle mehr.

Trotzdem verwenden Hersteller Rapssamen auch weiterhin in Tausenden von weiterverarbeiteten Nahrungsmitteln. Sie behaupten sogar, »Rapsöl sei vollkommen sicher, da es sich durch gentechnische Veränderungen (!) nicht mehr länger um Rapssamen, sondern um ›Canola‹« handele. Sie geben aber dennoch zu, dass es aus Rapssamen gewonnen wird. Ändere nur den Namen, und schon änderst du die Substanz?! Wie immer Rapssamen auch verändert sein mögen, handelt es sich doch noch immer um eine Rapspflanze.

Studien mit Versuchstieren, denen man Canolaöl verabreicht hatte, fielen verheerend aus.

Wer kein krankmachendes Öl und schon gar nicht genmanipulierte Lebensmittel zu sich nehmen möchte, sollte Rapsöl beziehungsweise Canolaöl für immer von seiner Einkaufsliste streichen! Es sei denn, Sie wollen es benutzen, um Ihre Rosen im Garten von Ungeziefer zu befreien. Rapsöl ist ein ausgezeichnetes Insektenschutzmittel und kann Blattläusen den Garaus machen. Oder Sie können damit wunderbar quietschende Türen wieder geräuschlos werden lassen. »Aber benutzen Sie Rapsöl bitte nie wieder als Nahrungsmittel!«, sagt Doktor K. S.

Gesundheitsrisiko: Transfette

Dass es Kochöle gibt, die sehr gesund sind, wie das von mir bevorzugte Kokosnussöl, oder solche, die für unseren Körper äußerst schädlich sind wie das Rapsöl, habe ich bereits ausführlich beschrieben. Leider finden sich noch weitere Öle, die für unseren Organismus gar nicht gesund sind, nämlich dann, wenn wir sie zum Braten oder Frittieren benutzen. Dabei entstehen die sogenannten Transfettsäuren, die unserem Körper überhaupt nicht gut bekommen. Doktor K. S. zitierte dazu den Ernährungsexperten an der Harvard-Universität in Boston, Professor Walter Willet, der schon vor Jahren die Gefahr erkannt hat, die von gefährlichen Transfetten ausgeht: »Sie sind sogar doppelt schlecht, denn sie erhöhen das ›schlechte‹ LDL- und senken das ›gute‹ HDL-Cholesterin in unserem Blut; das Risiko für eine Entzündung im Körper steigt, und die Gefahren für unsere Gefäße wachsen. Die Folgen: Herzinfarkt, Schlaganfall und andere schlimme Erkrankungen.«

Bei der Herstellung der Öle selbst, aber auch bei hoher Hitze und beim Braten und Kochen wandeln sich einige der mehrfach ungesättigten Bestandteile von Sonnenblumen-, Soja-, Mais-, Distel- und Olivenöl in gefährliche Transfettsäuren um. Sie finden sich in unserem modernen Essen überall: Alle frittierten Lebensmittel wie Pommes frites, Currywurst, Fischstäbchen, Chickenwings, Kartoffelchips, aber auch Backwaren wie Pfannkuchen (Berliner), Croissants, Blätterteig und Fertigprodukte wie Brotaufstriche, Bratensoßen, Fertigsuppen, Wurst, Frühstücksflocken oder Müsliriegel enthalten solche Transfette.

In New York schlug die besorgniserregende Nachricht über die Transfette schon im Sommer 2006 wie eine Bombe ein und sorgte für Aufsehen in den Kreisen der Ernährungswirtschaft und Medizin.

Obwohl schon damals nachweislich bekannt war, dass diese Fettsäuren Schädigungen an Herz und Gefäßen auslösen, verzichteten viele Schnellimbisse, Speiselokale, Cafés und Donut-Bäckereien nicht auf das schädliche Fett. Um Hunderttausende vor Herzkrankheiten oder Schlimmerem zu bewahren, wurde im Juli 2008 das gesetzliche Verbot von Transfettsäuren in Lebensmitteln erlassen. Höchst aufgeregt reagierten die US-Medien auf diesen Schritt, da man nun das Ende der heißgeliebten Pommes sah, zumal auch Chicago bereit war, die schädlichen Fette zu verbieten. Inzwischen sind viele Restaurants und Küchen in den USA auf andere Öle wie Sonnenblumen- oder Sesamöl umgestiegen. Doch das Desaster ist damit nicht gebannt. Sobald diese Öle stark erhitzt werden, beispielsweise beim Frittieren, nimmt der Verbraucher wieder Transfette zu sich.

Die Gefahr, die von Transfetten ausgeht, wurde aber nicht nur in den USA erkannt. Bereits im März 2003 hatte Dänemark, das in der Europäischen Union bis dahin der alleinige Vorreiter zum Thema gefährliche Transfette war, eine entsprechende Einschränkung erlassen: Alle angebotenen Nahrungsmittel dürfen maximal zwei Prozent an Transfettsäuren enthalten. Dies gilt auch für Importe. In Österreich trat eine entsprechende Verordnung 2009 in Kraft, und in Kalifornien sind diese gefährlichen Fette seit 2011 ganz verboten.

Aber Deutschland, respektive die Europäische Union, hat sich bei den Einschränkungen von Transfetten in Nahrungsmitteln bis heute nicht den anderen Staaten angeschlossen! Von einem Verbot ganz zu schweigen. Nach der Lebensmittel-Informationsverordnung der EU dürfen Transfettangaben auf dem Etikett nicht einmal gekennzeichnet werden! Wie bitte?, mögen Sie sich jetzt vielleicht fragen. Die Deutsche Gesellschaft für Ernährung (DGE) empfiehlt lediglich, nicht mehr als ein Prozent der Nahrungsenergie in Form von Transfetten aufzunehmen (Stand: 2012). Wie um alles in der Welt soll der

Verbraucher herausfinden, wie viel Prozent Transfett er täglich in seinen Körper schleust? Gibt es dafür ein Messgerät zu kaufen? In Österreich wurde festgestellt, dass gerade Kinder auf sechs Gramm Transfett pro Tag kommen. Einmal Pommes bitte, eine Schachtel Kekse, beim Bäcker schnell Blätterteig-Teilchen und zwischendurch eine volle Tüte Chips, dann noch 'ne Currywurst am Abend, und das Maß ist voll, nämlich deutlich mehr, als der Grenzwert für Erwachsene erlaubt. Bei den meisten jugendlichen Fast-Food-Konsumenten ist die Aufnahme gefährlicher Transfettsäuren höchst erschreckend. Denn sie nehmen pro Mahlzeit (!) mehr als 20 Gramm zu sich. Das hat eine Studie ergeben, die in mehr als 20 Ländern durchgeführt wurde.

Da diese »Killer-Fette« nachweislich nicht nur Verursacher von Übergewicht sind, sondern auch Entzündungen in unserem Körper hervorrufen, die zu schwerwiegenden Erkrankungen wie Schlaganfall, Herzinfarkt, Diabetes oder Krebs führen können, möchte ich persönlich nicht einmal ein einziges Prozent dieser Transfette in meiner Nahrung, sprich in meinem Körper haben. Aber wenn viele Hersteller aufgrund der Negativbewertungen die Deklarierung nicht vornehmen, ist dem Killer-Fett kaum zu entgehen. Was für ein Irrsinn! Erdnussöl zum Beispiel enthält bis zu 35 Prozent Transfettsäuren!

Eigentlich findet sich nur ein Öl, das stabil genug ist, um beim Braten der Hitze zu widerstehen – und das ist nachweislich kaltgepresstes Kokosnussöl! Bevor Sie sich also ein Teilchen beim Bäcker oder an der Imbissbude kaufen, fragen Sie nach Möglichkeit, in welchem Fett die frittierte Leckerei gebacken wurde.

Über ein schädliches Missverhältnis

Eine weitere Gefahr für unsere Gesundheit, auf die uns Doktor K. S. sehr ausführlich hinwies, steckt in vielen Pflanzenölen, da sie das Verhältnis von Omega-3- zu Omega-6-Fettsäuren in unserem Körper durcheinanderbringen. Wir finden aber diese krankmachenden Öle, die oft genug als »gesund« angepriesen werden, im Regal eines jeden Supermarkts. Liegt ein Missverhältnis zwischen Omega-3- und Omega-6-Fettsäuren vor, kann es ebenfalls zu Entzündungen in unserem Körper und vielen daraus folgenden Krankheiten kommen. Im weltweiten Vergleich zeigte sich, dass ein enger Zusammenhang zwischen dem Auftreten von Herzinfarkt und Schlaganfall und dem nicht stimmigen Omega-6- zu Omega-3-Fettsäuren-Verhältnis in unserem Körper besteht. Nach neuesten Erkenntnissen könnte diese Diskrepanz sogar entscheidender sein als der Cholesterinspiegel.

Die meisten Menschen in Deutschland und auch in anderen Teilen der Welt ernähren sich mit einem viel zu schlechten Omega-6- zu Omega-3-Fettsäuren-Verhältnis.

Im Idealfall sollte das Verhältnis 1:1 bis 3:1 betragen, das heißt, man sollte ebenso viele Omega-3-Fettsäuren zu sich nehmen wie Omega-6-Fettsäuren, maximal jedoch dreimal so viele Omega-6-Fettsäuren wie Omega-3-Fettsäuren. In Deutschland liegt dieses Verhältnis aber bei 10:1 bis 50:1 (!). Das sieht die Deutsche Gesellschaft für Ernährung übrigens anders. Sie empfiehlt ein Verhältnis von 5:1 und veröffentlichte: »Das momentane Fettsäuren-Verhältnis liegt bei 8:1 oder 7:1.« Wie dem auch sei. Bei unseren Vorfahren lag das essenzielle Omega-6- zu Omega-3-Fettsäuren-Verhältnis in der Nahrung noch bei 1:1 bis 2:1.

Die Missverhältnisse in den USA, aber auch in Deutschland, Schweiz, Österreich sind jedoch alarmierend. Die Ursache dafür besteht nicht nur darin, dass wir weniger Fisch essen als Japaner, Eskimos oder Grönländer (die übrigens eine Todesrate durch Herz-Kreislauf-Erkrankungen von maximal zwölf Prozent verzeichnen, in Deutschland sind es mehr als 40 Prozent), sondern dass unsere tierischen Lebensmittel heute sehr viel weniger Omega-3-Fettsäuren als früher enthalten. Damals lebten unsere Nutztiere noch freilaufend und grasend, heute werden sie überwiegend in engen Ställen gehalten, und in ihren Futtertrögen findet sich überwiegend Fertigfutter aus Getreide und Soja: Das ist billiger als andere Futtermittel, macht weniger Arbeit, und die Tiere wachsen damit schneller. Aber es fehlt ihnen das Omega-3-haltige Grünfutter. Das gilt im Übrigen auch in gleichem Maße für die Fische aus Fischzuchtfarmen.

Weitere Gründe für dieses Missverhältnis sind Umwelteinflüsse und unser täglicher Verzehr praktisch aller abgepackten, verarbeiteten Lebensmittel wie Salatsoßen, Zuchtfischen, Milchprodukten Mayonnaise, aber auch Getreideprodukten wie Brot oder Nudeln, Cornflakes, Kuchen, Gebäck, Waffeln, Kräcker, Salzstangen und so weiter. Getreideprodukte sind nicht grundsätzlich abzulehnen, aber die darin enthaltenen Omega-6-Fettsäuren überwiegen bei Weitem. Hier ein paar Beispiele: Roggen 11:1 bis 5:1, Weizen 14:1, Mais 29:1, Soja 10:1 bis 5:1. Ich halte das für sehr bedenklich.

Und durch den Konsum von Fleisch und aus Fleisch und Milch hergestellten Produkten aus Mastbetrieben verschlimmert sich das Problem noch weiter.

Die Folge: Es kommt zwangsläufig zu einem Überschuss an Omega-6-Fettsäuren in unserem Körper.

Ein ebenso wichtiger Punkt erscheint mir die zunehmende Verwendung von künstlich mit Omega-6-Fettsäuren angereicherten Kochölen und Industrie-Margarine. Mit essenziellen Fettsäuren wird seit Jahrzehnten großspurig Werbung gemacht, ohne auf den gravie-

In herkömmlicher Margarine können bis zu 82-mal (!) mehr Omega-6-Fettsäuren stecken als Omega-3-Fettsäuren. Bei Sonnenblumenöl beträgt das Verhältnis sogar 122:1 und bei Distelöl 148:1(!)

Diese Öle finden wir in beinahe allen Fertigprodukten oder frittierten, gebackenen oder gebratenen Lebensmitteln mit verarbeitetem Kochöl. Im Grunde werden wir durch diese Nahrungsmittel mit Omega-6-Fettsäuren regelrecht gemästet.

Im krassen Gegensatz dazu steht die drastische Reduzierung der Omega-3-Fettsäuren in unseren Lebensmitteln. Der Mensch ist ein Gewohnheitstier, und die Lebensmittelindustrie fördert unsere Abhängigkeit. Heute wissen wir, dass die in Fast Food suchterzeugenden Geschmacksstoffe unsere Gaumenfreuden so beeinflussen können, dass wir keine Kontrolle mehr über unser Essverhalten haben. Dadurch verringern wir die Aufnahme von lebenswichtigen Omega-3-haltigen Lebensmitteln wie Gemüse, Salat, Sprossen, Leinöl, Walnüssen, Pilzen, Wild und Fisch, grünen Algen, Wildpflanzen oder Wildkräutern. Eine drei- bis vierfach höhere Menge an Omega-3-Fettsäuren haben Fleisch, Milch und Käse von Weidetieren oder Wildfleisch zu bieten als die Produkte ihrer eingepferchten Kollegen. Je höher der Anteil an grüner Nahrung ist, umso mehr Omega-3 ist darin enthalten. Das Gleiche gilt für Geflügel, das mit Leinsamen gefüttert wird. Leinöl gehört übrigens ebenfalls zu den guten Omega-3-Lieferanten. Aber der Primus unter den Lieferanten sind die Chia-Samen, sie stellen alle anderen Lebensmittel weit in den Schatten und sorgen für einen optimalen Ausgleich des Omega-3- zu Omega-6-Fettsäuren-Verhältnisses in unserem Körper.

Doch was hat es mit diesem Missverhältnis denn auf sich? Doktor K. S. erklärte uns auch diesen Zusammenhang. Zu viele Omega-6-Fettsäuren stimulieren entzündungsfördernde Moleküle, die im Fachjargon Eicosanoide genannt werden. Sie sind Produkte des Stoffwechsels von ungesättigten Fettsäuren und wirken wie ein kleines, dauernd brennendes Feuer, das gesunde Zellen angreift. Dadurch ist unser Körper ständig in Abwehrstellung: Die Arterien verengen sich und können weniger Blut transportieren. Die lebenswichtige Blutzirkulation zum Herz wird gestört, und mit der Zeit wird es geschädigt. Laut führender Medizinprofessoren sind Entzündungen, die durch ein Missverhältnis von Omega-6- zu Omega-3-Fettsäuren entstehen, die Hauptverursacher für die Zunahme von Gelenkschmerzen, verlangsamtem Stoffwechsel, Herzkrankheiten, Gewichtszunahme, schnellerer Alterung, Hautproblemen, Stimmungsschwankungen, Heißhunger auf Süßes und, wie schon erwähnt, dem Abbau der Gedächtnisleistung.

Wollen Sie das Omega-6- zu Omega-3-Verhältnis wieder in die Balance bringen, sollten Sie sowohl Fertiggerichte, also alles, was abgepackt ist, als auch Zuchtfisch, Fleisch aus Massentierhaltung, Milch und Milchprodukte aus industrieller Produktion, nicht biologische Eier aus Großhühnerfarmen möglichst von Ihrem Speisezettel streichen. Nehmen Sie täglich zwei bis drei Esslöffel Chia-Samen zu sich. Das Superfood liefert einen hohen Gehalt an Omega-3-Fettsäuren und weist ein Omega-3- zu Omega-6-Fettsäuren-Verhältnis von 3:1 auf. Aber noch viel wichtiger ist es, auf alle »schlimmen« Öle bei der Zubereitung Ihrer Speisen zu verzichten. Diese Öle sind häufig mit Omega-6-Fettsäuren überladen. Eine andere Möglichkeit, die Balance wieder auf ein ausgeglichenes Niveau zu bringen, wäre, fette Fische zu essen, sie weisen einen besonders hohen Omega-3-Gehalt auf, ebenso Lebensmittel wie Krustentiere und Meeresfrüchte.

Um das Omega-6- zu Omega-3-Verhältnis vom typischen 20:1-Verhältnis auf ein 1:1-Verhältnis zu bringen, müssten wir aber jeden Tag Meeresfrüchte und Krustentiere in Hülle und Fülle konsumieren, aber nicht jeder möchte und kann jeden Tag zwei Kilo Garnelen oder eine große Menge fettreichen Fisch wie Lachs oder Thunfisch aus Wildfang verspeisen.

Eine weitere Schwierigkeit besteht darin, dass es nicht so einfach ist, Fische aus Wildfang zu erhalten. Die meisten Fische, die wir kaufen, sind Zuchtfische. Diese jedoch enthalten mehr entzündliche Omega-6-Fettsäuren als Wildfische. Bei drei untersuchten Fischarten war die Menge der Omega-6-Fette bei Zuchtfisch wesentlich höher als bei Wildfisch. Dabei kommt aber noch ein heikler Punkt hinzu: Durch die Mast in den Aquakulturen werden Zuchtfische häufig mit Antibiotika vollgepumpt und sind konzentrierteren Pestiziden ausgesetzt als ihre wilden Verwandten. Außerdem wird dem Futter der Zuchtlachse ein lachsfarbener Farbstoff zugesetzt, ohne den ihr Fleisch eine unappetitlich graue Farbe hätte.

»Aber ich kann doch Fischölkapseln einnehmen, um einen Ausgleich der Fettsäuren in meinem Körper herbeizuführen.« Mit diesem Argument versuchte ich, den Vortrag von Doktor K. S. zu unterbrechen. »Dazu sollte man aber einiges wissen«, entgegnete Doktor K. S. gleich: »Denn neben den Omega-3-Fetten enthält Fischöl teilweise auch sehr viele Omega-6-Fettsäuren, sodass wir zwar viele Omega-Fettsäuren zu uns nehmen, aber das Verhältnis zwischen Omega-3- und Omega-6-Fetten nicht verändern. Zudem können Fischöle durch Schwermetalle und andere Schadstoffe stark kontaminiert sein.Omega-3-Kapseln sind also auch keine wirklich gute Alternative, sie können sogar bei einer Überdosierung zu Gesundheitsschäden führen. Außerdem ist Fischöl instabil, weil es kein natürliches Antioxidans enthält. Es wird schnell ranzig und ungenießbar und kann zu unangenehmem Aufstoßen mit Fischgeruch kommen.« »Aber wenn Fischöl auch nicht das Richtige ist, was hilft denn dann?«, fragte ich nach. Da verwies er mich noch einmal auf die in der Antarktis lebende, garnelenähnliche Kleinkrebsart, die Teil des Planktons ist und die in kilometerlangen Schwärmen das Südpolarmeer bevölkert: der antarktische Krill (siehe Seite 124).

Macht Milch müde Männer munter?

»Meine Großmutter machte für uns drei Kinder jeden Morgen selbst gemachte Milch«, erzählte Doktor K. S. bei einem unserer Gespräche. Milch selbst herstellen? »Ja, aus Mandeln.« Dann erklärte er mir, warum nicht nur ich keine Milch mehr trinken sollte. »Weißt du eigentlich, was in Milch alles mit drinsteckt?«, fragte er und zeigte mir ein Foto. Die Texte habe ich für Sie ins Deutsche übersetzt.

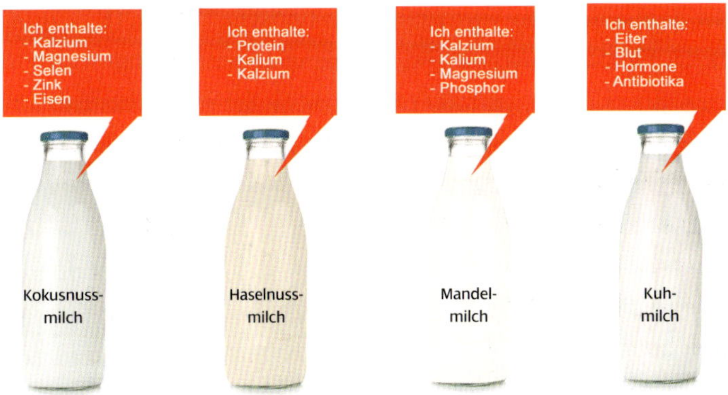
Ich enthalte:
- Kalzium
- Magnesium
- Selen
- Zink
- Eisen
Kokusnuss-milch
Ich enthalte:
- Protein
- Kalium
- Kalzium
Haselnuss-milch
Ich enthalte:
- Kalzium
- Kalium
- Magnesium
- Phosphor
Mandel-milch
Ich enthalte:
- Eiter
- Blut
- Hormone
- Antibiotika
Kuh-milch

Kuhmilch enthält Millionen von Eiterzellen sowie etliche Blutsegmente, Antibiotika, Wachstumshormone und führt zu Osteoporose. Euter sind empfindlich, entzünden schnell und sind nie klinisch sauber. Folgen für die Kühe: emotionales und physisches Leid. Naturgemäß ist Kuhmilch nur für Kälber bestimmt. Wenn Sie dies hier oben lesen und verstehen können, müssen Sie keine Milch mehr aus Milchdrüsen anderer trinken!

Da für meine Blutgruppe Kuhmilch ohnehin als No-Go deklariert ist und ich schon als Kind keine Milch mochte, hatte ich damit kein Problem. Aber sein vernichtendes Urteil über Milch gab mir zu denken. Dabei hatte unser Heilpraktiker in Berlin schon vor Jahren meinem Mann die Frage gestellt: »Wieso trinken Sie Milch? Sind Sie eine Kuh?«

Auch immer mehr Wissenschaftler bestätigen mittlerweile, dass Milch kein Gesund-, sondern ein Krankmacher ist. Erst kürzlich stellte die Deutsche Gesellschaft für Ernährung fest, dass etwa 15 Prozent aller Erwachsenen an einer Laktose-Intoleranz leiden: Der betroffene Organismus ist nicht mehr in der Lage, den natürlichen Zucker, also den Milchzucker, in der Milch zu spalten. Es kommt zu Durchfall, Übelkeit, Blähungen und Bauchschmerzen.

Mit gebetsmühlenartiger Regelmäßigkeit werden in der Milch Umweltgifte, Schwermetalle, Antibiotika, Eiter und Blut nachgewiesen. In den Ländern, in denen viel Milch getrunken wird, ist auch die Osteoporose auf dem Vormarsch. Das tierische Protein (Eiweiß) fördert die Kalziumausscheidung. Würde man ein Kalb mit Milch aufziehen, die es im Supermarkt überall zu kaufen gibt, müsste es schon nach wenigen Wochen sterben.

In der sogenannten »China-Studie«, die international für Aufregung sorgte, wurden verschiedene Krebsarten, wie etwa Eierstockkrebs, mit dem Konsum von Milchprodukten in Verbindung gebracht. Diese Studie deutete stark darauf hin, dass die Entstehung von Prostata- und Brustkrebs mit einer erhöhten Menge von insulinähnlichen Wachstumsfaktoren zusammenhängt, die in der Wissenschaft als IGF-I bezeichnet werden. Im Blut von Personen, die regelmäßig Milchprodukte zu sich nehmen, befindet sich eine erhöhte Menge von IGF-I. Männer, die hohe Mengen davon im Blut aufweisen, haben ein vierfach (!) höheres Risiko, an Prostatakrebs zu erkranken.

Andere Stoffe, die in Kuhmilch gefunden wurden, erhöhen beispielsweise die insulinähnlichen Wachstumsfaktoren. An der Harvard Universität wurden 75 000 Frauen über einen Zeitraum von zwölf Jahren über die Wirkung von Milch auf ihre Knochen getestet. Fazit: Die Milch verbesserte die Widerstandsfähigkeit der Knochen nicht, ganz im Gegenteil: Milchkonsum wurde sogar mit einer Erhöhung des Risikos für Knochenbrüche in Verbindung gebracht. Doktor K. S. und andere Mediziner erklären diese Tatsache mit der Übersäuerung des Körpers, die durch das Trinken von Milch entsteht. Um die Säure zu neutralisieren, bedient sich unser Organismus mit Kalzium aus unseren eigenen Knochen. Das Resultat: Osteoporose.

In Vietnam haben Wissenschaftler die Knochensubstanz von 105 buddhistischen Nonnen im Alter zwischen 50 und 85 Jahren, die streng vegan leben, untersucht. Ihre Knochen waren tadellos und kerngesund. Die Knochendichte lässt sich durch eine gesunde Ernährung mit viel Gemüse verbessern. Der Kalziumgehalt bei Rosenkohl, Brokkoli und Blattsalaten liegt bei 40 bis 50 Prozent. Wer jedoch Gemüse nicht in rauen Mengen mag, hier eine gute Nachricht: Kalzium kann unserem Körper auch mitunter durch Hartkäse, am besten Schaf- oder Ziegenkäse in Bio-Qualität, zugeführt werden. Dazu gehört auch Bio-Joghurt, der zudem ein wichtiger Eiweißlieferant ist. Ich entdeckte kürzlich Ziegenjoghurt.

Und wer auf Kuhmilch verzichten möchte, findet in Mandel-, Quinoa-, Hafer- oder Reismilch eine ausgezeichnete Alternative. Mandelmilch ist sogar noch viel mehr als nur eine Alternative, denn auch Menschen mit Laktose-Intoleranz oder -Unverträglichkeit können sie trinken. Ausgenommen sind selbstverständlich Menschen, die eine Mandel-Allergie haben. Die vielfältige Nutzung dieser »Nussmilch« kennt fast keine Grenzen. Im Prinzip ist sie fast überall dort einsetzbar, wo sonst Kuhmilch zum Einsatz kommt: Kaffee jeglicher Art (Caffè Latte, Cappuccino etc.), Müsli, Cremes, Pudding, Torten, Eis, zum Kochen und vieles mehr.

Bei der Herstellung von Mandelmilch und den daraus zu zaubernden Köstlichkeiten wurde ich mit der Zeit immer erfindungsreicher. Aber mein ganz persönliches Highlight ist die Kokosnuss-Mandel-Milch.

Mandeln sind übrigens die einzige Nussart, die basisch wirkt. Sie besitzen zudem viele ungesättigte Fettsäuren, Provitamin A, Vitamine B und C, Enzyme, Kalzium, Kalium, Magnesium, Eisen, Kohlenhydrate und Eiweiß. Aus fast allen Nüssen lässt sich Milch herstellen: Cashew, Walnuss, Paranuss, Erdnuss oder Kokosnuss.

Trotz kontroverser Diskussion über die Kuhmilch steht eines fest: Weltweit verträgt ein Großteil der Menschen diese Milch nicht, da ihnen das Enzym Laktase fehlt, das benötigt wird, um die Laktose, also den Milchzucker, zu verdauen. Es entstehen Magenschmerzen, Blähungen und Durchfall. Die Traditionelle Chinesische Medizin hat schon vor Jahrhunderten Kuhmilch als »schleimbildend« bezeichnet und die Attribute »cold and wet«, also feucht und kalt, zugeordnet. Viele Eltern, deren Kinder unter Asthma leiden, sehen das genauso und sind sogar davon überzeugt, dass Kuhmilch die Symptome verschlimmert. Mittlerweile raten aber auch viele Ärzte ihren Patienten bei Erkältungskrankheiten, wie starkem Schnupfen oder chronischer Nebenhöhlenentzündung, auf Milch zu verzichten. Die Symptome verschwinden in der Regel nach wenigen Tagen. Besonders bei entzündlichen rheumatischen Erkrankungen empfehlen Fachleute, Kuhmilch zu vermeiden.

Anders sieht das übrigens die Ernährungsberaterin Christina Alder, die für die schweizerische Rheumaliga Patientenschulungen durchführt: »Das ist ein heißes Thema. Es gibt dazu erst wenige systematische Untersuchungen, jedoch viel Erfahrungswissen.«

Hallo? Bedeutet Erfahrungswissen etwa nichts? Dieses Wissen kommt von Betroffenen! Da ich selbst Rheumapatientin war (!) und mich am Ende vor Schmerzen kaum noch bewegen konnte, kann ich nur jedem Betroffenen empfehlen, Kuhmilch wegzulassen. Die entzündungsfördernde Substanz in Kuhmilch oder Sahne heißt übrigens Arachidonsäure.

Greifen Sie deshalb zu gesünderen Alternativen. Sie können übrigens nicht nur Ihre eigene »Milch« herstellen, sondern auch Ihre eigene Mandelbutter (siehe Seite 244).

Weitere Milchalternativen

- Getreidemilch enthält keine Laktose. Ihr Nährwert kann bezüglich Vitaminen und Mineralstoffen aber in jedem Fall mit der Kuhmilch mithalten. Diese Milch wird vor allem aus Roggen, Hafer und Dinkel hergestellt. Sie enthält jedoch deutlich weniger Proteine (Eiweiß).
- Ziegen-, Schaf- oder Stutenmilch ist für die Menschen eine Alternative, die auf das spezielle Molkeneiweiß aus Kuhmilch allergisch reagieren. Bei Laktose-Intoleranz jedoch ist Ziegenmilch nicht zu empfehlen, da sie etwa gleich viel Milchzucker enthält wie Kuhmilch.
- Reismilch wird in der Regel aus Vollkornreis hergestellt. Ihr werden zumeist Vitamine und Kalzium zugesetzt, da sie ansonsten nährstoffarm wäre. Der Eiweißgehalt liegt bei 0,1 bis 0,3 Prozent. Reismilch hat – gegenüber Sojamilch – den Vorteil, weniger Allergene zu enthalten.

Ohne gesunden Darm keine Gesundheit

Wir sollten uns darüber im Klaren sein, dass all die wundervollen Hinweise, die wir von Doktor K. S. erhielten und von denen ich Ihnen schon eine Menge berichtet habe und die ich auch noch weiter ausführen werde, wenig sinnvoll sind, wenn der Darm nicht richtig funktioniert oder vor einer Ernährungsumstellung nicht fit gemacht wird. Denken Sie an Paracelsus, auf den ich schon am Anfang dieses Buches einmal verwiesen habe: »Der Tod sitzt im Darm!« Der griechische Mediziner Hippokrates drückte es nicht ganz so drastisch aus, sondern formulierte es so: »Der gesunde Darm ist die Wurzel aller Gesundheit.« Den 7-Tage-Entgiftungsplan nach Doktor K. S. durchzuführen, ist also unumgänglich, insbesondere um unseren Darm wieder auf Vordermann zu bringen, damit er auch in die Lage versetzt wird, alle Vitalstoffe und Enzyme aus unserer Nahrung aufzunehmen und unserem Körper zuzuführen. Denn mit einem verkleisterten Darm funktioniert das alles nicht!

Es gibt Menschen, die können mit dem Begriff Darmreinigung nichts anfangen: Was soll denn da gereinigt werden? Gibt es im Darm überhaupt etwas zum Reinigen? Und überhaupt …

Ich finde, darüber kann jeder denken, wie er will. Eines steht zweifelsfrei fest: Der Großteil unseres Immunsystems sitzt im Darm. Unser Darm kann bis zu acht Meter lang werden und ist das größte Organ in unserem Körper und hat eine Fläche von bis zu 500 Quadratmetern. In Anbetracht dieser Tatsache bin ich der Meinung, dass es sich auf jeden Fall lohnt, 500 Quadratmeter unseres Körpers ab und an zu reinigen. Bei der Vorstellung, in ein Abwasserrohr zu klettern, in dem tagtäglich Tonnen von Fäkalien landen, ist der Ekelfaktor recht groß, oder? Da ein einzelner Mensch etwa 50 Liter Fäkalien pro Jahr produziert, nebenbei bemerkt auch 500 Liter Urin, können wir uns bestimmt gut ausmalen, was sich über die vielen Jahre in unserem Darm abspielt. Im Laufe unseres Lebens schieben sich Tonnen von Nahrungsmitteln und zigtausend Liter Flüssigkeit durch unseren Darm. Zahllose Krankheitserreger und Giftstoffe reisen da natürlich mit: eine gewaltige Aufgabe. Dass dabei nicht alles ausgeschieden wird und manches in den vielen Verzweigungen unseres Darms für lange Zeit stecken bleibt, wissen wir mittlerweile. Und diese Vorstellung ist nicht besonders schön, nicht wahr? Es ist etwa so, als ob wir zwar den Fußboden reinigen, aber niemals die Ecken auswischen würden. Mediziner wissen heute, dass durch einen verschmutzten Darm neben vielen anderen Krankheiten auch die sogenannte Divertikulose entsteht. Laut einer offiziellen Studie litten 2010 bereits 16 Prozent der Männer und 14 Prozent der Frauen in Deutschland an dieser Erkrankung, bei der sich die Darmwand nach außen stülpt. Diese Ausstülpungen, die sogenannten Divertikel, treten sowohl im Dünn- als auch im Dickdarm auf. Befinden sich mehrere Divertikel nebeneinander, spricht der Mediziner von Divertikulose. Das Darmgewebe, besonders im Dickdarm, wird im Laufe von Jahrzehnten durch Überdruck, der durch Stuhlverstopfung oder Gase entsteht, ausgeleiert. Je mehr Druck auf die Darmwand einwirkt, desto schwächer wird das Darmgewebe, und umso schneller bilden sich Divertikel, also schmale Säckchen oder kleine Bläschen. Sie können bis zu fünf Zentimeter lang werden! Aber das Fatale daran: In ihnen sammelt sich fast immer Stuhl an. Diese Kotreste führen zum einen zu einer Giftstoffbelastung in unserem Körper und zum anderen irgendwann zur Kotsteinbildung aus liegen gebliebenen Stuhlresten. Mediziner meinen, wer unter dieser Erkrankung noch nicht leide, habe gute Chancen, sie noch zu bekommen, denn sie tritt heute fast so häufig wie Haarausfall auf, besonders aber mit zunehmendem Alter. In der Regel ist die Erkrankung zwar nicht lebensbedrohlich, doch wenn sich die Divertikel entzünden, kann das böse Folgen haben. So mancher Betroffene kann sich nur durch eine Operation retten, bei der ein Teil des Dickdarms entfernt wird.

Die Divertikulose ist eindeutig unserer hochzivilisierten Welt geschuldet. In ärmeren Ländern tritt sie wesentlich seltener auf. Angesichts dieser Fakten sollten wir uns fragen: Was machen wir falsch? Auf unseren Wohlstand mit Spülmaschine, tollen Autos, schönen Häusern und der jährlichen Urlaubsreise wollen wir doch nicht mehr verzichten, oder? Das müssen wir auch nicht. Aber wir sollten unseren Lebensstil und damit auch unsere Ernährungsweise schnellstens überdenken.

Divertikulose hat sich inzwischen sogar zu einer Art Epidemie entwickelt. Die Gründe dafür: Wir essen zu viel, zu spät, zu schnell und zu ungesund. Mit einer ballaststoffreichen Ernährung mit viel Gemüse und relativ wenig Kohlenhydraten sind bei dieser Erkrankung schon sehr gute Erfolge erzielt worden.

Der Darm geht mit den Hühnern schlafen und steht mit den Hühnern wieder auf, heißt es. Das bedeutet, die gesündeste Nahrung nehmen wir vor 18 Uhr zu uns. Doktor K. S. erklärte uns: »Sowohl unsere Organzeituhr als auch die chinesische Medizin belegen: Der Verdauungstrakt legt ab etwa 18 Uhr eine Erholungspause ein, die mindestens zwölf Stunden andauert. In dieser Zeit arbeitet unser Körper auf Hochtouren, um uns bis zum nächsten Morgen wieder fit zu machen. In der Nacht bleiben Speisen länger in unserem Verdauungsapparat liegen: in Magen, Dünndarm und Dickdarm. Die Nahrung wird weniger verdaut, und damit bilden sich leicht Giftstoffe.« Oft bemerken wir das morgens, beispielsweise nach einer ausgiebigen Party mit Barbecue oder einer Feier mit Schlemmfaktor, an einem komischen Geschmack im Mund oder an einer belegten Zunge.

Gerade abends sollten wir jedoch möglichst leichte Kost in kleinen Portionen zu uns nehmen.

Die meisten von uns kennen sicher den Spruch: Morgens essen wie ein Kaiser, mittags wie ein König und abends wie ein Bettelmann. Für viele Menschen ist aber das Abendessen zur Hauptmahlzeit geworden, was häufig auf die Berufstätigkeit zurückzuführen ist. Südländer essen zwar spätabends, frühstücken dafür fast gar nicht. Häufig wird erst mittags die erste Tagesmahlzeit eingenommen. Somit hat der Körper genügend Zeit, die Nahrung zu verdauen.

Wir frühstücken hingegen schon wieder um sechs oder sieben Uhr. Und es muss schnell gehen, da wir ja ins Büro oder zur Schule müssen.

Ein befreundeter Kollege, der Autor Jürgen Schilling, hat schon vor vielen Jahren ein Buch über die Folgen von zu schnellem Essen geschrieben: »Kau Dich gesund.« Die von ihm vor 23 Jahren selbst entwickelte Methode, langsamer zu essen, hat ihn von einer chronischen, nicht mehr therapierbaren Magen- und Darmerkrankung kuriert – und nebenbei bemerkt, ohne irgendeinen Verzicht, dauerhaft 33 Kilogramm abnehmen lassen. Jürgen Schilling erfand das »Schmauen«, eine Wortgattung aus schmecken und kauen. Langsam kauen und nicht schlingen, heißt die Devise. Mittlerweile werden seine Seminare sogar von der Krankenkasse bezuschusst. Denn in einer Studie wurde nachgewiesen, dass beim »Schmauen« der Blutzuckerspiegel im Vergleich zum normalen Kauen nicht oder nur minimal ansteigt. Dadurch muss unser Körper nicht mehr so viel Insulin ausschütten, und die Gefahr, an Diabetes zu erkranken, wird deutlich reduziert. Wissenschaftler bezeichnen Insulin auch als das »Hungerhormon«, denn fast alle Menschen, die an Übergewicht leiden, haben einen gestörten Stoffwechsel. Ihr Körper produziert zu viel Insulin, wodurch Hunger ausgelöst wird.

Aber wir essen nicht nur zu viel und zu ungesund, wir werfen auch zu viel und zu früh weg. Sogar auf Honig muss mittlerweile ein Verfallsdatum aufgedruckt sein – eine absurde Maßnahme unserer Bürokratie –, obwohl in Pharaonengräbern 3000 Jahre alter Honig entdeckt wurde, der heute noch genießbar ist.

Dabei versteht es sich von selbst, dass wir Verdorbenes selbstverständlich nicht mehr zu uns nehmen sollten.

Was sich im Darm alles abspielt

Auf meine Frage, welche Aufgabe der Darm denn nun habe, holte Doktor K. S. mal wieder tief Luft und begann mit einem langen Vortrag. Nicht nur Stress mache uns krank, meinte er, sondern vor allem auch ein ungesunder, verschmutzter Darm.

Die Nahrung, die wir täglich zu uns nehmen, wird im Magen zerkleinert und durchgemischt. Der entstandene Nahrungsbrei wird allmählich an den Darm abgegeben, und der Dünndarm verarbeitet ihn weiter. Bei diesem Vorgang werden die enthaltenen Nährstoffe in unserer Nahrung zum größten Teil freigesetzt und von unserem Körper verstoffwechselt. Ein verschmutzter Darm voller Ablagerungen, Fäulnis und Gärung sei aber ein idealer Nährboden für gesundheitliche Beschwerden und eine Vielzahl von Krankheiten, und die Hauptursache dafür bilde unsere Nahrung, führte Doktor K. S. aus, denn diese sei durch ihren hohen Anteil an Eiweiß in Kombination mit Fett und Kohlenhydraten zu sehr schleimbildend. Und zur sogenannten Schleimbildung tragen in erster Linie Milch und Milchprodukte mit hohem Fettanteil bei, der übermäßige Genuss von Getreide, besonders von Weißmehlprodukten, der Verzehr von Wurst, Fleisch und von allen Arten von Süßigkeiten.

Ist der Darm erst einmal so richtig vollgekleistert, fehlen nur noch Konservierungsstoffe, chlorhaltiges Trinkwasser, Alkohol, Nikotin, Medikamente, besonders Antibiotika, und schon ist die Darmflora gestört. Der Platz wird frei für alle Arten von schädlichen Pilzen, Fäulnisbakterien, Würmern und Darmegeln. Im Darm beginnt es zu gären, und es entstehen für die Leber schädliche Fuselalkohole. Bei der nächsten Untersuchung stellt dann der Arzt schlechte Leberwerte fest und rät, den Alkoholkonsum mal zu überdenken.

Nun empfiehlt Ihnen die Autorin dieses Buchs, also ich, Ihre Ernährung für eine bessere Gesundheit umzustellen, da selbige bei mir ja zu sensationellen Ergebnissen geführt hat.

Aber reicht es, ballaststoffreich und gesund zu essen und dazu noch die entsprechenden Nahrungsergänzungsmittelchen zu nehmen? Ist dann auch alles wieder vollkommen in Ordnung? Leider häufig nicht! Und zwar dann nicht, wenn die meisten lebensnotwendigen Vitalstoffe von der Darmschleimhaut nicht mehr aufgenommen werden können und somit unsere Zellen nicht ausreichend versorgt werden. Obwohl wir doch dann so gesund essen, leiden wir trotzdem unter Mangelerkrankungen. Wie kann das sein? Ganz einfach: Unsere Darmschleimhaut ist durch die jahrzehntelange schlechte Ernährung vollständig mit schleimigen und klebrigen bis harten Kotmassen zugekleistert. Und dadurch beginnt die wundervolle Vollwertkost im Darm auch noch zu faulen und zu gären. Damit trägt sie zu allem Übel zur weiteren Selbstvergiftung bei. *Na, bravo!*

Bevor also der Darm nicht auf Vordermann gebracht ist, hat es keinen Sinn, sich gesund und ballaststoffreich zu ernähren.

Den Darmreinigungskritikern, die es natürlich zuhauf gibt, kann ich nur zurufen: Putzen wir nicht täglich unsere Zähne, weil die Zahnärzte dauernd mahnen, wie schlecht es sei, Zähne nicht regelmäßig zu putzen? Neuseeländische Zahnärzte konnten sogar nachweisen, dass, wer sein Leben um rund sieben Jahre verlängern möchte, seine Zähne sauber halten sollte, denn Patienten ohne Parodontose oder Entzündungen im Mund leben durchschnittlich um 6,4 Jahre länger, da sie ein geringeres Risiko für Herz-Kreislauf-Erkrankungen und Diabetes haben.

Führt man sich mal vor Augen, dass Speisen nur für kurze Zeit im Mund verweilen und Speisereste spätestens nach dem nächsten Zähneputzen verschwunden sind, dass aber der Nahrungsbrei in unserem Darm bis zu drei Tage benötigt, um die Strecke bis zum Ausgang zurückzulegen, dann kann man sich vom grauenhaften Zustand des Darms vielleicht ein Bild machen.

Wieso waschen wir unser Auto, bevor wir eine Politur auftragen, um es prachtvoll glänzen zu lassen? Schmieren Sie mal Autopolitur auf die verschmutzte Oberfläche Ihres Wagens, und fangen Sie dann an, ihn zu polieren. Wieso sollten wir also unseren Gebrauchsgegenständen mehr Pflege und Beachtung zukommen lassen als dem größten Organ in unserem Körper, dem Darm?

Viele Menschen klagen nach erfolglos gebliebenen Abspeckversuchen, es passiere ja kaum was. Wie denn auch? Wenn ein Holzfenster neu gestrichen werden muss, schleift da der Maler nicht vorher die alte Farbe herunter, damit die Holzporen wieder atmen können und die Farbe gut greift?

Somit wird deutlich, dass eine ab und zu durchgeführte Darmreinigung durchaus sinnvoll ist. Möglicherweise durch die Reinigung ausgespülte Substanzen, die unser Organismus benötigt, können durch eine gesunde und abwechslungsreiche Ernährung wieder aufgefüllt werden.

Von den Abwehrzellen, die unser Darm produziert, leben etwa 70 Prozent im Darm selbst. Die Darmflora, die aus Billionen von Mikroorganismen besteht, produziert zum größten Teil Milchsäurebakterien, und diese wiederum produzieren wichtige essenzielle Vitamine wie die Vitamine A und K sowie Folsäure, die an allen Wachstums- und Entwicklungsprozessen in unserem Organismus beteiligt ist. Kleine, kurzfristige Belastungen kann der Darm normalerweise wunderbar ausgleichen, ohne dass wir etwas davon bemerken. Längerfristige oder starke Belastungen jedoch können das Gleichgewicht der Darmflora empfindlich stören. Und wenn sich die Darmflora erst einmal nicht mehr im Gleichgewicht befindet, hat das negative Auswirkungen auf unser gesamtes Immunsystem.

Über Säuren und Basen

Hätten Sie Cellulite mit einer Übersäuerung des Körpers in Verbindung gebracht? Da dieses Problem unter anderem durch einen gestörten Säure-Basen-Haushalt verursacht wird, kombiniert Doktor K. S. die Blutgruppen-Ernährung mit einer ausgewogenen Säure-Basen-Ernährung. Er ist der Überzeugung, dass der Säure-Basen-Haushalt eine zentrale Bedeutung für unsere Gesundheit und unser Wohlbefinden hat. Es gilt also, diesen »Haushalt« in Balance zu bringen, damit kein Ungleichgewicht entsteht und sich nicht dadurch schwerwiegende Erkrankungen über viele Jahre hin entwickeln. Ein optimales Gleichgewicht sorgt für einen gesunden Hormonhaushalt, eine funktionierende Verdauung, eine gute Atmung, einen stabilen Kreislauf, ein starkes Immunsystem, und es erleichtert die Ausscheidung krankmachender Giftstoffe aus unserem Körper. Durch veränderte Umweltbedingungen und unsere moderne Ernährungs- und Lebensweise wird dieses Gleichgewicht oftmals leider gestört.

Ich will nicht mehr sauer sein

Die Übersäuerung unseres Körpers entsteht insbesondere durch säurebildende und säurehaltige Nahrung wie Fast Food, basenarme Lebensmittel, Transfette, durch chronische Erkrankungen wie Diabetes Typ 2 als auch durch Nikotin, Stress, Verdauungsstörungen und vieles mehr. Damit alle ablaufenden Vorgänge in unserem Organismus optimal funktionieren können, sollte der pH-Wert im Blut und im Inneren unserer Körperzellen zwischen 7,35 und 7,45 liegen. Dies auszutarieren, damit ist unser Körper andauernd beschäftigt. Um den lebensnotwendigen, optimalen pH-Wert in unserem Blut sicherzustellen, verfügt unser Körper über mehrere Möglichkeiten, auf die überschüssige Säure zu reagieren. Dazu gehört etwa die Säure-Ausscheidung über unsere Haut, die Nieren und den Darm, aber es gibt auch ein sogenanntes Puffersystem. Sowohl das Bindegewebe als auch die Gelenke und unsere Muskeln dienen als Säuredepot. Normalerweise gleicht dieses Puffersystem die im Blut plötzlich auftretenden Säureschwankungen aus, indem es basische Substanzen zur Neutralisierung bereitstellt. Allerdings gibt es nur eine begrenzte Lagerkapazität für die Säuren. Können keine Säuren mehr aufgenommen oder neutralisiert werden, geraten lebensnotwendige Vorgänge in unserem Körper durcheinander oder in Gefahr. Wir merken dies an Unwohlsein, Muskelverspannungen, Erschöpfungszuständen, Rücken- und Nackenschmerzen, Hautleiden, Cellulite, Vitalstoffmangel oder auch an chronischen Erkrankungen wie Gicht, Osteoporose, rheumatischer Arthritis (Polyarthritis) und einer chronischen Azidose. Zu den säurebildenden Stoffen gehören Chlor, Schwefel und Phosphor. Ihre Gegenspieler sind Magnesium, Natrium, Kalium, Kalzium, die basenbildende Wirkung haben. Bei der Verbindung von Basen und Säuren entstehen neutrale Salze. Wenn eine zu hohe Säurebelastung unseres Gewebes bereits vorhanden ist, reicht eine basische Substanz allerdings nicht mehr aus, um einen Ausgleich herbeizuführen. Es kommt zur Übersäuerung von Muskulatur und Bindegewebe. Das merken wir beispielsweise bei Muskelkater nach sportlicher Aktivität und an einem frühzeitigen Leistungsabfall. Die überschüssigen Säuren führen sozusagen zu einer Verhärtung von Muskulatur und Bindegewebe. Die Folgen sind Verspannungen und Schmerzen, die leider auch einen rapiden Anstieg von Verletzungsgefahren mit sich bringen. Um all das zu verhindern, sollten wir für eine ausreichende Zufuhr von basischen Stoffen über die Nahrung sorgen oder zusätzlich basische Mineralsalze zu uns nehmen. Am besten ist es, die Ernährung umzustellen, denn diese kann das Säure-Basen-Verhältnis in unserem Körper wiederherstellen.

Säurebildende Nahrungsmittel wie beispielsweise Eier, Kaffee, Fleisch, Wurst, Fisch, Süßigkeiten und Alkohol können durch eine vermehrte Aufnahme von basischen Lebensmitteln wie Gemüse, Kartoffeln oder Obst ausgeglichen werden.

Moderate körperliche Bewegung kann eine Säure-Ausscheidung fördern, ebenso Kalt-warm-Wechselduschen, Sauna, ausreichend Schlaf und viel frische Luft. Vermeiden Sie außerdem körperlichen und seelischen Stress. Ihre Ernährung sollte in der Kombination nur etwa 20 Prozent sauer und etwa 80 Prozent basisch sein. Und: Mehrere kleinere Mahlzeiten sind besser als zwei große. Kauen Sie gründlich, und essen Sie nicht zu schnell oder zu hastig. Verzichten Sie auf Weißmehlprodukte und essen Sie mehr Vollwertnahrung.

Durch eine Entgiftung helfen wir dem Organismus, auch alle Umweltgifte und das Immunsystem belastende Chemikalien aus Leber, Nieren, Darm, Lymphdrüsen, Lungen und Haut besser loszuwerden. Sie fühlen sich hinterher nicht nur besser und vitaler, sondern Sie haben auch wieder mehr Energie. Und Sie helfen Ihrem Körper, einen Ausgleich des Säure-Basen-Haushaltes herzustellen. Liegt eine latente oder chronische Azidose vor, sollte die Ernährung konsequent umgestellt werden. Daneben gibt es noch weitere einfache und sanfte Methoden der Entgiftung, wie sie uns Doktor K. S. vorgestellt hat:

Den Säure-Basen-Haushalt regulieren

- Entgiften mit Wasser: Wenn Sie eine Wasser-Entgiftungskur machen wollen, trinken Sie 21 Tage lang über den Tag verteilt sehr viel, bis zu drei Liter, ausschließlich stilles Wasser. Ihr Verdauungstrakt und Ihre Organe erfahren dabei eine totale Erholung und können sich wieder regenerieren. Sämtliche Giftstoffe werden aus Ihrem Körper herausgespült.
- Entgiften mit Saft: Trinken Sie für 21 Tage viele frische, selbst hergestellte Obst- und Gemüsesäfte aus Preiselbeeren, Ananas, Apfel, Kohl, Sellerie, Spinat und Möhren. Aber vermeiden Sie Zitrusfrüchte, sie haben einen höheren Säuregehalt. Eine Entgiftung mit Säften liefert Ihrem Organismus zudem wichtige Nährstoffe und Enzyme, und der Entgiftungsprozess wird beschleunigt.
- Entgiften mit Kräutern: Ergänzen Sie Ihr Essen über einen Zeitraum von 21 Tagen mit Roter Bete, Löwenzahn, Petersilie, Zinnkraut, Enzian, Goldrute und Birkenblättern. Darüber wird sich ganz besonders Ihre Leber freuen, und zum Dank wird sie wieder gut funktionieren. Medizinische Studien haben belegt, dass alle diese Kräuter bei einer Entgiftung gute Dienste leisten. Die Nieren sind verantwortlich für die Verteilung einer beachtlichen

Menge an Giftstoffen in unserem Körper. Gifte werden in greifbare und nicht greifbare Formen aufgeteilt. Für eine Entgiftung der Nieren brauchen Sie unbedingt Löwenzahn und echte Bärentraube. Für die Lunge, die eine wichtige Säule in unserem Körper ist, Schwarzwurzel und chinesische Meerträubel. Während Sie diese Kräuter zu sich nehmen, sollten Sie unbedingt ganz auf Fast Food und fettes Essen verzichten.

- Entgiften mit der Hautbürste: Wenn Sie Ihre Haut abschrubben, ist das eine sanfte, aber sehr effiziente Möglichkeit zu entgiften. Abgestorbene Hautzellen werden dabei entfernt, die Lymphdrüsen stimuliert und Giftstoffe, die sich auf Ihrer Haut befinden, entfernt. Benutzten Sie eine spezielle, trockene Hautbürste mit sehr weichen Borsten. Bürsten Sie auch Ihre Fußsohlen eine Minute lang in kreisförmigen Bewegungen.
- Entgiften durch Sauna: Saunagänge sind effektive Helfer, um Giftstoffe aus Ihrem Körper auszuschwemmen, die sich überall in Ihrem Organismus niedergelassen haben. Für ein besseres Resultat kombinieren Sie Ihre Saunagänge mit einer gesunden Ernährung und viel Bewegung. Aber Achtung! Nur für Menschen geeignet, die keine gesundheitlichen Probleme mit dem Herzen, dem Kreislauf oder andere Leiden haben, die einen Saunagang verbieten. Erkundigen Sie sich vorher bei Ihrem Hausarzt.

Wichtig zu wissen

Was ist eigentlich der Unterschied zwischen Entgiften und Entschlacken? Unser Organismus speichert leider auch unerwünschte Giftstoffe, die mit der Nahrung aufgenommen und durch den Darm resorbiert werden. Diese Substanzen lagern sich in Knochen, Leber, Blase, Niere, Haut, Fettgewebe und natürlich im Darm selbst ab und können Auslöser für allerlei Krankheiten sein. Zum einen entstehen diese Stoffe als Abfallprodukte während des Stoffwechselprozesses – so etwa Säuren – auf ganz natürliche Weise, zum anderen sind sie als Schadstoffe Bestandteil unserer Nahrung. Zum Beispiel finden sie sich als toxische Spurenelemente Arsen, Blei, Cadmium, Quecksilber in unseren Lebensmitteln, oder die giftigen Substanzen werden bei der Verarbeitung und/oder Lagerung von Nahrungsmitteln als Zusatzstoffe hinzugefügt, wie zum Beispiel, Benzopyren* in Räucherwaren, Farb- und Konservierungsstoffe, Nitrat, Pestizide, Schimmeltoxine, Weichmacher aus Verpackungsmaterialien oder Zinn aus Konserven/Dosen.

Eine übermäßige Ablagerung dieser Stoffe in unserem Körper führt allmählich zur Verschlackung und Vergiftung. Die Entstehung von Säuren kann normalerweise durch das Puffersystem des Körpers neutralisiert werden. Lassen sich jedoch mit diesem natürlichen Re-

---

* Benzopyren kommt u. a. im Steinkohlen-Teer vor. Es ist ein aromatischer Kohlenwasserstoff, der durch Extraktion aus Kohlen-Teer und anderen Teeren gewonnen wird. Aber auch in Grillprodukten, die über Holzkohle oder Kiefernzapfen zubereitet werden, lässt es sich nachweisen. Benzopyren entsteht hauptsächlich durch unvollständige Verbrennung von organischem Material wie Holz, Kohle, Mineralöl und ist in Abgasen, Tabakrauch, Gebratenem, Gegrilltem und geräucherten Lebensmitteln enthalten. Benzopyren entsteht beim Erhitzen. Der Hodenkrebs bei Schornsteinfegern sowie Lungenkrebs bei Rauchern wird auf Benzopyren zurückgeführt.

gulationsmechanismus nicht mehr alle überschüssigen Säuren neutralisieren, greift der Körper auf seine vorhandenen Mineralstoffe zurück. Wichtige Mineralstoffe mit Puffereigenschaft sind unter anderem Kalium, Kalzium, Magnesium, Natrium und Phosphor. Sie bilden zusammen mit den Säuren komplexe Salze, die sich im Körper als sogenannte Schlacken ablagern. Die Folge ist eine fortschreitende Vergiftung unseres Körpers. Mit anderen Worten: Unser Körper legt quasi Sondermüll-Deponien dort an, wo kein Stoffwechselvorgang mehr stattfinden kann. Demzufolge ist Entgiften die eine Maßnahme und Entschlacken eine weitere.

Der 7-Tage-Entgiftungsplan nach Doktor K. S.

Nehmen Sie sich mal eine Woche Zeit, und führen Sie diesen Entgiftungsplan konsequent durch. Ich bin sicher, Sie werden über das Ergebnis staunen. Und Sie werden feststellen, wie einfach alle Empfehlungen auszuführen sind.

Während Ihres Entgiftungsprogramms sollten Sie unbedingt viel trinken, mindestens zwei Liter pro Tag. Trinken Sie aber kein Sprudelwasser und bitte keine frisch zubereiteten Fruchtsäfte vor Tag sieben!! Beginnen Sie jeden Tag mit einem Glas raumtemperierten, stillen Wasser! Trinken Sie über den Tag verteilt das Wasser nach Belieben gewürzt mit Zitrone, Limette und/oder einer Stange Zimt. Schwarzer Kaffee ohne Zucker ist erlaubt, aber keine Kondensmilch oder Sahneersatz und kein Süßstoff! Schwarzer Tee wie beispielsweise Kräuter- oder Blättertee kann ebenfalls getrunken werden. Ich empfehle auch Matcha-Tee, aber ohne jegliches Süßungsmittel. Denken Sie immer wieder daran, stilles Wasser ist in dieser Zeit das Allerbeste für Ihren Körper.

Sollten Sie Hungergefühle bekommen, dürfen Sie gelierte Chia-Samen, die sehr gut sättigen, zu sich nehmen. Bis zu vier Esslöffel sind pro Tag erlaubt (Rezept siehe erster Tag).

Erster Tag

1) Auf dem Teller: Alle Früchte, **außer Bananen!**

2) Trinken Sie direkt nach dem Aufstehen 1 Glas raumtemperiertes, stilles Wasser!

3) Der erste Tag besteht daraus, alle Früchte zu sich zu nehmen, die Sie gerne essen. Es wird aber dringend empfohlen, dass Sie heute viel Melone konsumieren – vor allem Wassermelonen!

Wenn Sie Ihren Obstverbrauch mit einem Mehr an Melonen bereichern, haben Sie heute eine sehr gute Chance, bis zu 1,5 Kilo zu verlieren. Diese Chance bietet vor allem der erste Tag.

Wie und warum es funktioniert:

Am ersten Tag wird Ihr Organismus auf das kommende Programm vorbereitet. Ihre einzige Nahrungsquelle ist frisches Obst. Früchte sind die perfekte Nahrung und bieten alles, was Ihr Körper an Vitaminen und Mineralstoffen benötigt.

Zubereitungsvorschlag für Chia-Gel:

Geben Sie 200 Milliliter stilles Wasser und 2 Esslöffel Chia-Samen in eine verschließbare Schale. Bitte kein Plastik benutzen! Mischen Sie alles gut durch, bis die Samen vollkommen im Wasser eingetaucht sind. Lassen Sie die Schale abgedeckt für 15 Minuten stehen, danach ist das Chia-Gel verzehrbereit. Sie können die Schale auch länger stehen lassen, aber dann bitte in einem verschließbaren Behälter in den Kühlschrank stellen. Chia-Samen haben keinen Geschmack, daher können sie praktisch jeder Nahrung zugefügt werden, in Getränke, zu Müsli, Obst, Desserts, Soßen, Gemüse oder Salat (siehe auch Seite 264).

Zweiter Tag

1) Auf dem Teller: Gemüse in Hülle und Fülle

2) Trinken Sie direkt nach dem Aufstehen 1 Glas raumtemperiertes, stilles Wasser!

3) Sie dürfen heute alle rohen oder gekochten Gemüsesorten essen, bis Sie vollkommen satt sind. Es gibt keine Mengenbegrenzung und keine Vorschrift über die Art der Gemüsesorten.

Zur Versorgung mit komplexen Kohlenhydraten werden Sie das Frühstück des zweiten Tags mit einer großen Kartoffel beginnen, gekocht oder aus dem Backofen. Sie können die Kartoffel mit einem Stückchen Butter bestreichen oder mit etwas Kokosnussöl verfeinern.

Wie und warum es funktioniert:

Der zweite Tag beginnt mit Kohlenhydraten, zusammen mit einer Portion natürlichem Fett, Butter oder Kokosnussöl. Dies wird in den Morgenstunden für Energie und Balance sorgen. Der Rest des Tages besteht aus Gemüse, das praktisch kalorienfrei und gleichzeitig Lieferant wichtiger Nähr- und Ballaststoffe ist.

Zubereitungsvorschlag für gebratenes Gemüse:

Das Gemüse Ihrer Wahl gründlich waschen und mundgerecht schneiden. 1 EL Kokosnussöl in eine erhitzte Pfanne geben, am besten in einen Wok. Zuerst den Knoblauch und die Zwiebeln kurz anbraten, dann das Gemüse hinzufügen. Beginnen Sie immer mit der härtesten Gemüsesorte, und fügen Sie im Abstand von 1 Minute dann die einzelnen Sorten nacheinander hinzu, also zuerst Möhren, kurz danach Brokkoli, dann Erbsen usw. Wenn alle Gemüsesorten im Wok schmoren, mit einem Holzlöffel kurz durchmischen. Nach weiteren 2 Minuten gießen Sie, je nach Geschmack, 1 ½ bis maximal 3 EL Oyster-Soße (eventuell im Asia-Shop erhältlich) und etwa ½ Tasse Wasser auf das Gemüse. Alles noch mal kurz durchmischen. Fertig zum Verzehr!

Dritter Tag

1) Auf dem Teller: Gemüse und Obst in Hülle und Fülle

2) Trinken Sie direkt nach dem Aufstehen 1 Glas raumtemperiertes, stilles Wasser!

3) Essen Sie heute eine Mischung aus Obst und Gemüse Ihrer Wahl – so viel Sie können. Aber essen Sie noch immer **keine Bananen!** Und heute auch **keine Kartoffel!**

Wie und warum es funktioniert:

Der dritte Tag ersetzt die Kartoffel, weil Sie die nötigen Kohlenhydrate aus den Früchten bekommen. Ihr Körper ist nun bereit, den Brennvorgang zu starten, um überschüssige Pfunde zu verlieren. Sie werden immer noch Heißhunger auf bestimmte Nahrungsmittel verspüren, ab dem vierten Tag jedoch sollte sich das gelegt haben.

Vierter Tag

1) Auf dem Teller / im Glas: Bananen, Milch und Gemüsesuppe

2) Trinken Sie direkt nach dem Aufstehen 1 Glas raumtemperiertes, stilles Wasser!

3) Heute dürfen Sie bis zu **8 Bananen** essen und **3 Gläser Mandel-, Hafer- oder Quinoa-Milch** trinken. Diese Mahlzeiten werden mit einer speziellen Gemüsesuppe, der Wunder-Gemüsesuppe, kombiniert, die Sie in unbegrenzter Menge verzehren können.

Anstelle der Bananen können Sie auch Avocados essen. ½ Avocado pro Mahlzeit. Die Avocado kann auch in der Milch püriert werden.

Wie und warum es funktioniert:

Der vierte Tag klingt vielleicht seltsam: Bananen, Milch und Gemüsesuppe? Sie werden überrascht sein. Wahrscheinlich werden Sie nicht einmal alle Bananen essen können, die erlaubt sind. Die Bananen sind gute Kalium- und Magnesiumlieferanten – Mineralstoffe, die Sie in den vergangenen drei Tagen verloren haben. Sie werden bestimmt den Verlust von Heißhunger auf Süßigkeiten bemerken.

Zubereitungsvorschlag für die Wunder-Gemüsesuppe:

Die folgende Suppe ist als Ergänzung zu Ihrer Ernährung bestimmt. Sie kann ab dem vierten Tag zu jeder Zeit des Tages in nahezu unbegrenzter Menge verzehrt werden. Konsumieren Sie also ruhig große Mengen davon.

Waschen, putzen und schneiden Sie für diese Suppe 2 grüne Paprikaschoten, ½ Grünkohl und 3 Stangen Sellerie. Ziehen Sie 6 Zwiebeln ab, und schneiden Sie sie in Würfel. Geben Sie 1 Liter Wasser in einen großen Topf, fügen Sie das zerkleinerte Gemüse sowie 9 geviertelte Tomaten hinzu, alles aufkochen und danach bei mittlerer Hitze etwa 20 Minuten weich kochen. Geben Sie nach Belieben frische Kräuter dazu, und schmecken Sie die Suppe mit Salz (reines Kristall-, Stein- oder Meersalz) ab. Falls Sie keinen Grünkohl mögen, lassen Sie ihn weg oder ersetzen ihn durch frische Spinatblätter. **Achtung!** Bewahren Sie die Suppe nur im Kühlschrank auf und auch nicht länger als 2 Tage.

Fünfter Tag

1) Auf dem Teller: Rindfleisch und Tomaten!

2) Trinken Sie direkt nach dem Aufstehen 1 Glas raumtemperiertes, stilles Wasser!

3) Heute werden Sie Rindfleisch und Tomaten essen, und zwar über den Tag verteilt zwei Portionen mageres Rindfleisch (z. B. Filetsteak à 280 Gramm). Das müssen Sie aber nicht, es kann auch weniger Rindfleisch sein. Kombinieren Sie das Fleisch jeweils mit 6 frischen Tomaten. Am besten zeigen die Tomaten ihre Wirkung, wenn sie weder gekocht noch gebraten oder gegrillt sind. Am fünften Tag müssen Sie Ihre Wasseraufnahme um mindestens 1 Liter erhöhen! Dies wird die vermehrte Harnsäure, die Sie produzieren werden, aus Ihrem Körper spülen. Anstelle von Rindfleisch können Sie auch Hähnchenbrust oder Fisch essen, aber bitte ohne Haut. Falls Sie Tomaten nicht vertragen, können Sie diese durch Salat ersetzen. Vegetarier können natürlich Tofu stattdessen wählen.

Wie und warum es funktioniert:

Der fünfte Tag führt Ihrem Körper Eisen und Proteine zu, die er jetzt dringend benötigt, und die Tomaten unterstützen die Verdauung. Auch sollten Sie feststellen, dass Ihr Urin heute farblos ist. Die Nahrungsmenge am fünften Tag gleicht einem amerikanischen »Viertelpfünder«. Fühlen Sie sich aber nicht verpflichtet, all das Rindfleisch zu essen, das Sie dürfen. Allerdings sollten Sie unbedingt 6 Tomaten essen!!!

Zubereitungsvorschlag für Rindfleisch:

Geben Sie 1 EL Kokosnussöl in eine erhitzte Pfanne und braten Sie das Fleisch darin. Erst dann nach Belieben würzen und zusammen mit den frischen, in mundgerechte Stücke geschnittenen Tomaten verzehren. Sie können das Fleisch nach Belieben auch grillen oder kochen.

Sechster Tag

1) Auf dem Teller: Rindfleisch und Gemüse

2) Trinken Sie direkt nach dem Aufstehen 1 Glas raumtemperiertes, stilles Wasser!

3) Heute können Sie nach Herzenslust eine unbegrenzte Menge an magerem Rindfleisch und Gemüse essen. Sie werden aber überrascht sein, wie wenig das sein wird. Auch an diesem Tag können Sie statt Rindfleisch Hähnchenfleisch oder Fisch verzehren und statt Gemüse einen Salat mit einer einfachen Vinaigrette.

Wie und warum es funktioniert:

Der sechste Tag gleicht dem fünften Tag. Es gibt: Eisen und Proteine aus Rindfleisch, Vitamine und Ballaststoffe aus Gemüse. Erst ab heute wird Ihr Organismus zu einem gewissen Gewichtsverlust neigen. Ihr jetziges Gewicht wird aber bereits einen deutlichen Unterschied zu Ihrem Anfangsgewicht vom ersten Tag aufweisen.

Siebter Tag

1) Auf dem Teller / im Glas: brauner Reis mit Gemüse und Fruchtsäfte

2) Trinken Sie direkt nach dem Aufstehen 1 Glas raumtemperiertes, stilles Wasser!

3) Heute wird Ihre Nahrungsaufnahme aus braunem Reis (Naturreis), Fruchtsäften und allen Gemüsesorten, die Sie mögen, bestehen. Aber bitte essen Sie keinen weißen Reis! Wenn Sie Reis nicht mögen, lassen Sie ihn weg und essen nur Gemüse und trinken Sie Fruchtsäfte.

Wie und warum es funktioniert:

Der siebte Tag beendet das Programm sozusagen wie eine gute Zigarre, die man nach einem viktorianischen Essen genießt, allerdings wesentlich gesünder. Sie haben Ihren Organismus unter Kontrolle, und er wird Ihnen für das »Spülen und Reinigen« dankbar sein. Dieser Tag beendet den Reinigungsvorgang, jetzt kann die Fettverbrennung beginnen. Diese erste Woche hat Ihnen geholfen, Ihren Magen und Ihr ganzes Verdauungssystem zu reinigen. Falls Sie eine weitere Gewichtsabnahme wünschen, spricht nichts dagegen, dieses Wochenprogramm noch einmal zu wiederholen.

Zubereitungsvorschlag für einen Vitaminsaft:

4 kleine Rote-Bete-Knollen, 6 mittelgroße Möhren und 1 Apfel waschen, putzen, in kleine Stücke schneiden und in einen Entsafter geben. Einige Tropfen kaltgepresstes Olivenöl oder Kokosnussöl in ein Glas geben und den ausgepressten Saft daraufgießen. Umrühren und genießen.

Die Bilanz: leichter als vor einer Woche

Heute früh, am achten Tag, werden Sie drei bis fünf Kilo weniger wiegen. Vorausgesetzt, Sie haben sich exakt an den Entgiftungsplan gehalten. Ab heute sollten Sie auf alle Fälle täglich Chia-Samen zu sich nehmen, entweder in gelierter Form oder trocken über Ihre Mahlzeiten gestreut, beispielsweise über Salate oder Gemüse. Kurz vor den Mahlzeiten eingenommen, helfen sie, das Hungergefühl zu besänftigen: Ein kleines Glas Mandel- oder Quinoamilch und 2 Esslöffel gelierte Chia-Samen gut miteinander verrühren – schon können Sie den Drink genießen.

Wichtig zu wissen

Sie haben eine Anleitung für ein Programm erhalten, das Ihnen Freude beim Essen bereiten soll. Nicht jeder mag Kohl, Paprika, Karotten und dergleichen. Dieses Programm ist flexibel. Sie können bestimmte Gemüsesorten nach Ihrem Geschmack ersetzen. Sie können jedes Gemüse, das Sie mögen, verwenden. Aber Hände weg von Bohnen aller Art, weil sie viele Kalorien enthalten!

- Das Gemüse kann auch in Form von Salat gegessen werden, wenn Sie das lieber mögen. Aber bitte verwenden Sie keine Salatdressings aus der Flasche!
- Bereiten Sie Ihr Dressing beispielsweise mit Weinessig oder frisch gepresstem Zitronensaft, Knoblauch und Kräutern zu. Nehmen Sie für die Salatsoße nicht mehr als 1 Esslöffel (!) Kokosnuss- oder kaltgepresstes natives Olivenöl.

- Trinken Sie nicht mehr als zwei Gläser Weißwein zu den täglichen Anweisungen des Entgiftungsprogramms.
- Sie können den Weißwein auch durch Champagner ersetzen.
- Aber unter keinen Umständen ist es erlaubt, irgendwelche anderen alkoholischen Getränke, mit Ausnahme von Bier, das ist erlaubt, zu sich zu nehmen!
- Jede Art von Likör oder Bourbon, Wodka, Rum und so weiter ist verboten!
- Cremegetränke oder Cocktails sind besonders verboten!
- Falls Sie Lust auf einen Schnaps haben, beschränken Sie Ihren Konsum auf zwei Schnäpse während des gesamten siebentägigen Programms.
- Wenn Sie Wein trinken, dann trinken Sie nur Wein für diesen Tag. Wenn Sie Bier trinken, dann nur Bier. Denken Sie aber daran, dass Alkohol überflüssige Kalorien enthält.
- Unterbrechen Sie den 7-Tage-Entgiftungsplan bitte auf keinen Fall! Wenn Sie doch aus dringenden Gründen den Plan nicht fortlaufend durchführen können, fangen Sie unbedingt wieder bei Tag eins an. Die Einhaltung der Abfolge ist außerordentlich wichtig, da nur dann der Stoffwechsel optimal angekurbelt wird, wodurch sich ein Gewichtsverlust einstellen kann.
- Falls Sie während der Entgiftungswoche Kopfschmerzen bekommen und diese trotz ausreichender Wasserzufuhr nicht besser werden, dürfen Sie eine Schmerztablette einnehmen. Doktor K. S. empfiehlt in diesem Fall Paracetamol.
- Wenn Sie unter Durchfall leiden sollten während der Entgiftungstage, was jedoch selten ist, dann auf alle Fälle Chia-Gel essen.

- Der Entgiftungsplan ist auch für Vegetarier oder Veganer geeignet.
- Auch Menschen mit schweren Erkrankungen können den Entgiftungsplan durchführen. Selbst für Krebspatienten ist diese Entgiftung zu empfehlen.
- Wurden Ihnen von Ihrem Arzt Medikamente verordnet, sollten Sie diese auch während des Entgiftungsplans unbedingt weiter einnehmen. Allerdings wäre es ratsam, danach Ihren Arzt aufzusuchen und einen Check machen zu lassen. Eventuell muss er Ihre Medikation reduzieren oder Sie (bei Diabetes beispielsweise) neu einstellen. Diese Empfehlung ist besonders wichtig, wenn Sie nach dem Entgiftungsplan Ihre Ernährung auf gesunde Lebensmittel umstellen!

Die Ernährungsumstellung richtig vorbereiten

Nach der ersten Woche wird Ihnen dieses Entgiftungsprogramm helfen, Ihren gesamten Organismus zu reinigen, speziell Ihr Verdauungssystem und Ihren Magen. Wenn Sie eine weitere Gewichtsabnahme wünschen, wiederholen Sie das Programm. Sie können es so oft wiederholen, wie Sie wollen.

An Tag drei und vier kann es sein, dass sich Ihr Gewicht nur minimal reduziert. Bleiben Sie cool! Das ist ganz normal. Dafür werden Sie aber bei Tag sechs und sieben ein Aha-Erlebnis haben. Vergessen Sie nicht, es geht bei diesem Programm zum einen um Entgiften und zum anderen um Gewichtsreduzierung. Ihr Körper wird gereinigt, um ihn für eine wirkungsvolle Ernährungsumstellung vorzubereiten und um dauerhaft überflüssige Kilos loszuwerden. Dieser Reinigungsprozess ist elementar wichtig. Wenn wir beispielsweise eine Pflanze in alte, trockene, harte Erde einsetzen, wird sie nicht gedeihen. Da können wir noch so viel gießen. Das funktioniert nicht. Pflanzen wir sie in neue, frische und nährstoffreiche Erde, wird sie zu einer wundervollen Blume gedeihen. Aber bitte das Gießen nicht vergessen! Mit anderen Worten, trinken Sie während Ihres Programms ausreichend Wasser. Wenn Sie Kopfschmerzen bekommen oder sich unwohl fühlen, bis hin zur Übelkeit, was eventuell vorkommen kann, ist das ein eindeutiges Signal Ihres Körpers, mehr zu trinken!!!

Wenn Sie ohne das Programm weiter abnehmen möchten, sollten Sie in den nächsten acht Wochen

- auf Fast-Food-Produkte komplett verzichten.
- Kartoffeln, Reis und Nudeln bitte weitgehend nur tagsüber essen. Nicht am Abend! Wenn Sie Kartoffeln essen, dann die vorher gründlich gewaschene Schale mitverzehren. Dadurch bekommt Ihr Körper zusätzlich auch noch Ballaststoffe.
- jeden Tag direkt nach dem Aufstehen ein Glas raumtemperiertes, stilles Wasser trinken. Das hilft Ihrem Ausscheidungssystem enorm.
- keine »normale« Milch trinken.
- vermehrt Gemüse und Obst essen.
- Ihr Abendbrot vor 19 Uhr einnehmen. Denken Sie daran: Der Darm geht mit den Hühnern schlafen. Damit erhalten Sie die größtmögliche Chance, auch weiterhin Gewicht zu verlieren.

ÜBRIGENS:

Sollten Sie während Ihrer Ernährungsumstellung Heißhunger-Attacken bekommen – diese greifen uns bekanntlich besonders abends massiv an und führen in der Regel zum gefürchteten Jo-Jo-Effekt –, können Sie ein großes Glas lauwarmes Wasser trinken. Erlaubt sind aber auch (entweder/oder): Wunder-Gemüsesuppe (siehe Rezept im 7-Tage-Entgiftungsplan auf Seite 186). 2 bis 3 Esslöffel aufgequollene Chia-Samen oder eine Handvoll Nüsse (Paranüsse oder Mandeln). Harzer Käse (auch in einer Essig-Öl-Marinade eingelegt), ein hart gekochtes Ei (Salz ist erlaubt) sind ebenso möglich wie saure Gurken (am besten Cornichons).

Wir vermeiden abends Kohlenhydrate und verspüren seither auch keinen Heißhunger auf Süßes mehr. Natürlich geht das nicht immer. Wenn wir beispielsweise zu einem Dinner eingeladen werden oder einfach Lust darauf haben, essen wir auch schon mal beim Italiener Pizza oder Nudeln, im Steak-House Fleisch und Gemüse mit Kartoffel-Püree oder beim Chinesen Sushis. Mit meiner 300-Tage-Regelung klappt das hervorragend.

Die Ernährungsumstellung nach Dr. K. S.

Wie am Anfang des Buchs schon mal erwähnt, gibt es Befürworter und Kritiker der sogenannten Blutgruppen-Ernährung. Ich kann weder das eine noch das andere beweisen, da ich keine Medizinerin bin und auch keine Ernährungsexpertin. Ich kann allerdings klar und deutlich feststellen: Mir und meinem Mann bekam und bekommt diese Art der Ernährung ganz wunderbar. Mein Wunsch wäre es, Befürworter und Gegner sollten sich gemeinsam dieser Forschung widmen, und zwar zum Wohle der Menschheit, anstatt mit einseitigen Angriffen und Abwertungen wertvolle Zeit zu vergeuden. Schon im Zweiten Weltkrieg wurden in Japan die Soldaten nach ihrer Blutgruppe ausgewählt. Noch heute wird dort kaum jemand eingestellt, der nicht die entsprechende Blutgruppe besitzt, da sich aus ihr eventuell Rückschlüsse über Persönlichkeit, Charakter und Umgänglichkeit mit anderen Menschen ziehen lassen. Verweigert jemand die Angabe über seine Blutgruppe, wird das als Zeichen der Scham gewertet. Es scheint sogar üblich zu sein, bei privaten Treffen nach der Blutgruppe zu fragen, so wie wir uns eventuell nach dem Sternzeichen erkundigen. Das Thema wurde in Japan zu einem echten Hype. Allerdings haben es die Japaner mit der Blutgruppen-Charakter-Analyse etwas übertrieben: Anfang der Siebzigerjahre wurden dort sogar

Schulklassen nach Blutgruppen eingeteilt. Mittlerweile wird diesem japanischen Volksglauben sogar Rassismus unterstellt. *Halleluja!*

Dabei muss ich wieder an die Geschichte der alten Chinesin über das Mittelmaß denken. Denn an die Verbindung zwischen Blutgruppe und Persönlichkeit glauben nicht nur in Japan viele Menschen, sondern auch in Südkorea und Taiwan. So erklärt sich wohl auch der Erfolg der südkoreanischen Kinoromanze »Mein Freund ist Blutgruppe B« aus dem Jahr 2005, in der eine Studentin der Blutgruppe A stürmische Zeiten mit ihrem launischen und rabiaten Partner durchlebt.

Unser Blut kann sprechen

Befasst man sich mit den Vorteilen, die die Blutgruppen-Ernährung auf unsere Gesundheit hat, wird man erkennen, weshalb sich Menschen einer bestimmten Blutgruppe anfälliger für diverse Krankheiten zeigen als andere. Es ist mittlerweile belegt, dass sich spezielle Krankheitserreger auf bestimmte Blutgruppen »stürzen«, wie zum Beispiel im Mittelalter die Pocken auf die Menschen der Blutgruppe A und die Pest auf die der Blutgruppe 0. Man mag darüber denken, wie man will, ich persönlich kann nur immer wieder betonen, dass die Blutgruppen-Ernährung nach Doktor K. S. in Verbindung mit meiner »300-Tage-Regelung« und der Regulierung des Säure-Basen-Haushalts bei uns ein tolles Ergebnis erzielt hat.

In Deutschland weisen 41 Prozent Menschen die Blutgruppe 0 auf, 43 Prozent die Blutgruppe A, elf Prozent die Blutgruppe B, und nur fünf Prozent haben AB. Hier in Asien ist die Blutgruppe B sehr verbreitet, während in Europa die Blutgruppe A am häufigsten auftritt.

In den späten Fünfzigerjahren begann der amerikanische Arzt Dr. James D'Adamo mit der Blutgruppen-Forschung. Er beobachtete, dass es einen Zusammenhang zwischen der Ernährung und der Blutgruppe gibt. In seinen Studien fiel ihm auf, dass manche Patienten fettarme und streng vegetarische Kost gut vertrugen und andere nicht. D'Adamo wollte unbedingt herausfinden, was die Ursache dafür sein könnte. Irgendein Aspekt im Blut müsste dafür verantwortlich sein und den Unterschied erklären können.

1970 präsentierten der Journalist Masahiko Nomi und sein Sohn Toshitaka in Japan zum ersten Mal ein Buch über die Zusammenhänge zwischen Blutgruppe und Charakter. Gemeinsam schrieben sie 65 Bücher zu dieser Forschung.

1978 wird in Seattle die »Bastyr-Universität« für Naturmedizin gegründet. Sie ist die erste staatlich anerkannte, fachübergreifende Hochschule für Naturheilmedizin in den USA. Dort beginnt D'Adamos Sohn Peter nach dem Tod seiner Mutter durch Brustkrebs, Naturheilkunde zu studieren. Zwei Jahre später gibt der Vater sein erstes Buch zur Blutgruppen-Ernährung heraus. Sohn Peter will sich davon überzeugen, dass diese Publikation den Anforderungen wissenschaftlicher Erkenntnisse standhält, und überprüft die Beurteilungen seines Vaters. Im Laufe der Zeit stellte sich immer mehr heraus, dass die ersten Untersuchungen, die sein Vater gemacht hatte, über die Zusammenhänge zwischen Blutgruppe, Ernährung und Gesundheit, weitaus bedeutender waren, als er es sich selbst je hätte vorstellen können.

Mit einer aufsehenerregenden Rede, die Dr. Peter D'Adamo 1989 auf der Jahresversammlung der »American Association of Naturophatic Physicians« in Oregon hielt, kam der Durchbruch. Nur ein Jahr später bestätigte die Genforschung einen Großteil der Blutgruppen-Forschung seines Vaters. Seither wird die Blutgruppen-Ernährung in vielen Kliniken der USA erfolgreich angewandt. Es sollten aber noch sieben Jahre vergehen, bis die Öffentlichkeit in Amerika auf sie aufmerksam wurde.

Peter D'Adamo wuchs in einer Familie auf, in der die meisten Angehörigen die Blutgruppe A aufweisen. Aufgrund der beruflichen Tätigkeit seines Vaters aß die Familie hauptsächlich vegetarische Kost, die aus Lebensmitteln wie Tofu, gedünstetem Gemüse und Salaten bestand. Als Kind schämte er sich häufig dafür. Er kam sich benachteiligt vor, weil keiner seiner Freunde so etwas »Merkwürdiges« wie Tofu aß. Seine Freunde hatten sich mit großem Vergnügen einer gerade in Mode gekommenen Ernährung zugewandt, die in den Fünfzigerjahren die USA eroberte. Sie bestand überwiegend aus Hamburgern, Hot Dogs, fetttriefenden Fritten, Schokoladeriegeln, Eiscreme, Coca-Cola oder Limonade.

Forscher der Blutgruppen-Ernährung sind davon überzeugt, dass der Schlüssel zu unserem gesamten Immunsystem die Blutgruppe ist. Sie bestimme und reguliere den Einfluss, den Viren, Bakterien, Infektionen, chemische Stoffe, seelische Belastungen und diverse Lebensbedingungen auf jedes Individuum hätten.

Bis heute ernährt sich Peter D'Adamo wie zu Kindertagen. Jeden Tag nimmt er die Lebensmittel zu sich, die für seine Blutgruppe besonders geeignet sind. Ob er wie wir schon mal einen »Sünden-Tag« einlegt, bleibt natürlich die Frage.

In einem Sonderheft über Diäten schrieb eine große Zeitung über die Blutgruppen-Ernährung: »Lebensmittel, die der angeblich ›natürlichen‹ Ernährung widersprechen, sind laut der Blutgruppendiät Gift für den Körper. Da wir trotz jahrelanger Verstöße gegen diese Regeln aber immer noch am Leben sind, stellt sich die Frage nach Sinn und Unsinn dieser Diät.«

Dazu möchte ich unbedingt anmerken: Nirgendwo findet sich auch nur andeutungsweise der Hauch eines Hinweises darauf, dass wir durch die Nichteinhaltung einer Empfehlung der Blutgruppen-Ernährung sterben werden. Mal ganz abgesehen davon, dass wir täglich »echte« Gifte aus Plastik, Medizin oder aufgrund der Umweltverschmutzung zu uns nehmen, ist die Bezeichnung »Gift« über die Blutgruppen-Ernährung doch reichlich übertrieben. Anfang 2014 veröffentlichte die Stiftung Warentest auf ihrer Website abermals den Hinweis: »Die Deutsche Gesellschaft für Ernährung (DGE) weist erneut darauf hin, dass es keine wissenschaftlichen Beweise für den Nutzen der sogenannten Blutgruppendiät gibt.« Bitte erlauben Sie mir auch dazu eine ganz persönliche Klarstellung: Wenn es keinen Nutzen gäbe, bilden sich mein Mann und ich unsere verlorenen Kilos, die hervorragenden Blutwerte und die Tatsache, dass wir keine Medikamente mehr einnehmen müssen, offensichtlich nur ein. Und nebenbei bemerkt findet die Blutgruppen-Ernährung seit vielen Jahren weltweit immer mehr begeisterte Anhänger mit Tausenden von Erfolgsgeschichten. Die Genforschung und die Meinung der Stiftung Warentest sowie der DGE haben bisher nur noch nicht zusammengefunden. Tatsache ist aber, dass die Blutgruppen-Ernährung in vielen Kliniken in den USA erfolgreich angewandt wird.

Die Blutgruppen-Ernährung nach Doktor K. S.

Die von Doktor K. S. empfohlene Ernährungsweise lehnt sich zwar an die zuvor beschriebene Blutgruppen-Ernährung nach Dr. D'Adamo an, bei ihr finden sich jedoch auch ein paar Abweichungen, die möglicherweise den großen Unterschied ausmachen.

Dank der Papierberge, die uns Doktor K. S. in die Hand gedrückt hatte und auch dank der vielen Gespräche mit ihm haben wir uns sehr intensiv mit der Blutgruppen-Ernährung auseinandergesetzt und sind dabei geblieben – bis heute.

Menschen der Blutgruppe 0, der mein Mann angehört, haben andere Eigenschaften als Personen, die Blutgruppe A aufweisen, also wie ich. Aber nicht nur das. Bestimmte Lebensmittel verträgt die eine Blutgruppe besonders gut, während sie für eine andere Blutgruppe unbekömmlich sind. Und auch was sportliche Aktivitäten angeht, reagieren die einzelnen Blutgruppen unterschiedlich. Für den einen Typ ist eher die sanfte Bewegung vorteilhaft und für den anderen zum Beispiel hartes Krafttraining.

Wir persönlich halten die Einteilungen und Charakterisierungen der Blutgruppen für stimmig und aussagekräftig. Sie unterstützen uns in unserem Bestreben, gesund zu bleiben. Und wir stehen ganz hinter der von Doktor K. S. empfohlenen Ernährungsumstellung samt (der von mir erdachten) 300-Tage-Regelung in Verbindung mit einem ausgeglichenen Säure-Basen-Haushalt. Essen ist jedoch weitaus mehr, als nur Nahrungsmittel zu sich zu nehmen. Denn eine ganze Reihe weiterer Faktoren beeinflussen den komplizierten Verdauungsprozess. Damit Sie Ihre Mahlzeiten im wahrsten Sinn des Wortes auch auskosten können, sollten Sie am besten folgende Empfehlungen beachten:

So wird Ihr Essen bekömmlicher

- Je länger die Nahrung in Ihrem Mund bleibt, womit Sie übrigens gleichzeitig Ihren Geschmackssinn stimulieren, und je gründlicher Sie kauen, desto besser kann sich Ihr Magen auf den gesamten Verdauungsvorgang vorbereiten. Ihr Essen wird sozusagen bereits vorverdaut.
- Trinken Sie einige Zeit vor oder nach dem Essen, nicht währenddessen, denn die mit der Mahlzeit aufgenommene Flüssigkeit verdünnt die Verdauungssäfte.
- Essen Sie langsam und mit Muße, ohne Hektik und Stress: Essen, Ruhe und Wohlbehagen sind, nach altrömischer Weisheit, das Geheimnis der Heilkunst.
- Wenn Sie beim Essen zu viel reden, verschlucken Sie bekanntlich viel Luft. Das führt oft zu unangenehmen Blähungen. Der Spruch unserer Mütter »rede nicht so viel beim Essen« hat also einen ernst zu nehmenden Hintergrund.
- Ihre Abendmahlzeiten sollten Sie bis spätestens 19 Uhr eingenommen haben, damit sie über Nacht nicht im Magen liegen bleiben. Die aufgenommenen Kalorien kann der Körper nicht mehr verarbeiten. Der Darm ist zudem nachts nicht mehr aktiv. Erinnern Sie sich? Der Darm geht mit den Hühnern schlafen.

Wer dauerhaft abnehmen und sein Gewicht auch halten will, kommt um eine Ernährungsumstellung nicht herum. Das können wir aus unserer persönlichen Erfahrung bestätigen. Natürlich ist es jedem selbst überlassen, diese spezielle Ernährungsumstellung auszuprobieren und sich eine eigene Meinung darüber zu bilden. Ich empfehle Ihnen jedoch, sich mit einem Fachmann, beispielsweise mit einem

Heilpraktiker oder einem Ernährungsberater, eingehend zu besprechen. Sollten Sie an einer persönlichen Beratung durch Doktor K. S. in Kuala Lumpur interessiert sein, schreiben Sie mir eine E-Mail. Er arbeitet mit einem der weltweit modernsten Labore zusammen, das dank einer Spezialmethode eine äußerst genaue Blutanalyse durchführen kann. In den Labor-Dokumentationen wird sogar aufgeführt, welches Organ wie und warum nicht gut arbeitet, und was dagegen zu tun ist. Ein technischer Fortschritt, der uns geradezu sprachlos werden ließ.

ÜBRIGENS:

»Fangt schon bei den Kleinen an, ihnen gesunde Nahrung vorzusetzen«, appelliert Doktor K. S. immer wieder eindringlich und erklärt, wie wichtig es ist, schon in den Kindergärten und Schulen gesund zu kochen. Hier in Kuala Lumpur sieht man viele dicke malaiische, chinesische und indische Kinder. Dieser Appell gilt aber nicht nur für Südostasien, er betrifft alle Schulen weltweit. Das Schulessen sollte mehr Gemüse und Obst enthalten, ausgewogen und vielfältig sein. Wie wir bereits wissen, ist heute jedes fünfte Kind in Deutschland übergewichtig oder fettleibig, und die Diabetes-Erkrankung bei Kindern nimmt immer mehr zu. Im Kindergarten und in der Schule unserer Enkelkinder in Berlin stehen oft Spaghetti bolognese, Fleischbällchen mit Ketchup und Pizza auf dem wöchentlichen Speiseplan. Gemüse kommt kaum vor. Bei einer Untersuchung der Hochschule für Angewandte Wissenschaften in Hamburg gab die Hälfte der befragten 212 deutschen Schulträger an, die Qualitätsstandards der Deutschen Gesellschaft für Ernährung (DGE) nicht zu erfüllen, die möglichst viel Vollkorn, Gemüse und Obst vorsieht. Da das Schulessen außerdem oft längere Transportwege hinter sich hat, kann sich besonders die Qualität von Gemüse verschlechtern. Eine bessere Organisation sowie mehr Engagement der Eltern in puncto Finanzierung wären nötig, um die Mahlzeiten in der Schulkantine gesünder und attraktiver zu machen.

Seine und meine Blutgruppe

Hier nun die weniger spektakulären Nahrungsempfehlungen von Doktor K. S. für die Blutgruppe meines Mannes: Typ 0 ist ein Fleischesser. Menschen, die gerne Fleisch essen, können sich bestimmt vorstellen, wie glücklich mein Göttergatte über diese gute Nachricht war. Für meine Blutgruppe dagegen ist Fleisch ein »No Go«, wie man so schön sagt. Da der Blutgruppentyp 0 nicht nur über einen sehr sauren Magen, sondern auch über das alkalische Enzym Phosphatase im Dünndarm verfügt, ist er imstande, dem Fleisch die allermeisten Nährstoffe zu entziehen. Phosphatase begünstigt unter anderem die Aufspaltung von tierischen Proteinen und Fetten.

Auf eine proteinreiche Kost wie Fisch, Fleisch und Geflügel sowie auf eine Vielzahl von Obst- und Gemüsesorten spricht diese Blutgruppe sehr gut an. Allerdings sollte Typ 0 eine Reihe von Getreidesorten, Hülsenfrüchten und besonders Milchprodukte (Kuhmilch sowieso!) mit Vorsicht genießen, da sein Stoffwechsel eher träge ist. Im Hinblick auf die Reaktionen meines Mannes können wir dies insgesamt bestätigen. Hülsenfrüchte stellen für Typ 0 keinen wichtigen Bestandteil seiner Ernährung dar und bereiten ihm sogar häufig Probleme. Blutgruppe 0 verfügt über einen robusten Verdauungstrakt, und ist mit einem widerstandsfähigen Immunsystem ausgestattet. Seine Schilddrüsenfunktion ist ebenfalls etwas träge, was eine Gewichtszunahme begünstigt. Aber sein genetisches Erbe bietet ihm die Möglichkeit, stark, schlank, produktiv, langlebig und optimistisch zu sein. Na, das sind doch wirklich tolle Aussichten, oder? Sein Ururahn war ein kluger, aber zuweilen angriffslustiger Geselle. Nach der Blutgruppen-Theorie wird er als sogenannter Jäger charakterisiert. Typ 0 kann eine Veranlagung für bestimmte Krankheiten wie Geschwüre aufweisen. Doktor K. S. erzählte uns, man habe bereits in den Fünfzigerjahren festgestellt, dass diese Blutgruppe zweimal so viele Fälle von Geschwüren aller Art zu verzeichnen hatte als andere Blutgruppen. Eine Ernährung bestehend aus: Salzwasserfischen, Meeresfrüchten, rotem Fleisch, Leber, Grünkohl, Spinat, Brokkoli, Chia-Samen, Amaranth, Quinoa, kaltgepresstem Olivenöl für Salatdressings und Kokosnussöl für Gebratenes sowie Seetang wäre für seinen Bluttyp besonders zu empfehlen. Blasentang, eine Algenart, stellt für ihn einen sehr guten Nährstoff dar und hilft effektiv bei der Gewichtskontrolle. Die L-Fucose (nicht zu verwechseln mit Fructose) in Blasentang kann seinen trägen Stoffwechsel normalisieren und somit für einen Gewichtsverlust sorgen. Neben Seetang sind Nährstoffzugaben wie Vitamin B und K, Kalzium, Jod sowie Süßholz seiner Gesundheit sehr zuträglich.

Auf Stress reagiert sein Organismus ausgesprochen negativ, mitunter sogar aggressiv, was sich direkt auf seine Muskeln überträgt. Die beste Art, Stress abzubauen, liegt für ihn in der körperlichen Aktivität. Um sich gut zu fühlen, sollte dieser Typ unbedingt Sport treiben, und zwar mehrmals pro Woche. Das hebt seine Stimmung, sein Selbstbewusstsein und bringt ihm Ausgeglichenheit. All das stimmt auffallend und passt genau zu meinem Mann. Er sportelt dreimal wöchentlich mit großer Begeisterung. Hinterher schildert er mir jedes Mal in verführerischen Variationen, wie ausgeglichen er sich fühle, und fordert mich immer wieder aufs Neue auf, auch endlich damit zu beginnen. Doktor K. S. erklärte den Vorteil, den wir durch sportliche Betätigung haben, folgendermaßen: »Da sich der Säuregehalt im Muskelgewebe durch Sport erhöht, wird ein erhöhter Fettstoffwechsel erzeugt, allgemein als Fettverbrennung bekannt.« Intensive körperliche Betätigungen für meinen Mann wären beispielsweise Aerobic, Kampfsportarten, Laufen sowie Gewichtstraining.

Über seine Charaktereigenschaften heißt es, dass sich dieser gesellige und optimistische Typ dank seines gewaltigen Dickkopfes nicht vom viel zitierten Weg abbringen ließe. Unter seiner harten Schale verbirgt sich ein großes Herz. Sturheit ist sein zweiter Vorname, daher lässt sich der typische Workaholic nicht gern etwas sagen. Doch tief in seinem Innern ist er total emotional und absolut treu, obwohl er sich damit schwertut, seine Gefühle auszudrücken. Laut der japanischen Auslegung der Charaktereigenschaften der Vertreter der Blutgruppe 0 habe er Führungsqualität und sei ein natürlicher Anführer, zielstrebig, ehrgeizig, sportlich, robust, selbstbewusst und mit einer großen Portion logischen Denkens ausgestattet. Auch dem kann ich wirklich nicht widersprechen. Ich frage mich nur, woher kennen die Japaner meinen Mann so gut?

Ich bin Typ A

Das Problem bei Menschen mit der Blutgruppe A heißt, wie schon erwähnt: Fleisch. Mein Magen kann es nur schwer verdauen, da er einen niedrigen Gehalt an Magensäure besitzt. Fleisch macht Typ A müde und träge. Fette und tierische Eiweiße können von meinem Organismus nur sehr schwer aufgespalten werden, da bei den Vertretern dieser Blutgruppe das alkalische Enzym Phosphatase fehlt. Die Folge: Es wird als Fettreserve gespeichert, der Stoffwechsel wird verlangsamt, und eine Insulinreaktion wird provoziert. Das führt zu Fettleibigkeit und Diabetes. Dem kann ich nicht widersprechen.

Blutgruppe A kann aber Ballaststoffe sehr gut verarbeiten, erklärte mir Doktor K. S., da mein Organismus von Gemüse, Früchten und Korn am meisten profitiere. Chia-Samen, Amaranth, Quinoa, kaltgepresstes Olivenöl für Salatdressings und Kokosnussöl für Gebratenes seien auch für mich Nahrungsmittel, die beinahe wie Heilmittel wirken würden.

Typ A, so heißt es, besitze die Fähigkeit, die negativen Auswirkungen von Stress geradezu umzukehren, denn dieser Typ bewältige die erste Stressphase mithilfe geistiger und nicht körperlicher Mittel. Allerdings kann sich dadurch der Stress im Organismus ansammeln, was zu Reizbarkeit, Hyperaktivität und Angstzuständen führen kann. Die Folgen: ein geschwächtes Immunsystem, aus dem Herzkrankheiten und sogar Krebs entstehen können, zu denen ich ohnehin eine Neigung hätte. Auch Anämie, Diabetes Typ 2, Gallenblasen- und Leberstörungen sowie Befall von Mikroorganismen, wozu auch Würmer und Parasiten zählen, sind Erkrankungen, die mir drohen könnten. Menschen mit der Blutgruppe A können Stress jedoch durch sanfte Sportarten wie Meditation, Yoga, Tai-chi, Schwimmen, Wandern und Sauna abbauen und somit für körperliche Ruhe sorgen, was bei diesem Typ sogar die Konzentrationsfähigkeit steigert. Anstrengende Sportarten oder gar Wettkämpfe setzen die Vertreter dieser Blutgruppe häufig nur noch mehr unter Stress. Auch dem kann ich bekanntermaßen nicht widersprechen.

A-Typen verfügen über ein tolerantes Immunsystem und einen empfindlichen Magen-Darm-Trakt. Deshalb ist eine vegetarische Ernährung, in der viel Obst und Gemüse vorkommen, für mich besonders bekömmlich. Fisch darf ich mehrmals in der Woche essen. Wenn ich Gewicht reduzieren will, sollte ich neben Fleisch weitgehend auf fast alle Erzeugnisse aus Weizen, auf Kidney- und Limabohnen und auf alle Milchprodukte (Kuhmilch sowieso!) verzichten. Bis auf wenige Ausnahmen sind die meisten Hülsenfrüchte für meine Blutgruppe gut verträglich. Genaugenommen zähle ich eher zu den Vegetariern, weshalb mir Meeresfrüchte, Fisch und Tofu sehr gut bekommen.

Über die Charaktereigenschaften meiner Blutgruppe wird gesagt, ich sei ein scheuer Perfektionist, absolut loyal und mitfühlend, eher still und ein in sich gekehrter Mensch, der zunächst etwas vorsichtig ist, wenn es um neue Bekanntschaften oder generell um Unbekanntes geht. Diese ordnungsliebenden Schöngeister, wird behauptet, könnten besonders in ihrer Kreativität von kaum einer anderen Blutgruppe geschlagen werden. Da diese empfindsamen Perfektionisten sehr eigensinnig sind, fällt es ihnen oft schwer, einfach mal zu entspannen. Das läge wohl auch daran, dass sie sehr hilfsbereit wären und sich für alles und jeden verantwortlich fühlen würden. Eigentlich eine wunderbare Charaktereigenschaft, aber leider wirkt der etwas übervorsichtige, manchmal unsichere A-Typ dadurch ein wenig angespannt, vereinzelt gehetzt und nervös. Packt er etwas an, dann aber gleich richtig, was seinem enormen Verantwortungsbewusstsein geschuldet ist. Besonders hohen Wert legt das Organisationstalent auf die Meinung anderer, aber genauso auf Ehrlichkeit.

Laut japanischer Deutung heißt es über meine Blutgruppe, ich sei perfektionistisch, ordentlich, gesetzestreu, detailversessen, fleißig, idealistisch, sorgfältig, wählerisch, eindringlich, elegant, verantwortungs- und pflichtbewusst, hilfsbereit, vorsichtig, pünktlich und mit einem vorzüglichen Organisationstalent ausgestattet. Sie werden sicherlich verstehen, dass ich mich dazu nicht äußern werde. Nur noch das: Interessanterweise werden als »typische mögliche Berufe« unter anderem Schriftsteller und Kolumnist aufgeführt.

Die Macht der Gewohnheit

»Veränderungen sind gut, aber bitte nicht bei mir.« Diesen Ausspruch kennen wir vielleicht alle. Wir erfinden unzählige Ausreden, warum eine Umstellung unserer Ernährungsgewohnheiten gerade JETZT nicht geht: Der Job! Die Kinder! Eine Reise! Nach dem Urlaub! Tante Paula … Schlechtes Wetter! Zu heiß! Zu kalt! Zu sonnig! Zu viel Stress! Seien wir mal ehrlich, wenn wir wollen, schaffen wir doch meistens unsere Vorhaben. Ich rede nicht davon, den Mount Everest zu besteigen, mit einem Kanu den Ozean zu überqueren oder bei der nächsten Mondlandung mit von der Partie zu sein. Es geht um simple und einfache Veränderungen: Eine Entgiftungskur durchzuführen und unsere Ernährung so umzustellen, dass wir erfolgreich abnehmen, gesund bleiben oder wieder gesund werden. Sicher, die meisten von uns haben einen anstrengenden Job, Familie, Kinder, da geht es naturgemäß morgens turbulent zu. Wir glauben, die Zeit, ein gesundes Frühstück auf den Tisch zu bringen oder ein selbst gekochtes Mittag- oder Abendessen, reiche einfach nicht aus, und wenn, dann höchstens am Wochenende. Wenn wir aber ganz ehrlich sind, müssen wir uns eingestehen, dass dies so keineswegs stimmt! Wir könnten früher aufstehen, vorkochen oder am Abend diverse Vorbereitungen treffen. Alles nur eine Frage der Organisation. »Ach nee, abends will ich meine Ruhe, ich hatte einen schweren Tag«, so habe ich auch immer argumentiert. Das war viel einfacher, als meinen eingefahrenen Rhythmus zu verändern. Vor allem war es so bequem, in einen Supermarkt zu gehen und immer wieder nach den gleichen Lebensmitteln zu greifen: verpackt, in der Dose, fix und fertig, ohne das Etikett studieren zu müssen. Die Macht der Gewohnheit.

Menschen, die aufgrund einer ernsthaften Erkrankung ihre Lebens- und Essgewohnheiten völlig haben umkrempeln müssen, sollten uns ein Beispiel sein: Ein Mensch, der plötzlich im Rollstuhl sitzt, an Krücken läuft oder zur Dialyse geht, musste ebenso sein Leben, seine Gewohnheiten von heute auf morgen verändern. Wir sollten froh und dankbar sein, wenn wir noch die Wahl haben, es aus freien Stücken zu tun! Wir tun es für uns, für unsere Gesundheit, für ein besseres Körpergefühl. Fangen Sie an, gesund zu essen und Ihre Ernährung umzustellen. Ich verspreche Ihnen, es lohnt sich! Sobald Sie sich daran gewöhnt und den allgegenwärtigen »inneren Schweinehund« bekämpft haben, werden auch Sie sagen: »Pah! Das war doch Easy Going!«

By the way: Plastik und Co.

»Entsorgt in eurer Küche alles, was aus Plastik ist«, brummte Doktor K. S. und schwenkte seinen Finger drohend vor meiner Nase hin und her. Ich hatte schon vor Jahren gehört, dass Lebensmittel in Plastikgeschirr nicht in die Mikrowelle gehören. Dadurch gelangen giftige Stoffe über die Nahrung in unseren Körper. Aber das ist noch nicht alles: Jährlich werden weltweit schätzungsweise 240 Millionen Tonnen Plastik produziert. Dass biologisch nicht abbaubare Kunststoffe zum Umweltproblem werden, ist mittlerweile jedem bekannt. Aber dass auch unsere Küchenutensilien zu einem Problem für die Gesundheit und sogar für die Fortpflanzung der Menschheit werden könnten, war mir neu. Natürlich ist es kaum mehr möglich, komplett plastikfrei zu leben. Das Zeug ist überall! Es geht hier vor allem um die Küche, dort können wir viel tun und haben die Wahl: Glas, Holz, Emaille, Metall, Keramik.

Eine Studie hatte gezeigt, dass sich bei 95 von 100 Personen Kunststoffrückstände in ihrem Blut nachweisen ließen. In einer US-Studie, die Wissenschaftler mit einer sechsköpfigen Familie durchgeführt hatten, wurde festgestellt, dass Lebensmittel schädigende Substanzen aus Tupperware und Co. aufnehmen und diese dann mit der Nahrung in den Körper gelangen. Alle Familienmitglieder zeigten am Anfang des achtwöchigen Versuchs eine hohe Belastung durch die in Kunststoff enthaltenen giftigen Substanzen. Darauf wurden aus der Küche sämtliche Plastikgegenstände entfernt. Das Ergebnis der Blutanalyse am Ende des Versuchs verblüffte: Giftstoffe, die Krebs, Allergien, Asthma und andere schwere Krankheiten, ja, sogar Hoden- und Sperma schädigen können, waren annähernd auf einen akzeptablen Level gefallen. Dabei handelt sich vor allem um die sogenannten »Phthalate«, die sich in ihrer niedermolekularen Form (DEHP, Parabene, PCB u. a.) als Weichmacher in Plastikdosen, -beuteln, -folien, in PVC oder auch in so manchen Getränkeflaschen finden. Wissenschaftler schlagen schon lange Alarm: DEHP (Diethylhexylphthalat) hemmt die Hormonsynthese und kann unter anderem zu Unfruchtbarkeit oder Diabetes beim Mann führen. Weichmacher kommen in unserer täglichen Nahrung in Konzentrationen vor, die sämtliche Toleranzwerte überschreiten. Sie sind fast überall enthalten, selbst in Bluttransfusionsbeuteln, Abgasen, Babyflaschen, Strohhalmen, aber auch in Medikamentenverpackungen, Kinderspielzeug oder gar im Überzug von Dragées. Die Weichmacher gelangen aber auch über die Haut in unseren Körper: über Gummistiefel, Regenbekleidung, Körperpflegemittel, Parfum, Autokonsolen, Wickeltischauflagen und so weiter. So manches Mal habe ich mich gefragt: Wie kann es sein, dass ein Baby, gerade auf die Welt gekommen, Blutkrebs hat? Liegt die Antwort unter anderem in den Weichmachern? Die Industrie versucht, das Problem immer wieder herunterzuspielen. Es wird Zeit, etwas dagegen zu tun!

Wir haben inzwischen in unserer Küche überwiegend Plastik und Co. gegen Glas- und Porzellanbehälter ausgetauscht und wieder die altbewährten Marmeladengläser und Emaille-Töpfchen hervorgekramt.

Und wir verzichten mittlerweile auch weitestgehend darauf, unsere Lebensmittel mit Plastikfolie abzudecken oder sie in Plastikbeuteln zu verstauen. Ich kaufe heute viel mehr Lebensmittel in Glasverpackungen und bewahre meine Essensreste in Glasbehältern auf, sowohl im Kühlschrank als auch in der Tiefkühltruhe. Wir packen direkt nach dem Einkauf alle in Plastik eingehüllten Lebensmittel in andere Gefäße um, denn leider ist das meiste nach wie vor in Plastik abgepackt.

Achtung! Bitte lassen Sie keine Plastikwasserflaschen im Auto liegen. Durch die Wärme entwickeln sich oft schädliche Giftstoffe, die in der Flüssigkeit freigesetzt werden. Diese Chemikalien können unter anderem auch Krebs verursachen. Benutzen Sie stattdessen Stahlbehälter oder Glasflaschen. Und noch ein Hinweis:

Benutzen Sie bitte auch keine simplen China-Stäbchen mehr aus Holz. Kürzlich veröffentlichten hiesige Medien, dass diese Stäbchen mit giftigen Substanzen präpariert werden. Ein Labortest hatte gezeigt, dass Holzstäbchen aus China, die in Flüssigkeit eingetaucht wurden, innerhalb weniger Sekunden das Wasser in eine gelblich giftige »Suppe« verwandelt hatten.

Meine Erfahrung mit Alternativmedizin

1981 litt ich unter einer schweren Form von Rheumatismus. Mehrere Rheumaspezialisten, die wir in unserer Verzweiflung aufgesucht hatten, bestätigten meinen Eltern eine verheerende Diagnose: Ich hätte noch zwei, vielleicht zweieinhalb Jahre zu leben!

Dafür, dass ich inzwischen schon seit knapp 30 Jahren tot sein müsste, fühle ich mich heute besser denn je. Geholfen hat mir die Alternativmedizin, auch als Komplementärmedizin bekannt. Die pharmazeutischen Chemiebomben, die ich damals einnehmen musste, hätten wahrscheinlich tatsächlich dazu geführt, dass dieses Buch nie geschrieben worden wäre.

Seit 2004 hatte sich an meinem Bein eine abnorme Hautwucherung gebildet, die nicht größer als ein Fünfcentstück war, sich jedoch häufig entzündete. Nach der Einnahme von Papain ist sie verschwunden. Möglicherweise haben aber auch die gesamte Ernährungsumstellung, Matcha-Tee, Chia-Samen, Kokosnussöl, Melatonin zu ihrem Verschwinden beigetragen. Oder die Kombination aus allem. Sowohl für Schulmediziner als auch für Komplementärmediziner könnte es meiner Meinung nach einen guten Forschungsansatz darstellen herauszufinden, was diese Hautwucherung letztendlich verschwinden ließ.

Wie dem auch sei, von Doktor K. S. haben wir nebenbei auch für weitere Problemchen und Alltagsbeschwerden oft einfache, aber wirkungsvolle Ratschläge aus seinem alternativmedizinischen Erfahrungsschatz erhalten. Hier ein paar Tipps gegen Schmerzen:

Zum Teufel mit den Schmerzen

- Salz gegen schmerzende Füße: Warme Meersalzbäder können helfen.
- Knoblauch gegen Ohrenschmerzen: 2 Tropfen warmes Knoblauchöl zweimal täglich für fünf Tage ins Ohr tröpfeln.
- Kirschen gegen Gelenk- und Kopfschmerzen: Das Essen von täglich einer Schüssel Kirschen kann Schmerzen lindern, ohne Magenverstimmung, die oft durch die Einnahme von Schmerzmitteln ausgelöst wird.
- Pfefferminze gegen Muskelschmerzen: Dreimal wöchentlich 10 Tropfen Pfefferminzöl in ein warmes Wannenbad geben.
- Blaubeeren gegen Blasenprobleme: Täglich 1 Tasse Blaubeeren, frisch, eingefroren oder als Saft konsumieren.
- Ingwer gegen Schwellungen, Steifheit, Erkältung, Muskel- und Gelenkschmerzen: Täglich 1 Teelöffel gehackten frischen Ingwer zu den Mahlzeiten oder als Tee zubereiten.
- Ananas gegen Verdauungsprobleme und Gase: Täglich frische Ananas essen.
- Trauben gegen Rückenverspannungen: Täglich konsumieren.
- Tomatensaft gegen Beinkrämpfe: Täglich 300 Milliliter frischen, naturbelassenen Tomatensaft für mindestens 10 Tage trinken.
- Honig heilt schneller Wunden im Mund: Viermal täglich einen Teelöffel naturbelassenen Honig zu sich nehmen.
- Nelken gegen Zahnschmerzen: Sanft auf einer Gewürznelke kauen, das kann Zahnschmerzen und Zahnfleischentzündung für maximal zwei Stunden im Zaum halten. Danach ab zum Zahnarzt!

- Kurkuma gegen chronische Schmerzen: Täglich ¼ Teelöffel zu Gerichten wie Gemüse, Geflügel, Reis und Fleisch geben. Kurkuma wird auch Gelber Ingwer, Safranwurzel, Gelbwurzel genannt.
- Meerrettich gegen Sinusitis: Täglich zweimal 1 Teelöffel zu Fleisch oder als Brotaufstrich frischen Meerrettich essen.
- Apfelessig gegen Sodbrennen: Vor jeder Mahlzeit 1 Esslöffel Apfelessig mit 200 Milliliter Wasser trinken.

Wichtiger Hinweis: Bei ernsthaften Problemen suchen Sie bitte unverzüglich einen Arzt auf.

Über Ayurveda

Doktor K. S., dessen Wurzeln in Indien liegen, erzählte mir in einem unserer Gespräche, dass die klassische, ayurvedische Medizin die Behandlung mit Urin schon seit fast 5000 Jahren praktiziere. In dieser Medizinrichtung sind Erfahrungen ganzer Ärzte-Generationen zusammengetragen worden. Die Bezeichnung Ayurveda kommt aus dem Altindischen und setzt sich aus den beiden Worten »Ayur« und »Veda« zusammen. Ayur bedeutet »Leben« und Veda »Wissen«. Ayurveda ist also das »Wissen vom Leben«. Die ayurvedische Medizin wirkt nicht sofort, wie beispielsweise eine Kopfschmerztablette, die wir einnehmen, und innerhalb von zehn Minuten sind unsere Kopfschmerzen verschwunden. Bei der ayurvedischen Medizin geht es um die erkrankte Person, nicht um die Krankheit. Ayurveda stellt ein lange erprobtes, wirkungsvolles und äußerst komplexes Gesundheitssystem dar! Davon konnte sich Professor Thomas Tursz, ein anerkannter französischer Onkologe und Leiter des Instituts Gustave Roussy in Villejuif bei Paris, selbst überzeugen. Er begleitete die an Brustkrebs erkrankte Marinella (Nella) Banfis nach Südindien, wo sie vollkommen geheilt werden konnte. Eine beeindruckende und bewegende Dokumentation zeigte im Juli 2014 der Fernsehsender »arte«. Ich kann wirklich jedem empfehlen, diese Dokumentation anzuschauen.

Man vermutet, dass Maharshi Charaka, der in Indien als »Vater der Medizin« gilt, das Kernstück der traditionellen Literatur des Ayurveda, die sogenannte »Charaka-Samhita«, die noch heute als Grundlagenwerk Bestand hat, zu Papier brachte. Im dritten Jahrhundert vor Christus erforschte er als wandernder buddhistischer Mönch und Arzt die Funktion der Verdauung, des Stoffwechsels, des Immunsystems und die Grundlagen der Genetik. Er beschrieb nicht nur die menschliche Anatomie mit ihren verschiedenen Organen, sondern auch alle 360 Knochen, einschließlich der Zähne, die in einem menschlichen Körper vorhanden sind. Fälschlicherweise nahm er an, das Herz habe einen Hohlraum. Doch in einer Hinsicht hatte er recht: In ihm sitzt das menschliche »Controlling-Center«. Charaka hat nie »nur eine Krankheit behandelt«. Er untersuchte zuerst alle Faktoren, einschließlich der Umwelt, die den Kranken beeinflussten, und erst dann verordnete er eine passende Behandlung. Doktor K. S. erklärte es ganz simpel und sagte zu mir: »Westliche Menschen sehen ihren Körper als ›Auto‹ an, das sie zur Werkstatt, sprich zum Arzt bringen, um die Zündkerzen auswechseln zu lassen. Das ist in der ayurvedischen Medizin anders. Hier will man sich einen kompletten Überblick verschaffen, bevor die Zündkerzen ausgewechselt werden, man wirft also einen Blick auf das Ganze.«

So nutzt man die heilende Wirkung des Urins beispielsweise bei Diabetes, Verbrennungen, Augenkrankheiten, Hals-, Nasen- und Ohrenleiden, Hauterkrankungen, bei Verdauungsbeschwerden oder Leberleiden. In Indien werden viele Patienten mit einer Eigenurin-Therapie erfolgreich behandelt, die teilweise von der Schulmedizin aufgegeben wurden. Im westlichen Teil unserer Welt ist die Gabe des Harnstoffs in Form von Globuli unter Heilpraktikern ebenfalls bestens bekannt: Alle »Wirkstoffe«, die in unserem Blut schwimmen, gibt unser Körper als Urin ab. Klingt es nicht oft wie ein Wunder, wenn Verschüttete viele Tage ohne Trinkwasser überlebt haben? Um uns dieses »goldenen Saftes« zu bedienen, brauchen wir nicht erst in ein großes Unglück zu geraten. Heute kennt auch die westliche Schulmedizin die Therapie mit Urin. Ärzte verordnen harnstoffhaltige Salben. Früher wurde allerdings der Harnstoff von Schweine-Urin dafür benutzt. Später wurde er synthetisch hergestellt und findet sich mittlerweile in vielen »Urea-Salben«. Aber nichts kann so gut »kopiert« werden wie das, was unser Körper selbst produziert.

Die österreichische Kräuterspezialistin und Buchautorin Maria Treben, die teilweise sehr umstritten ist, hat in einem ihrer Bücher einen Satz kreiert, der mich sehr beeindruckt: »Aus der Natur sind wir entstanden und durch sie werden wir Heilung finden.« Das wussten die Gelehrten und Verfasser des Ayurveda schon vor langer, langer Zeit.

Beauty-Tricks, die in uns stecken

Manchem mag es unappetitlich oder gar ekelig erscheinen, anderen wieder nicht. Ich hatte als Kind eine Warze auf dem Handrücken. Meine Mutter sagte zu mir, ich solle jeden Morgen etwas morgendlichen Speichel darauf verstreichen, dann würde sie verschwinden. Also schleckte ich morgens als Erstes mit der Zunge über meine Warze. Irgendwann war sie tatsächlich weg. Ich kann heute nicht mehr sagen, wie lange es gedauert hat, aber allzu lange sicher nicht, denn mit großer Geduld bin ich nicht ausstaffiert worden.

Viele Jahre später dachte ich wieder daran, als ich beim morgendlichen Blick in den Spiegel die ersten Augenfältchen entdeckte. Moment mal, ging es mir durch den Kopf, wenn mein Morgenspeichel eine Warze verschwinden lassen kann, könnte er doch auch meine Augenfältchen beseitigen. Also befeuchtete ich mit meinem Speichel jeden Morgen die kleinen »Zeichen der Zeit«. Später habe ich mir jedoch aus Naturmittelchen meine eigene Anti-Falten-Creme und -Maske hergestellt. Der Hit: Die Maske ist sogar essbar, also vegan, und ohne Tierversuche hergestellt. Wir benutzen sie noch heute – mit sichtbarem Erfolg. Vergleichende Werbung ist zwar nicht erlaubt, aber viele meiner Freundinnen, die meine Eigenkreationen kennen und benutzen, behaupten, sie seien mindestens so wirkungsvoll wie »La…« und sogar noch etwas »mehr«. Aber mit Spucke und einem Q-Tipp beseitige ich noch immer verschmierte Wimperntusche.

Nachdem ich Mitte der Neunzigerjahre das Buch »Ein ganz besonderer Saft – Urin«, von Carmen Thomas, gelesen hatte, trug ich mir über einen langen Zeitraum Frühurin aus dem Mittelstrahl auf die Hornstellen an meinen Füßen und Ellbogen auf. Schon nach wenigen Wochen war alles weich und geschmeidig. Auf der Haut riecht Urin übrigens nicht, da er direkt über die Hautporen in den Körper zurückgeführt wird. Das mag manchem ekelhaft erscheinen, aber das Wissen über erfolgreiche Behandlungen mit Eigenurin wurde schon über alte Kulturvölker bis in unsere heutige Zeit tradiert. Die alten Ägypter zum Beispiel waren Meister der Harnschau: In ihren medizinischen Papyri wurde das Erkennen von Krankheiten und ihre Behandlung mit Urin bereits beschrieben. Auch Hippokrates empfahl in seinen Schriften, Urin zur Diagnostik und als Therapeutikum einzusetzen. Früher war es unter Medizinern sogar üblich, den Urin eines Patienten zu kosten, um festzustellen, ob er süß schmeckte, was auf Diabetes hinwies. Keine Angst, Urin ist steril, es sei denn, die Nieren sind erkrankt. Der »besondere Saft« ist kein Keimträger, wenn man gesund ist. Unlängst revolutionierte ein 15-jähriger US-Schüler sogar die Krebsmedizin mit Urin. Genauer gesagt, mit einem kleinen Teststreifen, auf den man pinkeln muss. Innerhalb kürzester Zeit zeigt der Schnipsel an, ob die Person an Krebs erkrankt ist oder nicht. Mit anderen Worten, unser Urin fungiert wie eine Art innerer Spiegel.

Wie es uns heute geht

Wie in so manchem Film-Drehbuch endet auch unsere Story mit einem Happy End – einem glücklichen Ende –, wobei wir, hoffentlich, vom Ende unseres Lebens noch weit entfernt sind. Was unsere heutige Gesundheit anbelangt, stehen die Chancen dafür schon mal ganz gut.

Dabei war der Blutdruckwert meines Mannes im Sommer 2010 mehr als alarmierend. Eines Morgens fühlte er sich ausgesprochen schlecht und ging zu unserem Hausarzt in Dubai: Blutdruck 190 zu 110 (systolischer/diastolischer Wert). Der Arzt ließ ihn nicht mehr gehen und verabreichte meinem Mann auf der Stelle Nitrospray. Das anschließend verordnete Medikament (Codiovan 160mg/12,5mg) brachte leider nicht den gewünschten Erfolg. Seine Werte gingen trotzdem einfach nicht unter 150 zu 100. Erst im Jahr 2013, nachdem wir Doktor K. S. aufgesucht hatten, konnte sein Blutdruck allmählich normalisiert werden. Bei mir sah es nicht anders aus. In Dubai schlug ich mich trotz blutdrucksenkender Medikamente (Exforge HCT 5/160mg/12,5mg) mit einem Durchschnittswert von 140 zu 95 herum.

Als bei mir im Frühjahr 2010 ein hoher Blutzuckerspiegel festgestellt wurde, sagte unser Hausarzt in Dubai wortwörtlich: »Es ist nicht nur fünf vor zwölf, liebe Katharina, sondern zehn Sekunden davor, dass du Diabetikerin wirst. Wir müssen sofort handeln!« Wenn ich zur Fußpflege ging, fragte man mich zwar immer wieder, ob ich Diabetikerin sei, da die Behandlung in der Regel blutig verlief, aber ich verneinte immer: Ich war völlig ahnungslos, was sich in meinem Körper bedrohlich auszubreiten schien. Übermäßigen Durst hatte ich nicht, ganz im Gegenteil, ich nahm sogar zu wenig Flüssigkeit zu mir. Auch zeigten sich keine der üblichen Symptome für einen sich anbahnenden Diabetes. Ich hatte nur die böse Sache mit den Füßen, die ich auf eine »dünne Haut« in dieser Region zurückführte. Ein fataler Irrtum, wie sich herausstellen sollte. Zu dieser Zeit lag mein Nüchtern-Blutzucker bei 164 Milligramm pro Deziliter (mg/dl), also bei 9.1 mmol/L. Die verordneten Medikamente vertrug ich zunächst nicht. Es dauerte fast fünf Monate, bis mein Arzt mich eingestellt hatte. Danach fielen die Werte allerdings auch nicht auf meinen Wunschwert zurück. Ich steckte durchschnittlich bei 135 bis 140 mg/dl (7.8 mmol/L) fest.

Heute esse ich im Prinzip wieder genauso »süß« wie vor meiner Diabetes-Erkrankung, und ich garantiere Ihnen, ich war ein echt süßer »Zahn«. Die Ernährungsumstellung hat mir die Tür zu vielen natürlichen und schmackhaften Alternativen geöffnet. Trotz allem möchte ich an dieser Stelle betonen, je weniger süß wir essen und trinken, desto besser ist es für unsere Gesundheit!

Stand: Juni 2014

Unsere Laborwerte im Vergleich

Blutdruckwerte

Optimaler Blutdruck: 120 / 80

Hypertonie Grad 3: 180 / 110 und mehr

Ein zu hoher Blutdruck kann Schlaganfall auslösen sowie zu Herz-Kreislauf-Erkrankungen bis hin zum Tod führen.

Mein heutiger Durchschnittswert: 116 / 74

Heutiger Durchschnittswert meines Mannes: 125 / 85

Beide ohne Medikamente!

Cholesterinwerte

LDL-Cholesterin: < 2.58 mmol/L (< 100 mg/dl)[*]

HDL-Cholesterin > 1.03 mmol/L (> 40 mg/dl). Beide Werte ergeben Gesamt-Cholesterinwert, sollte < 5.20 mmol/L (< 202 mg/dl) sein.

Mein Gesamt-Cholesterinwert:

Vorher: 6.12 mmol/L (238 mg/dl)

Heute: 4.28 mmol/L (166 mg/dl)

Gesamt-Cholesterinwert meines Mannes:

Vorher: 6.48 mmol/L (252 mg/dl)

Heute: 3.64 mmol/L (141 mg/dl)

LDL-Cholesterinwerte

Idealwert: < 2.58 mmol/L (< 100 mg/dl)[*]

Grenzwertig: 3.3 bis 4.1 mmol/L (128 bis 159 mg/dl)

Sehr hoch: über 4.9 mmol/L (> 190 mg/dl)

Mein LDL-Cholesterinwert:

Vorher: 4.14 mmol/L (161 mg/dl)

Heute: 2.65 mmol/L (103 mg/dl)

LDL-Cholesterinwert meines Mannes:

Vorher: Unable to calculate as Triglycerides are higher than 4.5 mmol/L! (Kann nicht berechnet werden, da Triglyceride höher als 4.5 mmol/L ist!)

Heute: 1.69 mmol/L (65 mg/dl)

HDL-Cholesterinwerte

Idealwert: > 1.03 mmol/L (> 40 mg/dl)*

Schlecht für Männer: < 1 mmol/L (< 40 mg/dl)

Schlecht für Frauen: < 1.28 mmol/L (< 50 mg/dl)

Mein HDL-Cholesterinwert:

Vorher: 1.02 mmol/L (39 mg/dl)

Heute: 1.45 mmol/L (56 mg/dl)

HDL-Cholesterinwert meines Mannes:

Vorher: 1.06 mmol/L (41 mg/dl)

Heute: 1.24 mmol/L (48 mg/dl)

Triglyceridwerte (Nahrungsfette)

Idealwert: < 1.7 mmol/L (< 150 mg/dl)*

Sehr hoch: > 5.6 mmol/L (> 500 mg/dl)

Mein Triglyceridwert:
Vorher: 1.98 mmol/L (175 mg/dl)
Heute: 1.45 mmol/L (128 mg/dl)

Triglyceridwert meines Mannes:
Vorher: über 4.52 mmol/L (> 400 mg/dl)
Heute: 1.56 mmol/L (138 mg/dl)

Zuckerwerte
Normaler Nüchtern-Wert: 3.3 bis 5.5 mmol/L (60 bis 100 mg/dl)*
Nicht-Diabetiker-Wert: unter 6.1 mmol/L (unter 110 mg/dl)
Grenzwert: 5.5 bis 6.6 mmol/L (100 bis 120 mg/dl)
Zuckerkrank: über 6.7 mmol/L (120 mg/dl) nach Mehrfachmessung

Mein Nüchtern-Blutzuckerwert:
Vorher: 9.1 mmol/L (164 mg/dl)
Heute: 4.7 bis 4.9 mmol/L (86 bis 90 mg/dl) ohne Medikamente!

Anmerkung: Doktor K. S. hat uns folgende Regel eingebläut: »A high HDL cholesterol level is an advantage, and a low LDL cholesterol level sounds promising«, was so viel heißt wie: »Ein hoher HDL-Cholesterinwert ist ein Vorteil, und ein niedriger LDL-Cholesterinwert klingt vielversprechend.«
Alle Werteangaben entsprechen den Normen, die Doktor K. S. bei seinen Blutanalysen zugrunde legt. Unsere Vorher-Werte wurden in den meisten Fällen ungefähr zehn Monate vor den Heute-Werten gemessen. Die Heute-Werte sind auf dem Stand von Juni 2014.

* Agenda: mg/dl (Milligramm pro Deziliter), mmol/L (Millimol pro Liter)
< (kleiner als), > (größer als)

Doktor K. S.: »Tun Sie es!«

Doktor K. S. ist ein Perfektionist. Er wurde als ältestes von vier Kindern in Malaysia geboren und wuchs in einer Familie auf, der es finanziell möglich war, alle Sprösslinge Medizin studieren zu lassen. Schon als Kind zeigte der junge Sikh eine gute sportliche Veranlagung; aber er wollte immer der Beste sein, bei allem, was er tat. »Leider war ich aber nie so richtig erfolgreich im Sport.« Fußball, Hockey und Taekwondo waren seine Leidenschaften. »Aber auch darin war ich nie exzellent.« Später wollte er Pilot werden. Auf dem College änderten sich seine Interessen. Nun wollte er »irgendetwas in Richtung Ökonomie« studieren. Seine Eltern hatten aber etwas anderes mit ihm vor: Er sollte Arzt werden wie alle seine Geschwister. Das gefiel ihm gar nicht. »Mein Vater musste mich sogar bestechen, damit ich mich an einer medizinischen Fakultät einschrieb.« Kurz vor seinem 19. Geburtstag war es dann so weit, er immatrikulierte am »Kasturba Medical College« im indischen Mangalore. Namensgeber dieser berühmten medizinischen Fakultät ist die Ehefrau Mahatma Gandhis, Kasturba Gandhi.

Knapp fünf Jahre später legte er das Examen ab und praktizierte als Arzt ein Jahr lang in der bedeutenden Hafenstadt Mangalore, im südindischen Bundesstaat Karnataka, bevor er zurück nach Malaysia ging. Von da an begann er, seinen Beruf zu mögen. Sein Weg führte ihn in das in Kuala Lumpur bekannte »General Hospital« und anschließend in den Norden von Malaysia, ins »General Hospital« in Kuantan, wo er zunächst in der Orthopädie-Abteilung arbeitete. In diesem Krankenhaus bekam er die Gelegenheit, eine Facharzt-Ausbildung in Notfallmedizin zu beginnen. »Es war die Arbeit in der Notaufnahme, die mich begreifen ließ, was es heißt, Arzt zu sein.«

Als sich Doktor K. S. die Möglichkeit bot, ein medizinisches Team in Ulan Bator in der Mongolei zu leiten, sagte er sofort zu und unterbrach extra dafür seine Facharzt-Ausbildung. Der Einsatz dort zeigte sich als eine seiner größten Herausforderungen. »Es war einfach nicht möglich, das Beste für diese Patienten zu leisten. Es fehlte praktisch an allem.« Doktor K. S. scheiterte an seinem Bestreben, bei allem immer das Beste zu tun. Tief enttäuscht kehrte er nach Malaysia zurück. Dort hatte er Probleme, zu seiner Facharzt-Ausbildung zurückzukehren, weshalb er sich nach einer privaten Arztpraxis umsah. Das gelang ihm auch ziemlich schnell, und er stieg bei einem Studienkollegen in die Praxis mit ein. 2004 übernahm er diese Praxis. »Wir hatten sehr unterschiedliche Auffassungen über die Art und Weise, wie Medizin heutzutage praktiziert werden sollte. Ich wollte einfach nur das Beste für meine Patienten.« Kurz darauf kam sein Vater, der schon länger unter Herzproblemen litt, ins »National Heart Institute«, in eine der besten Herzkliniken in Malaysia, vielleicht sogar in ganz Südostasien. Nur wenige Tage später erlitt er dort einen Schlaganfall. »Ich war natürlich sehr unglücklich darüber, dass es in einem solchen Krankenhaus trotz ständiger Beobachtung und Behandlung und trotz guter Ärzte zu einem Schlaganfall kommen konnte. In diesem Augenblick wusste ich, dass irgendetwas in der Behandlungsform fehlte. Ich begann zu begreifen, dass das, was ich auf der Universität gelernt hatte, nicht ausreichend sein konnte. In der Folge beschäftigte ich mich intensiv mit Ernährungskunde, anderen alternativen Heilmethoden und Altersmedizin. Ich fand heraus, dass die Revitalisierungsmedizin und die Ernährungskunde der Schlüssel zu vielen, beinahe allen Krankheiten sind. Mit einem speziellen Entgiftungsplan, einer individuellen Ernährungsumstellung, der gezielten Gabe von Nahrungsergänzungsmitteln und Hormonen war ich in der Lage, die Gesundheit meines Vaters wieder vollkommen herzustellen. Nach dieser Methode behandle ich bis heute all meine Patienten, die mir aufmerksam zuhören und meinen Empfehlungen folgen. Ich bin jeden Tag damit beschäftigt, mein Wissen darüber zu perfektionieren, was welche Lebensmittel in unserem Körper auslösen, um so die Regeneration meiner Patienten voranzutreiben und ihnen zu einer exzellenten Gesundheit zu verhelfen. Allerdings gelingt das nur bei denen, die auf die Signale ihres Körpers hören und die bereit sind, sich bei der Umstellung von Ess- und Lebensgewohnheiten selbst zu übertreffen. Frische, selbst zubereitete Mahlzeiten zu sich zu nehmen, ist der einzig richtige Weg, gesund abzunehmen! Viele Menschen denken, es sei unmöglich, sich täglich Mahlzeiten selbst zu kochen, oder es fehle einfach die Zeit dazu. Ich kann Ihnen aber versichern, sobald Sie sich daran gewöhnt haben, werden Sie sehr schnell spüren, dass Ihr Körper nicht nur an Gewicht verliert, sondern dass Sie auch mehr Energie haben werden. Doch der größte Unterschied dabei wird sein, dass Sie mehr körperliches und geistiges Wohlbefinden verspüren werden, weil Sie gesund leben. Ihr Körper wird es Ihnen danken. Es ist gar nicht schwer. Tun Sie es!«

Ihr Doktor K. S.
Juli 2014

Last but not least …

Zuallererst möchte ich Sie dazu motivieren, dieses Kapitel mit ebenso großem Interesse zu lesen wie all die vorherigen. Denn ich habe ein gutes Argument dafür: Ich bin nämlich derjenige, der in diesem Buch mehrfach als »mein Mann« erwähnt wird; der vieles von dem Aufgeschriebenen befolgt, gegessen, getrunken und erlebt hat. Viele von Ihnen werden sich vielleicht schon gefragt haben, ob es diesen »mein Mann« auch wirklich gibt. Ich kann Ihnen versichern, ja, es gibt mich wirklich. Um genau zu sein, schon seit 26 Jahren bin ich der »Göttergatte« an der Seite dieser quirligen Frau.

Um gleich mit der Tür in Ihr Haus zu fallen, seit der ersten Begegnung mit Doktor K. S. habe ich mich von 106 auf 82 Kilogramm gesund heruntergernährt und ein völlig neues Lebensgefühl erfahren. Bevor ich ihn kennenlernte, war mein metabolisches Alter 80 Jahre, also 20 Jahre älter, als ich zu diesem Zeitpunkt war. Nach all seinen Behandlungen und der konsequenten Befolgung aller Anweisungen ist mein metabolisches Alter heute auf 51 Jahre zurückgesprungen. Mit anderen Worten: Er hat mich um sage und schreibe 29 Jahre verjüngt. Ist Mathematik nicht etwas Herrliches?

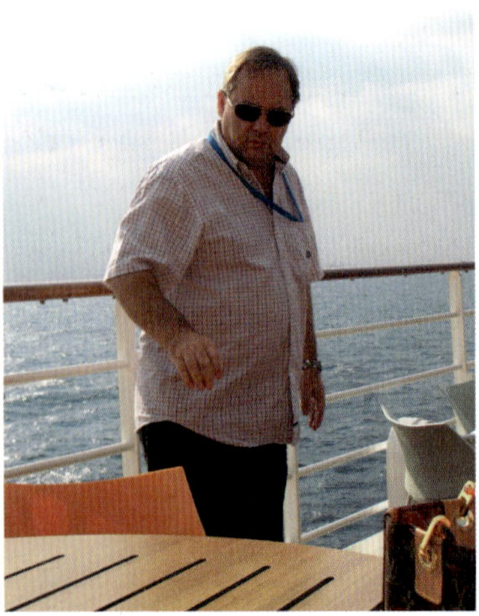

vorher: 106,2 Kilo (2013)

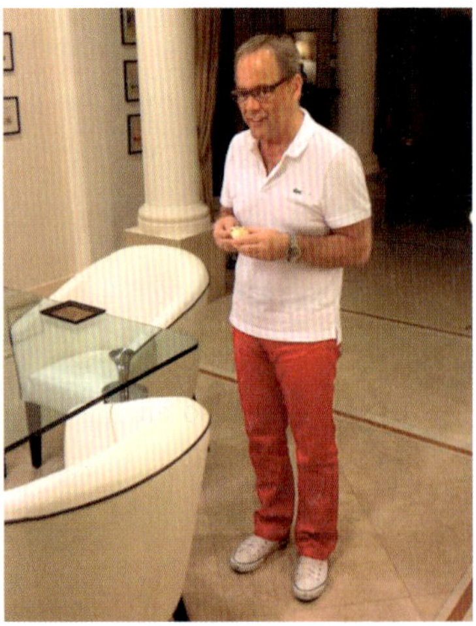

nachher: 82 Kilo (2014)

Links auf den Fotos sehen Sie ein und dieselbe Person, nämlich mich, vorher und nachher. Lange habe ich mit mir gerungen, ob ich meiner Frau überhaupt erlauben sollte, diese schreckliche Gemeinheit (ich meine das linke Foto) zu veröffentlichen. Eigentlich hat diese »Boshaftigkeit« unsere Tochter ausgesucht (man sollte sie dafür enterben). Wie dem auch sei, da mich das rechte Foto als einen jugendlich wirkenden, dynamischen Menschen zeigt, habe ich diesem »Outing« schließlich zugestimmt. Soll doch die Welt ruhig wissen, zu welcher »Größe« ich es einmal gebracht hatte. Aber mal ganz im Ernst, wenn mir ein Jahr zuvor jemand gesagt hätte, dass ich mir jemals den Kopf darüber zerbrechen würde, welche Lebensmittel warum für mich gut oder schlecht seien, oder wie und womit wir unsere Mahlzeiten zubereiten sollen, um dem Körper das zu geben, was er zum Abbau des »Wohlstandspecks« einerseits und zum guten Funktionieren andererseits benötigt, hätte ich ihn einfach für »plemplem« gehalten. Ich bin überhaupt nicht leicht zu überzeugen. Fragen Sie meine Frau! Vielleicht mag all das für Sie furchtbar kompliziert klingen, aber das ist es wirklich nicht.

Angefangen hat alles mit einem Hausarztwechsel als Folge unseres Umzugs von Dubai nach Kuala Lumpur. Mein Gewicht und meine Körpermaße haben mich nicht wirklich gestört. Man wächst ja bekanntlich an seinen »Aufgaben«. Das schreckliche Wort »Fettleibigkeit« hatte ich längst aus meinem Wortschatz getilgt, ganz nach der Devise »Was ich nicht weiß, macht mich nicht heiß«. Schließlich kann man sich ja so anziehen, hinstellen, setzen oder fotografieren lassen, dass immer noch eine passable Erscheinung dabei herauskommt. Außerdem gibt es Hemden und Hosen in allen Größen. Man sollte die Klamotten sowieso nicht ewig anziehen. Ich hatte mich längst mit all meinen Tabletten arrangiert, die meinen Blutdruck regelten, die Cholesterinwerte steuerten, den Harnsäurespiegel immer wieder senkten, die Leberwerte verbesserten und meine Allergien bekämpften. Mein Hausarzt in Dubai, ein überaus sympathischer, engagierter und gewissenhaft wirkender Arzt, hatte längst eine Tendenz zur Fettleber diagnostiziert und ermahnte mich ständig abzuspecken, grundsätzlich weniger Fleisch zu essen, alle Speisen wenig zu salzen, möglichst keinen Alkohol zu trinken und regelmäßig Sport zu treiben. Und wenn ich all das befolgen würde, könnte ich über kurz oder lang meinen Gesundheitszustand verbessern. Nur gegen den zu hohen Blutdruck könne man nichts machen, dieser sei ein Gendefekt, der aber problemlos mit Tabletten zu justieren sei. Das Wissen darum, dass ich dagegen nun bis an mein Lebensende Pillen schlucken sollte, machte mich anfangs nicht gerade glücklich. Mein Hausarzt tröstete mich damit, dass es erstens unzählig vielen Menschen so gehen würde und er sogar selbst davon betroffen sei, obwohl er doch viel jünger sei als ich. Nun denn, der Mann ist schließlich Arzt, machte ich mir Mut, der muss es ja wissen. Mein Blutdruck pendelte sich mit Ach und Krach ein, und alles andere ignorierte ich gepflegt. Ich fühlte mich eigentlich gar nicht so schlecht. Aber um mein Gewissen zu beruhigen, kaufte ich mir massenhaft Nahrungsergänzungsmittel, natürlich nur in der Apotheke. Damit wollte ich allem Übel zu Leibe rücken.

Dann kam der bereits erwähnte Umzug von Dubai nach Kuala Lumpur. Obwohl eine Umzugsfirma engagiert war, alles seefest einzupacken, blieb noch genügend zu tun, um sich am Abend einfach nur nach einem »Knall« zu sehnen, der alles fix und fertig in Kuala Lumpur wieder an seinen Platz bringen sollte. Wir sind in unserem Leben schon sehr oft umgezogen, ich glaube, mehr als 15-mal. Aber dieses Mal hatte ich mir sehnlichst gewünscht, es möge das letzte Mal sein. Schließlich wird man ja nicht jünger. Glaubte ich damals und hatte somit neuen Trost für die nachlassenden Kräfte gefunden.

Als der 40-Fuß-Container vor unserem Haus versiegelt wurde, dachte ich schon mit Schrecken an den Tag seiner Ankunft in Kuala Lumpur. Mein Gott, wenn doch schon alles vorbei wäre. Zum ersten Mal in meinem Leben fühlte ich mich richtig erschöpft. Darüber ärgerte ich mich am meisten. Der Container kam, und nur wenige Monate später stolperte ich in die Praxis von Doktor K. S. Mich hatte, wie so oft in den letzten zehn Jahren, mal wieder eine heftige Grippe erwischt … und den Rest hat Ihnen ja meine Frau schon ausführlich erzählt. Was mich an Doktor K. S. besonders faszinierte, ist die Tatsache, dass er mich letztendlich wieder zu einem absolut gesunden Menschen werden ließ, mit makellosem Blutbild, einer ziemlich sportlichen Figur und (fast) einem Idealgewicht. Das für mich persönlich Interessanteste an seinen Diagnosen war, dass er alle gesundheitlichen Probleme als Folge von defizitärer Ernährung sah. Das heißt, mein Körper hatte über Jahrzehnte hinweg nicht die Nährstoffe in ausreichender Menge bekommen (Mineralien, Vitamine, Enzyme etc.), die er zur optimalen Aufrechterhaltung aller Organfunktionen benötigt hätte. Die Folge war profan gesagt ein immer schlechter werdendes Stoffwechselsystem, was bei mir, wie schon erwähnt, zu hohem Blutdruck, schlechten Cholesterinwerten, zu viel Harnsäure, Powerlosigkeit, schlechtem Schlaf, Schnarchen, Allergien, einem gestörten Hormonhaushalt, Verdauungsproblemen und zur Fettleibigkeit geführt hatte. Erstaunlich fand ich auch, dass Doktor K. S. meinte, ich hätte ihm über mein Krankheitsbild eigentlich gar nichts erzählen müssen, er hätte die »Katastrophe« sowieso im Blutbild gesehen, selbst meine körperliche »Zukunft«, wie es mit mir weitergegangen wäre. Auf keinen Fall gut. Das vielleicht wichtigste Statement von ihm war, dass er all diese »Schäden« wieder »beseitigen« könne, und zwar ohne klassische Pharmaka, sondern nur mit gezielten Maßnahmen. Diese »Beseitigung« gelte auch für meinen zu hohen Blutdruck, der in Dubai als schicksalhafter Gendefekt diagnostiziert worden war.

Doktor K. S. hat recht behalten! Dafür bin ich ihm sehr dankbar. Insbesondere für die Inspiration, meine Essgewohnheiten und meinen Lebensstil völlig auf den Kopf zu stellen. Für mich persönlich sind Entgiftungsplan, Ernährungsumstellung und Nahrungsergänzungsmittel das eine, gesunde Lebensmittel und Zutaten beim Backen und Kochen sowie eine gezielte sportliche Betätigung (im Gegensatz zu meiner Frau) das andere. Beides gehört für mich zusammen, denn es sind Garanten für die Aufrechterhaltung des neu gewonnenen Lebensgefühls. Und wer hätte gedacht, dass irgendwann auch die alten Schlabber-T-Shirts nicht einmal mehr im Fitness-Studio getragen werden können. Das geht doch gar nicht …

All meinen »Skeptiker-Kollegen« kann ich mit vollster Überzeugung sagen: JA! Es geht! Sie müssen es nur zulassen.

Gutes Gelingen wünscht Ihnen

Norbert Bau

Teil II

Aus eigener Herstellung

Katharinas Kokos-Deo

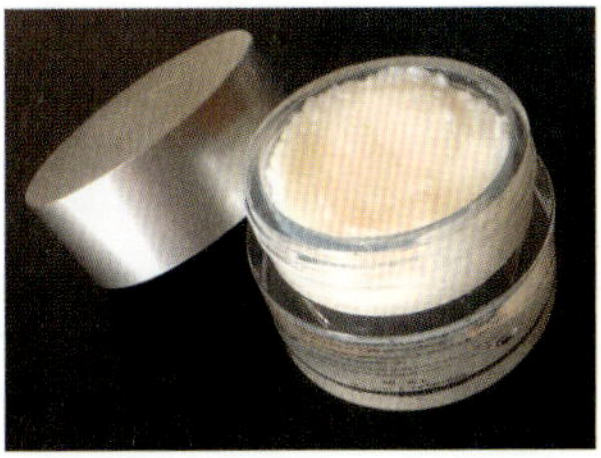

Für ca. 50 g
1 TL reines Natron
1–2 TL destilliertes Wasser
3 EL Körpercreme (nach Wahl)
1 EL Kokosnussöl
1 TL Speisestärke

1. Das Natron in einer kleinen Schüssel im destillierten Wasser auflösen. Die Körpercreme dazugeben und alles sehr gut vermischen.
2. Dann das Kokosnussöl dazugeben und erneut alles sehr gut durchmischen, bis die Masse glatt ist.
3. Das Gemisch in eine kleine Kasserolle umfüllen und die Speisestärke dazusieben. Alles unter ständigem Rühren mit einem Schneebesen aus Metall ganz kurz erhitzen.
4. Die Kasserolle schnell vom Herd nehmen und weiterrühren. Sobald das Gemisch eine feste, puddingartige Substanz angenommen hat, auskühlen lassen. Das fertige Kokos-Deo in einen klei-

nen, verschließbaren Tiegel füllen. Eine schöne Idee auch zum Verschenken.

Tipp

Mit etwas mehr destilliertem Wasser wird das Gemisch flüssiger und kann in einen Deo-Roller gefüllt werden.

Badeöl-Zusatz

Für einen Badezusatz Kokosnussöl in kleine Silikonförmchen gießen und im Kühlschrank hart werden lassen. Oder vor dem Einfüllen ein paar Himalaya-Salz-Stücke in die Förmchen geben.

Auch sehr schön: Orchideen- oder andere Blüten in Kokosöl tauchen, ebenfalls im Kühlschrank aufbewahren und bei Bedarf mit ins Badewasser geben.

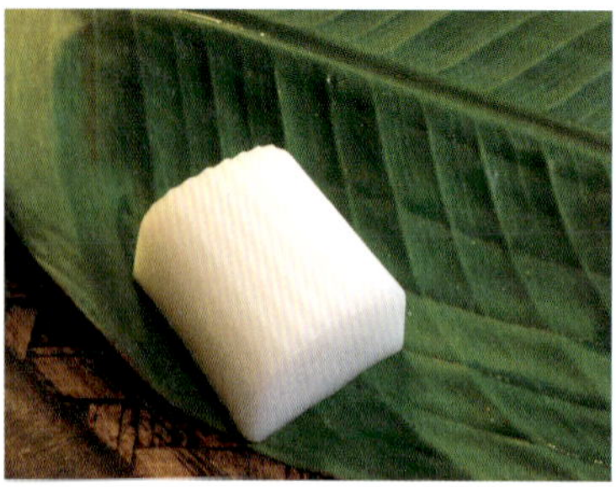

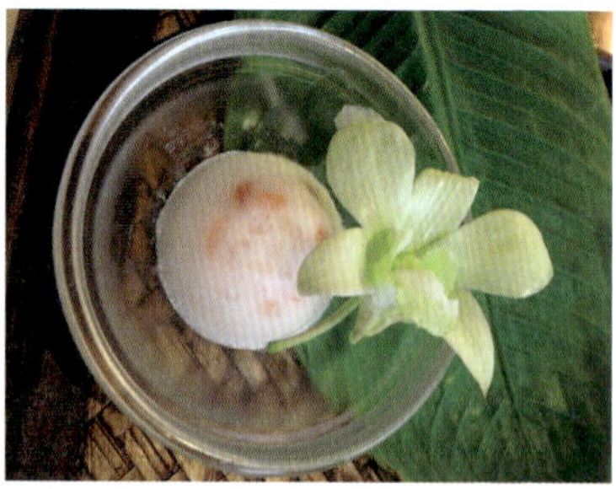

Info Wird Kokosnussöl bei unter 25 Grad Raumtemperatur aufbewahrt, beginnt es fest zu werden und nimmt eine weißliche Farbe an. Das hat jedoch keinerlei Einfluss auf seine Qualität. Um es wieder flüssig zu machen, einfach die Flasche oder den Tiegel in heißes Wasser stellen.

Gemüsesuppe (Wundersuppe)

Für 4 Portionen
2 grüne Paprika
9 frische Tomaten
½ mittelgroßer Grünkohl
3 Stangen Sellerie
6 große Zwiebeln
1 Bund Kräuter nach Wahl
nach Belieben Kräuter- und Kristall-, Stein- oder Meersalz

1. Paprika, Tomaten, Grünkohl und Sellerie waschen und putzen. Gemüse zerkleinern, die Tomaten vierteln. Die Zwiebeln schälen und würfeln.
2. In einen großen Topf 1 l Wasser füllen, das vorbereitete Gemüse und die Zwiebeln dazugeben und alles aufkochen lassen. Dann bei mittlerer Hitze 20 Minuten köcheln lassen.
3. Die Kräuter waschen und trocken schütteln, die Blätter abzupfen, klein schneiden und zur Suppe geben. Alles mit Salz abschmecken. Die Suppe hält sich im Kühlschrank aufbewahrt 2 Tage.

Tipp

Statt Grünkohl schmecken auch frische Spinatblätter in der Suppe. Spinat vorher sehr gründlich waschen und abtropfen lassen.

Backpulver

Für ca. 180 g
24 g Speisestärke
65 g Zitronensäure (kristalline)
15 g Silicium (Kieselsäure bzw. Kieselerde)
75 g Natriumhydrogencarbonat (Natron)

Alle Zutaten gut miteinander vermischen und in einem Glas- oder Porzellan-Behälter an einem trockenen Platz aufbewahren. Es kann unter Umständen etwas klumpen. Dann vor dem Gebrauch einfach durchsieben.

Tipp

Die Zitronensäure auf keinen Fall durch Ascorbinsäure ersetzen. Bei hohen Temperaturen zersetzt sie sich zu Threonsäure, die einen Vitamin-C-Mangel verursachen kann.
Eine sehr gute Alternative zu Backpulver ist Weinstein. Er ist gesünder, bekömmlicher und phosphatfrei und in fast jeder Apotheke erhältlich.

Herstellungsalternativen

Aus Essig und Soda

Früher stellten Bäcker aus Essig und Speisesoda ihr eigenes Backpulver her: Dazu 1 TL weißen, 6%-igen Essig in eine Suppenkelle geben und mit 2–3 EL (je nach Größe der Suppenkelle) Speisesoda (aus der Apotheke) auffüllen und umrühren. Die Mischung schäumt auf, und sobald die Blasen verschwunden sind, ist Backpulver entstanden.

Aus Natron und Weinstein

Für 1 TL Backpulver ¼ TL Natron und ½ TL Weinstein mischen.

Da die beiden Bestandteile bereits beim Mixen stark reagieren, schnell unter den Teig arbeiten und ihn sofort in den Ofen schieben, damit der Treibeffekt nicht verloren geht.

Aus Natron und Säure

Für 1 TL Backpulver ¼ TL Natron und 1 ½ TL Essig oder Zitronensaft mischen.

Kokosnussöl

Gutes Kokosnussöl gibt es in Bio- und Asienläden zu kaufen, oder es wird im Internet angeboten. Es lässt sich aber auch zu Hause – kalt oder warm – selbst herstellen. Wichtig ist es, reife braune Kokosnüsse zu verwenden, die das meiste Öl ergeben.

Kokosnussöl enthält große Mengen an Antioxidantien, weshalb es lange aufbewahrt werden kann, ohne ranzig zu werden. Am besten bei Raumtemperatur im Schrank lagern. Im Kühlschrank aufbewahrt wird es fest und weiß, was seine Qualität jedoch nicht beeinflusst.

In den folgenden beiden Rezepten werden jeweils drei Kokosnüsse verarbeitet. Sie ergeben etwa 50–60 ml Kokosnussöl.

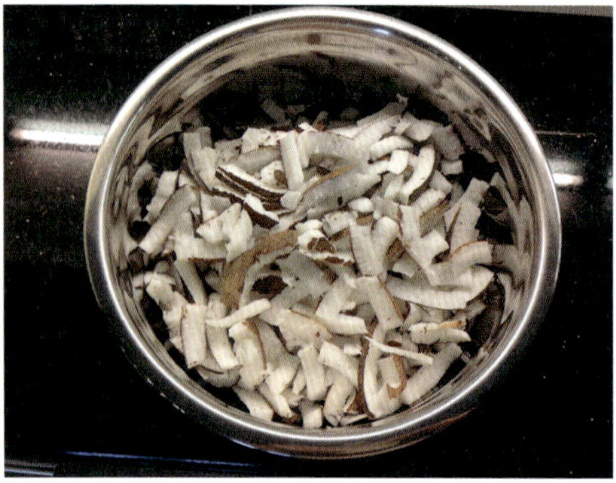

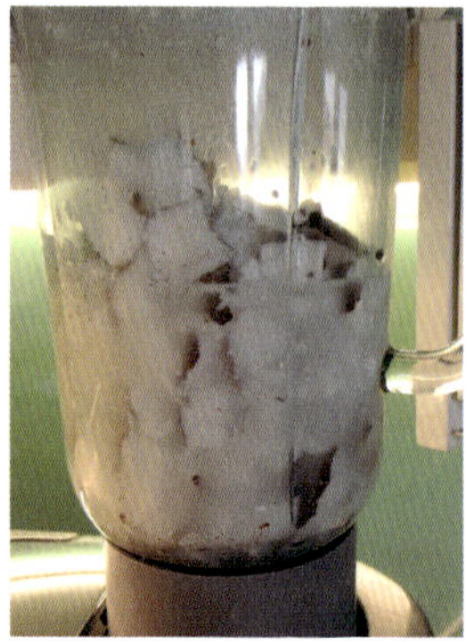

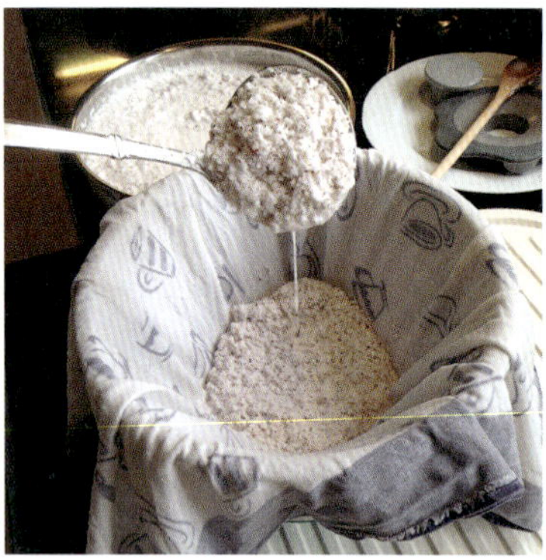

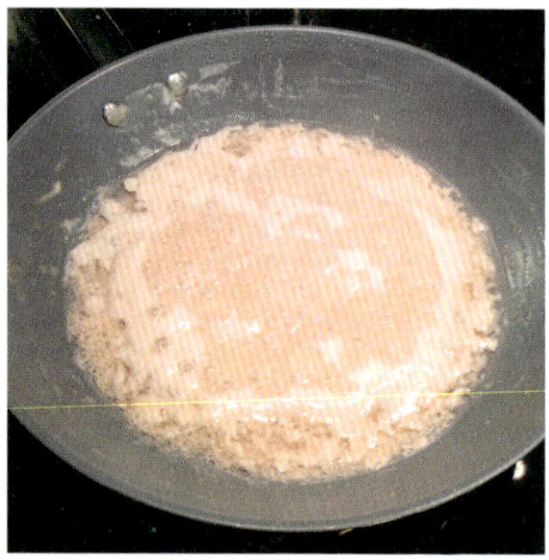

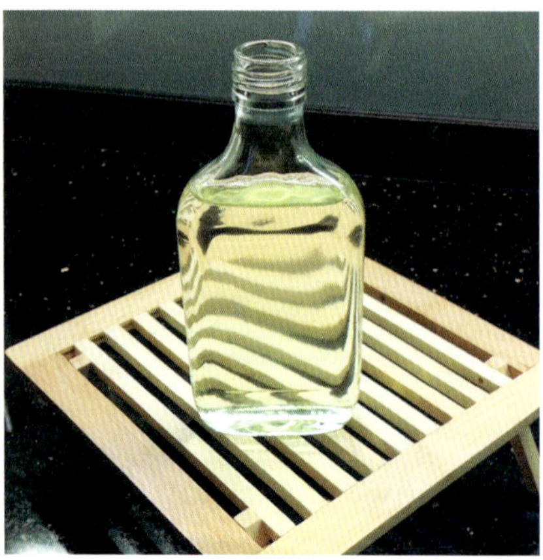

Cold & Smooth (kaltgepresst)

Für 50–60 ml

3 reife Kokosnüsse

1 l stilles Wasser

(Raumtemperatur annehmen lassen)

Außerdem

Hammer oder Säge

Nagel

Mixer

sauberes Mull- oder grobes Küchenhandtuch aus Leinen

1. Mit dem Hammer und einem Nagel zwei nicht zu kleine Löcher in die Schale der Kokosnüsse schlagen. Das Kokosnusswasser herauslaufen lassen und in einem Glas- oder Porzellangefäß auffangen. (Als Drink verwenden, es wird für die Ölherstellung nicht benötigt.)
2. Danach die Kokosnüsse mithilfe von Hammer oder Säge (vorsichtig arbeiten!) teilen. Das Kokosnussfleisch mit einem stabilen Metalllöffel aus der Kokosnussschale herauslösen. Größere Stücke kleiner schneiden.
3. Die Hälfte des Wassers und der Kokosnussstücke in einen stabilen Standmixer geben, er darf nur zur Hälfte gefüllt sein. Deckel schließen und die Stücke auf mittlerer Stufe zerkleinern. Dann auf höchster Stufe zu Püree verarbeiten.
4. Ein sauberes Mulltuch über eine entsprechend große Glas- oder Porzellanschüssel legen und nach und nach kleine Portionen Kokosnusspüree auf das Tuch geben. Das Püree im Tuch über einer zweiten Schüssel auspressen, die Flüssigkeit, es ist Kokosnussmilch, in ein verschließbares Glas gießen. Für noch mehr Milch

kann der Vorgang noch einmal wiederholt werden: Dafür das Püree erneut mit wenig Wasser übergießen.

5. Das Glas 12 Stunden an einen warmen Ort stellen oder in eine Decke einpacken. Das Glas darf danach nicht mehr bewegt werden. Nach 12 Stunden haben sich drei Schichten gebildet: oben eine weiße, breiige Masse, eine kleine Ölschicht in der Mitte und eine große milchige Flüssigkeit unten im Glas.
6. Vorsichtig den Deckel öffnen und mit einem Löffel behutsam die weiße, breiige Masse abnehmen und anderweitig verwenden (siehe Tipp). Mit einem zweiten Löffel oder einen kleinen Kelle sehr vorsichtig die Ölschicht in eine Schale abschöpfen. Das Öl mehrfach durch ein sehr feines Metallsieb oder das Küchentuch gießen (es sickert tröpfchenweise hindurch) und so filtern, bis es kristallklar ist. Danach das Kokosnussöl in eine verschließbare Glasflasche füllen.

Hot & Patient (warme Herstellung)

1. Kokosnussfleisch wie bei der Kaltpressung beschrieben aus der Schale lösen. 1 l stilles Wasser auf etwa 80 Grad erwärmen und die Hälfte davon zusammen mit der Hälfte der Kokosnussstücke in den Mixer geben. Kokosnussmilch wie oben beschrieben aus dem Püree pressen.
2. Dann die Kokosnussmilch in eine Antihaftpfanne geben und zum Kochen bringen. Dann bei mittlerer Hitze so lange einköcheln, bis sich auf dem Pfannenboden kleine braune, harte Kokosnussreste gebildet haben und sich das Öl oben abgesetzt hat. Dieser Vorgang kann mitunter mehr als 1 Stunde dauern. In dieser Zeit bitte nicht rühren! Ablagerungen am Pfannenrand hin und wieder mit einem Holzlöffel in die köchelnde Masse zurückschieben.

3. Danach die eingekochte ölige Flüssigkeit durch ein feines Metallsieb gießen. Anschließend das gewonnene Öl mehrmals durch das Küchentuch gießen (es sickert tröpfchenweise hindurch) und so filtern, bis es kristallklar ist. Danach in verschließbare Gläser oder Glasflaschen füllen.

Tipps

- Die braunen, harten Kokosnussreste nicht wegwerfen. Daraus lässt sich ein leckerer Kokosnussbrotaufstrich herstellen: Einfach eine Rolle Gula-Malacca (oder 150 g Kokosnussblütenzucker) mit in die Pfanne geben und alles unter ständigem Rühren cremig köcheln. In den Mixer geben und kräftig durchmixen. In verschließbare Gläser füllen und abkühlen lassen. Erst dann mit den Deckeln verschließen. Der Brotaufstrich hält sich im Kühlschrank monatelang.
- Die ausgepresste Masse, die im Tuch verbleibt, kann getrocknet und als Kokosnussraspel oder -mehl weiterverwendet werden. Je länger die Kokosnuss-Wasser-Mischung gemixt wurde, umso feiner ist sie. Zum Trocknen die ausgepresste Masse auf ein Backblech geben und ausstreichen. Bei 80 Grad mindestens 2 bis 3 Stunden trocknen, nach Bedarf auch länger.
- Kaltgepresstes Kokosnussöl macht beim Backen Kuchen, Kekse und Mürbeteigböden wunderbar leicht und verleiht ihnen ein delikates Aroma.

Kokosnussmilch

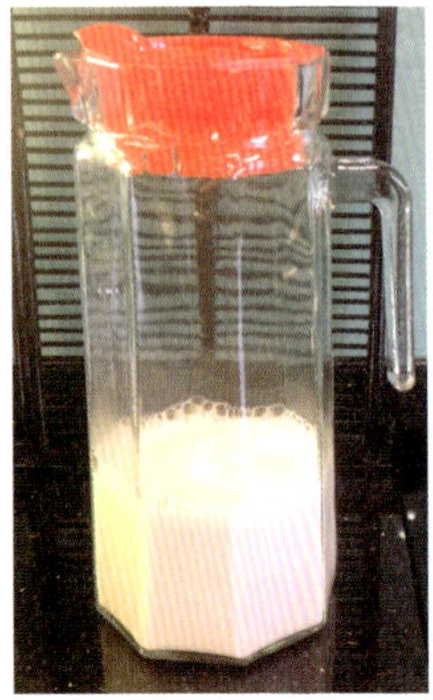

Für bis zu 400 ml, je nachdem ob der Vorgang nochmals wiederholt wird oder nicht
1 reife braune Kokosnuss

Außerdem
Mixer
Hammer oder Säge
Nagel
sauberes Mull- oder grobes Küchenhandtuch aus Leinen

1. Mit dem Hammer und einem Nagel zwei nicht zu kleine Löcher in die Schale der Kokosnuss schlagen. Das Kokosnusswasser herauslaufen lassen und in einem Glas- oder Porzellangefäß auffangen.
2. Danach die Kokosnuss mithilfe des Hammers oder einer Säge (vorsichtig arbeiten!) teilen. Das Kokosnussfleisch mit einem stabilen Metalllöffel aus der Kokosnussschale herauslösen. Größere Stücke kleiner schneiden.
3. Kokosnussfleisch zusammen mit dem aufgefangenen Kokosnusswasser in einem Standmixer auf Höchststufe mindestens 4 Minuten gut durchmixen. Nach Bedarf 100-150 ml stilles Wasser hinzugeben.
4. Ein sauberes Mulltuch über eine entsprechend große Glas- oder Porzellanschüssel legen und das Kokosnusspüree auf das Tuch geben. Das Püree im Tuch über einer zweiten Schüssel auspressen. Für mehr Milch kann der Vorgang noch einmal wiederholt werden: Dafür das Püree erneut mit wenig Wasser übergießen.

Tipp

Die Kokosnussmilch am besten umgehend verwenden. Sie hält sich aber bis zu 2 Tagen in einem luftdicht verschlossenen Glas- oder Porzellanbehälter im Kühlschrank. Wird sie durch das Kühlen fest, einfach etwas Wasser oder Kokosnusswasser unterrühren und so wieder verflüssigen.

Kokosnusscreme

Kokosnussfleisch und -wasser einer Kokosnuss in einem Standmixer so lange mixen, bis eine Creme entstanden ist. Die Creme durch ein feines Metallsieb geben, fertig!

Kokosnussbutter

400 g ungesüßte Kokosnussraspel (aus dem Bioladen) im Standmixer auf Höchststufe 20 Minuten durchmixen. Dabei hin und wieder das Gerät ausschalten und mit einem Gummispatel die angeklebten Raspeln vom Rand des Mixbehälters ablösen. Sobald die Masse eine Butterkonsistenz hat, in Gläser füllen und im Kühlschrank aufbewahren.

Tipp

Vor dem Mixen 2–3 EL Kokosnussblütenzucker zu den Kokosnussraspeln geben. Dann wie beschrieben durchmixen. Es entsteht eine leckere, süße Füllung für Kuchen, Kekse und andere Leckereien. Die süße Kokosnussbutter schmeckt auch als Brotaufstrich oder über einem Wasserbad erhitzt als Soße zum Lieblingseis.

Mandelmilch

Mandelmilch »nature«

Für ca. 600-700 ml Milch

200–220 g unbehandelte Mandeln

1. Mandeln gründlich und am besten mehrmals in einer Schüssel mit immer wieder frischem Wasser waschen. Mandeln dabei zwischen den Händen kräftig reiben.
2. Danach 8–12 Stunden in gefiltertem Wasser einlegen, anschließend abseihen und die Mandelhaut abziehen. Die Mandeln mit 700 ml gefiltertem Wasser in den Standmixer geben und alles gut durchmixen.
3. Die gemixte Masse langsam in ein Haarsieb aus Metall füllen und die Mandelmilch in eine Schüssel abtropfen lassen. Zum Schluss die Masse im Sieb kräftig ausdrücken. Oder die Mandelmasse in ein sauberes Küchenhandtuch geben und damit die Milch auspressen.

Die Mandelmilch in ein Glas oder eine Glasflasche umfüllen. Im Kühlschrank kann sie 4–7 Tage aufbewahrt werden. Vor dem Servieren umrühren oder aufschütteln.

Tipp

Die Mandelhaut lässt sich besonders gut abziehen, wenn die Mandeln kurz mit nicht zu heißem (!) Wasser übergossen werden. Danach einfach Mandeln zwischen den Fingern aus der Haut drücken.

Für süße Mandelmilch Kokosnussblütenzucker, Agavendicksaft oder entkernte Datteln nach Geschmack mit den Mandeln in den Mixer geben.

Mandel-Vanille-Milch

Mit den Mandeln nach Geschmack Vanilleextrakt oder Vanillepuder in den Mixer geben.

Mandel-Zimt-Milch

Mit den Mandeln zusätzlich ½–1 TL Zimtpulver in den Mixer geben.

Kokosnuss-Mandel-Milch

250 g Mandeln sehr gut waschen und 8–12 Stunden in 1 l gefiltertem Wasser einlegen. Abseihen und die Mandeln häuten. Geschälte Mandeln mit Kokosnusswasser von 3 frischen Kokosnüssen in den Standmixer geben. Nach Belieben 2–4 entkernte Datteln oder 1 EL Kokosnussblütenzucker dazugeben. Alles gut durchmixen.

Die gemixte Masse langsam in ein Haarsieb aus Metall füllen und die Mandelmilch in eine Schüssel abtropfen lassen. Zum Schluss die Masse im Sieb kräftig ausdrücken. Oder die Mandelmasse in ein sauberes Küchenhandtuch geben und damit die Milch auspressen. Kokosnuss-Mandel-Milch in Gläser oder Glasflaschen umfüllen und innerhalb eines Tages trinken. Vor dem Servieren umrühren oder aufschütteln.

Tipps

- Statt mit gefiltertem Wasser kann die Mandelmilch auch mit dem Mandeleinweichwasser gemixt werden.
- Die Mandelhaut muss nicht unbedingt abgezogen werden.
- Für kleinere Mengen Mandelmilch 2 EL Mandeln auf ½ l Wasser nehmen.
- Die im Sieb ausgedrückten Mandelreste (von gehäuteten und nicht gehäuteten Mandeln) eignen sich zum Backen von Keksen oder Kuchen und schmecken auch im Müsli.

Pandan-Essenz

15–20 dunkelgrüne Pandan-Blätter (Asienladen oder Internet) gründlich waschen und die hellen Enden abschneiden. Die Blätter mit einer Schere in kleine Stücke schneiden und mit 150 ml Wasser in einen Standmixer geben. 3–4 Minuten auf Höchststufe mixen, nach Bedarf weiteres Wasser dazugeben. Die grüne Flüssigkeit absieben und in ein luftdicht verschließbares Glasgefäß füllen. 2 Tage im Kühlschrank ziehen lassen. Dann die obere bittere Schicht mithilfe einer medizinischen Spritze oder Pipette absaugen. Die Pandan-Essenz hält sich 2–4 Wochen im Kühlschrank. Beginnt sie stark zu riechen, entsorgen.

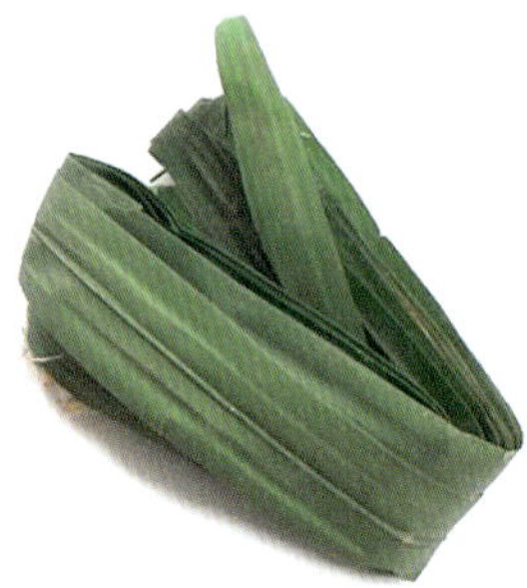

Butter

Etwa 200 g kalte Sahne (Achtung: Sie darf nicht zu kalt sein!) so lange schlagen, bis sie zu Butter geworden ist. Anschließend die abgesetzte Flüssigkeit abgießen, Butterflocken auf ein sauberes Mull- oder Küchenhandtuch geben und die restliche Flüssigkeit (Buttermilch) herausdrücken. Die Butter in eine Schüssel füllen und nach Belieben mit Salz oder Kräutern nach Geschmack verfeinern. Butter in Form bringen und in einer Glas- oder Porzellanschale anrichten. Sie hält sich im Kühlschrank 1 Woche.

Tomatenbutter

Pro 100 g Butter 1 EL Tomatenmark unterrühren.

Pilzbutter

Pro 100 g Butter 1–2 EL vorgegarte Pilze nach Wahl unterkneten.

Honigersatz

Für ca. 50-60 ml

300 ml stilles Wasser

12 Pandan-Blätter (Asienladen oder Internet)

1 Rolle Gula-Malacca (ersatzweise 200 g Kokosnussblütenzucker oder brauner Zucker)

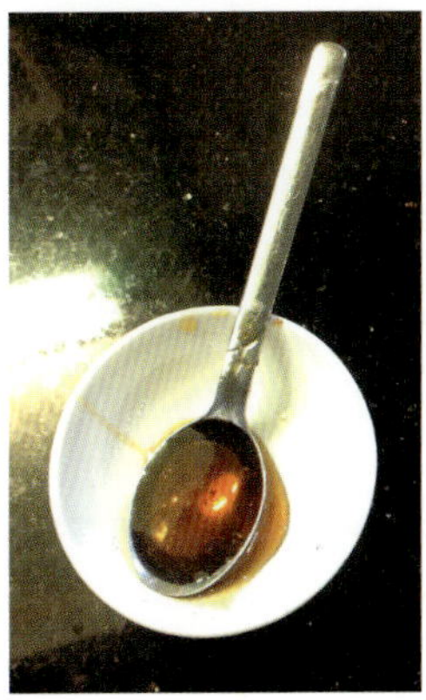

1. Das stille Wasser in eine Kasserolle füllen und die Pandan-Blätter verknoten. 6 Blätter mit dem Gula-Malacca ins Wasser legen und alles zum Kochen bringen. Dabei ab und zu die Blätter mit einem Holzlöffel in das heiße Wasser drücken.
2. Nach 15 Minuten die Pandan-Blätter aus dem Wasser nehmen und die restlichen 6 Pandan-Blätter für 15 Minuten in den Topf geben (Die Blätter sollten nicht länger kochen, da sie sonst bitter werden.)
3. Die Flüssigkeit ohne Blätter sirupartig einkochen lassen. Das kann bis zu 45 Minuten dauern. Dabei gelegentlich umrühren. Den Sirup 5 Minuten abkühlen lassen und ihn in ein verschließbares Glas füllen. Dieser Honigersatz beginnt nach ein paar Tagen zu kristallisieren, was aber seine Qualität nicht beeinflusst.

Tipp

Statt der Pandan-Blätter kann 1 TL Pandan-Essenz (siehe Seite 246) zum Zucker gegeben werden.
Gut schmeckt der Honigersatz auch mit 2 TL abgeriebenen Bio-Orangen- und Zitronenschalen oder anderen Lebensmittelessenzen wie Tanne, Kiefer, Vanille, Zimt und vielen anderen.

Schokolade

Für ca. 15 Förmchen, je nach Größe
90 ml Kakaobutter
60 g Bio-Kakaopulver (70 % Kakaoanteil)
60 g Bio-Honig
1-1½ EL echtes Vanilleextrakt
Nüsse nach Wahl, Orangen- oder Minzeextrakt,
Chilipulver nach Belieben

1. Die Kakaobutter in eine Schüssel geben und über einem heißen Wasserbad unter Rühren schmelzen lassen. Dabei darf kein Wasser in die Butter gelangen.
2. Wenn die Kakaobutter vollständig geschmolzen ist, die Schüssel vom Wasserbad nehmen. Kakaopulver, Honig und Vanilleextrakt zur Kakaobutter geben und alles zu einer glatten Masse verrühren.
3. Die flüssige Schokolade nach Belieben abschmecken, z. B. mit gerösteten, klein gehackten Nüssen aller Art, mit Orange- oder Minzeextrakt oder Chilipulver. Schokolade in Förmchen oder auf ein mit Backpapier ausgelegtes Backblech gießen.

4. Die Schokolade 2 Stunden bei Raumtemperatur aushärten lassen. Danach in den Kühlschrank stellen. Vor dem Verzehr aus den Förmchen lösen oder klein schneiden und in Schachteln geben oder anders verpacken. Die Schokolade hält sich bei Zimmertemperatur über eine Woche, im Kühlschrank weitaus länger.

Tipp

Auch Varianten mit anderen Fetten, z. B. Öl, und anderer Süße, z. B. Zucker, sind möglich. Dabei immer das Mengenverhältnis 90 / 60 / 60 beachten, also etwa 90 ml Kokosnussöl, 60 g Kakaopulver und 60 g Süße. Da Zucker sich nicht in Öl auflöst, muss z. B. Kokosnussblütenzucker zuvor mit Wasser zu Sirup gekocht werden. Dafür 60 g Zucker in 5 EL stillem Wasser kurz aufkochen und 10–15 Minuten köcheln lassen. Etwas abkühlen lassen und dann in die Öl-Kakaopulver-Mischung einrühren.

Meine besten Rezepte

Wissenswertes zu den Rezepten

Vorab ein paar Informationen, die Sie aufmerksam lesen sollten!

- Die in den folgenden Rezepten angegebenen Zutaten wie Mandel-, Kokosnuss-, Quinoa-, Reis- oder Hafermilch sowie Kokosnussblütenzucker, Agavendicksaft, Manuka-Honig, entkernte Datteln, Kristall-, Stein- oder Meersalz und vegane Sahne können zum Teil ggf. durch »normale« Zutaten ersetzt werden.
- Werden Natursalze verwendet, bitte beachten, dass sie intensiver würzen als normales Haushaltssalz.
- Für eine gute Wasserqualität bei der Zubereitung der nachfolgenden Rezepte sorgt filtriertes oder stilles Wasser aus der Glasflasche. Bitte keine Plastikflaschen kaufen!
- Für gebratene Gerichte, ob Gemüse oder Fleisch, reicht meistens 1 EL Kokosnussöl vollkommen aus. Keine Margarine verwenden!
- Bei bestimmten »süßen« Rezepten kann Kokosnussöl durch Butter (auch selbst hergestellte, siehe Seite 243) ersetzt werden.
- Alle Mengenangaben in den Rezepten sind Richtwerte.

- EL = Esslöffel
- TL = Teelöffel
- TK = Tiefkühl
- 1 Tasse = 180 ml
- 3 EL Wasser = 50 ml
- 1 EL Chia-Samen = 12 g
- 100 ml Wasser und 12 g Chia-Samen = 1 Ei

Chia-Gel anrühren

In einigen der nachfolgenden Rezepte wird Chia-Gel, das sind gelierte Chia-Samen, verwendet. Es wird in einem verschließbaren Glas- oder Porzellanbehälter mit 100 ml stillem Wasser auf 1 EL Chia-Samen angerührt. Dann etwa 15 Minuten quellen lassen oder auch länger, wodurch die enthaltenen Nährstoffe noch leichter verwertbar werden. Im Kühlschrank aufbewahrt hält es 5 Tage. Vor der Verwendung kurz umrühren. Bitte achten Sie darauf, immer genügend zu trinken, wenn Sie trockene Chia-Samen verzehren, denn die kleinen Samen nehmen sehr viel Flüssigkeit auf. Das US-Gesundheitsministerium rät, täglich nicht mehr als 48 g (trockene) Chia-Samen zu essen.

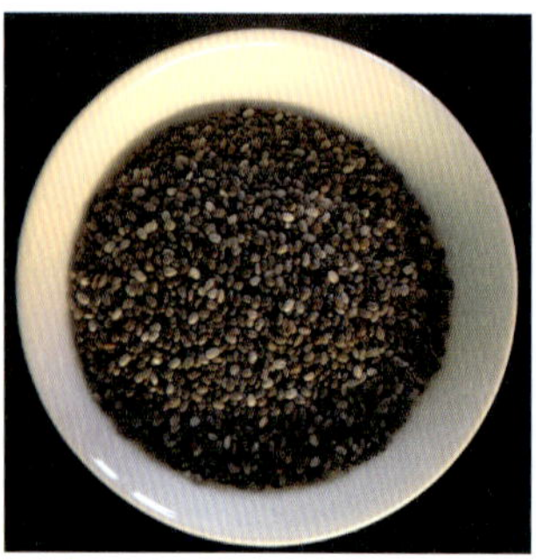

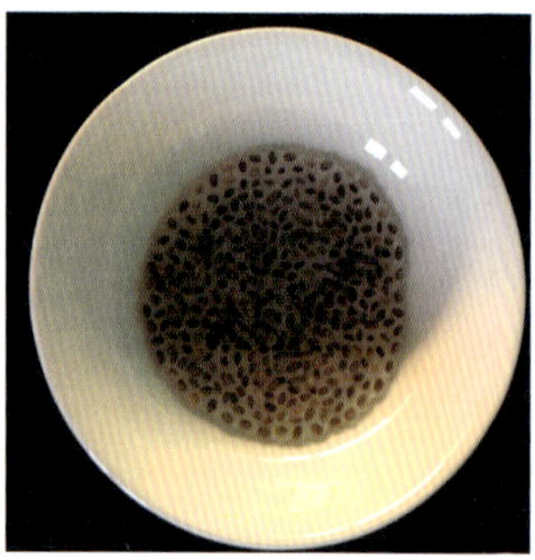

Chia-Ei-Ersatz anrühren

Als Ersatz für 1 Ei: 1 EL Chia-Samen (das sind etwa 12 g) in 100 ml stillem Wasser 15 Minuten quellen lassen. Danach in einer Küchenmaschine oder einem Standmixer gut durchmixen, bis eine weißliche, puddingähnliche Masse entstanden ist. Nach Bedarf teelöffelweise weiteres Wasser hinzugeben.

Amaranth kochen

Amaranth im Verhältnis 1 zu 2 kochen, also z. B. 200 g Amaranth in 400 ml Wasser aufkochen. Danach die Temperatur herunterdrehen und bei mittlerer Hitze etwa 20–25 Minuten weiterköcheln lassen. Den Topf von der Herdplatte nehmen und Amaranth kurz ausquellen lassen. Nach Bedarf die restliche Flüssigkeit abseihen.

Quinoa kochen

Vor jeder Zubereitungsart müssen Quinoakörner immer gut unter fließendem Wasser abgespült werden, um die Bitterstoffe aus ihren Schalen zu entfernen. Dann Quinoa mit der dreifachen Menge Wasser aufkochen, also etwa 200 g Quinoa mit 600 ml Wasser, und 15 Minuten bei milder Hitze nachquellen lassen, entweder auf dem ausgeschalteten Herd oder in eine Decke gehüllt wie zu Großmutters Zeiten unters Federbett stellen.

Achtung!

Die Deutsche Gesellschaft für Ernährung (DGE) rät Kleinkindern unter zwei Jahren und Personen mit einer Darmentzündung grundsätzlich von Quinoa-Speisen ab!

Kaya: Kokosnusskonfitüre (ohne Eier)

Für 1 Glas
1 reife braune Kokosnuss
3 Pandan-Blätter (ersatzweise Pandan-Essenz, siehe Seite 246 oder aus dem Asienladen)
275 g Kokosnussblütenzucker

1. Mit dem Hammer und einem Nagel zwei nicht zu kleine Löcher in die Schale der Kokosnuss schlagen. Das Kokosnusswasser herauslaufen lassen und in einem Glas- oder Porzellangefäß auffangen.
2. Danach die Kokosnuss mithilfe von Hammer oder Säge (vorsichtig arbeiten!) teilen. Das Kokosnussfleisch mit einem stabilen Metalllöffel aus der Kokosnussschale herauslösen. Größere Stücke kleiner schneiden.
3. Kokosnussfleisch zusammen mit dem aufgefangenen Kokosnusswasser in einem Standmixer auf Höchststufe mindestens 4 Minuten gut durchmixen.
4. Ein sauberes Mulltuch über eine entsprechend große Glas- oder Porzellanschüssel legen und das Kokosnusspüree auf das Tuch geben. Das Püree im Tuch über einer zweiten Schüssel auspressen.
5. Die entstandene Kokosnussmilch in einen Wok oder eine beschichtete, hohe Pfanne geben. Pandan-Blätter knoten und mit 200 g Zucker zur Kokosmilch geben. Alles einmal kurz aufkochen, dann bei mittlerer Hitze unter langsamem Rühren so lange kochen, bis eine cremige bräunliche Masse entsteht. Das kann bis zu 50 Minuten dauern. Topf vom Herd nehmen und beiseitestellen.

6. Für das Karamell 75 g Kokosnussblütenzucker in einem Topf mit Antihaftbeschichtung erhitzen, bis er karamellisiert oder goldbraun geworden ist. Den Topf mit der Zucker-Milch-Masse zurück auf die Herdplatte stellen, langsam erhitzen, und wenn sie leicht köchelt, den karamellisierten Zucker langsam hineinrühren. Dann 5–10 Minuten weiterrühren, bis die Masse goldbraun ist und eine cremige Konsistenz hat.
7. Den Topf vom Herd nehmen und die Pandan-Blätter aus der Kaya-Creme entfernen. Abgekühlte Kaya-Creme in einer Küchenmaschine so lange mixen, bis sie eine seidige Konsistenz hat. In verschließbare Gläschen füllen und im Kühlschrank aufbewahren. Sie hält sich dort 3–4 Monate.

Kaya: Kokosnusskonfitüre (das Original mit Eiern)

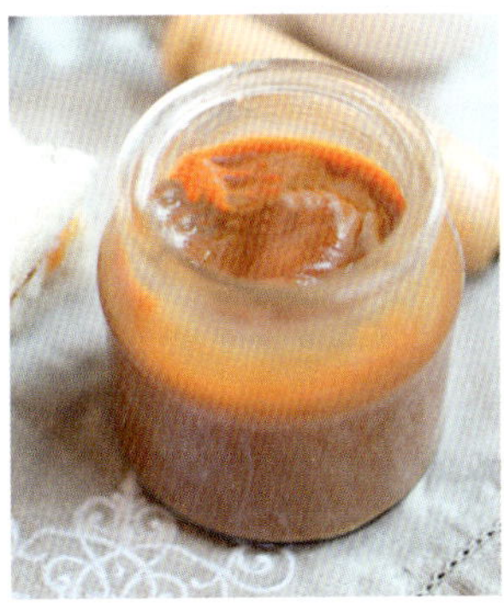

Für 1 Glas
5 Eier
½ Tasse Kokosnusscreme
¾ Tasse Kokosnussmilch
275 g Kokosnussblütenzucker
3 Pandan-Blätter (ersatzweise Pandan-Essenz, siehe Seite 246 oder aus dem Asienladen)
1 ½ EL Speisestärke

1. Eier, Kokosnusscreme, -milch und 200 g Kokosnussblütenzucker in eine Schüssel geben und am besten mit einem Schneebesen gut verrühren. (Schneller geht es mit Handrührgerät oder Kü-

chenmaschine, mit dem Schneebesen wird die Konsistenz der Masse aber besonders schön.)

2. Die Mischung in einen Topf mit Antihaftbeschichtung füllen. Pandan-Blätter verknoten und dazugeben oder Pandan-Essenz hineinträufeln. Die Masse bei mittlerer Hitze langsam erwärmen und mit einem Holzlöffel oder Schneebesen unter ständigem Rühren gut 20 Minuten köcheln lassen. Sie darf nicht kochen, damit die Eier nicht stocken.
3. Speisestärke mit 1½ EL Wasser verrühren, unter die Kaya rühren, bis sie leicht andickt. Den Topf von der Herdplatte nehmen und beiseitestellen.
4. Für das Karamell 75 g Kokosnussblütenzucker in einem Topf mit Antihaftbeschichtung erhitzen, bis er karamellisiert oder goldbraun geworden ist. Den Topf mit der Eier-Zucker-Milch-Masse zurück auf die Herdplatte stellen, langsam erhitzen, und wenn sie leicht köchelt, den karamellisierten Zucker langsam hineinrühren. Dann 5–10 Minuten weiterrühren.
5. Den Topf vom Herd nehmen und die Pandan-Blätter aus der Kaya-Creme entfernen. Abgekühlte Kaya-Creme in einer Küchenmaschine so lange mixen, bis sie eine seidige Konsistenz hat. In verschließbare Gläschen füllen und im Kühlschrank aufbewahren. Dort hält sie sich 7– 9 Tage. Riecht sie sauer oder wird sie wässrig, nicht mehr verzehren.

Tipp

Die Kaya-Creme schmeckt auch mit Rohr- oder braunem Zucker, ihr GI-Level (glykämischer Index) ist dann aber etwas höher. Pandan-Blätter oder Pandan-Essenz sind ebenfalls kein Muss – allerdings fehlt der Kokosnusskonfitüre dann das »exotische Etwas«.

Ihr volles Kokosaroma bekommt sie mit frischer Kokosnusscreme und -milch, etwa von der Firma »Kara«.
Heller wird die Creme, wenn der Karamell mit nur 50 g Zucker hergestellt wird. Sie lässt sich auch mit 4 oder sogar nur 3 Eiern anrühren, wird dann aber weniger cremig.

Gula-Malacca-Sirup

Für ca. 40 ml
300 ml stilles Wasser
10 Pandan-Blätter (ersatzweise Pandan-Essenz, siehe Seite 246 oder aus dem Asienladen)
2 Rollen Gula-Malacca (ersatzweise 200 g Kokosnussblütenzucker)

1. Das stille Wasser in eine Kasserolle geben und die Gula-Malacca-Rollen hineinlegen. Die Pandan-Blätter knoten und 6 Blätter mit in den Topf geben.
2. Alles bei starker Hitze aufkochen, dann bei mittlerer Hitze so lange unter gelegentlichem Rühren köcheln, bis ein dunkler, dickflüssiger Sirup entstanden ist. Das kann bis zu 1 Stunde dauern. Nach 20 Minuten die Pandan-Blätter entfernen und die 4 übrigen Blätter in den Sirup geben. 20 Minuten weiterköcheln, dann auch diese Blätter herausnehmen.
3. Den heißen Sirup in ein verschließbares Marmeladenglas füllen, am besten vor dem Eingießen einen Metalllöffel ins Glas stellen, damit es nicht platzt. Gula-Malacca-Sirup verfeinert Eiscreme und viele Desserts (z.B. Mimpi-Manis, Seite 258).

Mimpi-Manis – süßer Traum

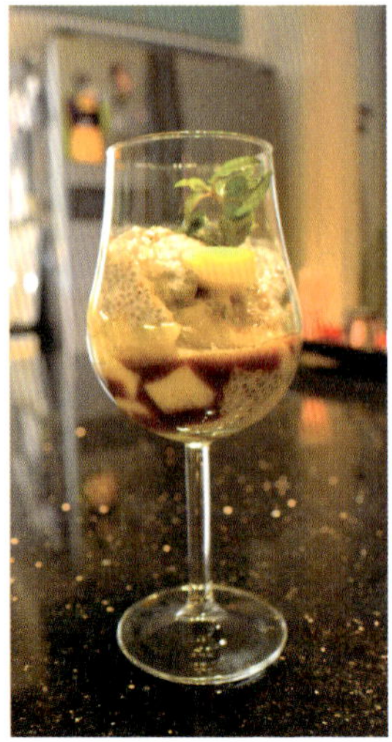

Für 2 Portionen
300 ml Kokosnussmilch
(aus der Dose oder selbst gemacht, siehe Seite 242)
2 ½ EL trockene Chia-Samen
1–1 ½ TL Vanilleessenz
1 frische, gut gereifte Mango
2–3 TL Gula-Malacca-Sirup
(selbst gemacht, siehe Seite 257)
nach Belieben Kokosnussraspel und Minzeblättchen zum Garnieren

1. Kokosnussmilch mit den Chia-Samen und der Vanilleessenz in einer Glas- oder Porzellanschüssel verrühren und 30 Minuten im Kühlschrank quellen lassen.
2. Inzwischen die Mango halbieren. Dafür die Schale entlang des Mangokerns tief einschneiden und die Mangohälften gegeneinander drehen, bis sie sich voneinander lösen. Das Fruchtfleisch der Mangohälften rautenförmig bis runter an die Schale einschneiden. Schalen umstülpen und die kleinen Mangowürfel mit einem Messer abschneiden. Das Fruchtfleisch, das am Kern hängt, ebenfalls mit abtrennen und klein schneiden.
3. Die gequollenen Chia-Samen und Mangowürfel im Wechsel in hohe, nicht zu bauchige Dessertgläser füllen. Auf jede Portion 2–3 TL Gula-Malacca-Sirup träufeln und nach Belieben mit Kokosnussraspeln und Minzeblättchen garnieren.

Tipp

Das Dessert schmeckt auch mit anderen Obstsorten, etwa Schattenmorellen (ohne Stein), Ananas, Kiwi oder Bananen.
Für Frozen-Mimpi-Manis Mangowürfel 30–45 Minuten tiefkühlen und/oder mit einer Kugel Lieblingseis krönen.

Pumpkin-Spice-Latte – das Original

Für 1 große Tasse
9 EL Kokosnussblütenzucker
Mark von 1 Vanilleschote
300 ml Wasser
1 Zimtstange
2 getrocknete Sternanis
½ TL frisch geriebene Muskatnuss
1 TL Zimtpulver
1 TL gemahlener Ingwer
3 Gewürznelken
3 Pimentkörner
1 Messerspitze Kardamom
1 kleine Prise geriebene Tonkabohne (nach Belieben)
3 TL Kürbis-Mousse (siehe Seite 261)
¼ l Mandel-, Kokosnuss-, Quinoa-, Reis- oder Hafermilch
1 Tasse frisch gebrühter Kaffee
vegane Sahne, Zimt- oder
Kakaopulver zum Garnieren

1. In einem Topf 300 ml Wasser mit dem Zucker und Vanillemark vermengen und bei starker Hitze aufkochen. Alle Gewürze und

das Kürbis-Mousse dazugeben und bei mittlerer Hitze unter gelegentlichem Rühren zu einem dicklichen Sirup kochen.
2. Den Topf vom Herd nehmen und den Sirup durch ein grobes Sieb abseihen und etwas abkühlen lassen.
3. Milch in einem Topf erhitzen und aufschäumen. In eine hohe Tasse füllen und je nach Geschmack etwas Sirup hinzufügen. Mit dem frisch gebrühten Kaffee auffüllen, mit etwas geschlagener veganer Sahne garnieren und mit Zimt- oder Kakaopulver bestreuen. Heiß genießen!

Tipp

Der restliche Sirup kann in einem verschließbaren Glas- oder Porzellanbehälter im Kühlschrank bis zu 6 Monaten aufbewahrt werden.

Schnelle Pumpkin-Spice-Latte

Für 1 große Tasse

3 TL Kokosnussblütenzucker

2 TL Kürbismus

¼ l Mandel-, Kokosnuss-, Quinoa-, Reis- oder Hafermilch

1 frisch gebrühter doppelter Espresso

1. Kokosnussblütenzucker und 2 TL Kürbis-Mousse in einer hohen Tasse zu einer glatten Masse verrühren.
2. Milch in einem Topf aufkochen und aufschäumen und auf das Zucker-Kürbis-Gemisch gießen.
3. Den heißen doppelten Espresso in kreisenden Bewegungen in die aufgeschäumte Milch einlaufen lassen. Heiß genießen!

Kürbis-Mousse

Backofen auf 180 Grad vorheizen. 1 kleinen Hokkaidokürbis in vier Stücke teilen und die Kerne entfernen. Die Kürbisstücke auf ein mit Backpapier ausgelegtes Backblech legen und im Backofen so lange backen, bis die Kürbisstücke weich sind. Lässt sich eine Gabel ohne Probleme in das Kürbisfleisch stechen, ist es gar. Das Kürbisfleisch mit einem stabilen Löffel aus der Schale kratzen und in einer Küchenmaschine oder einem Standmixer pürieren, bis es eine cremige Konsistenz hat. Nach Bedarf ein wenig Kokosnussöl dazugeben. Kürbis-Mousse nach Belieben herzhaft oder süß würzen.

Matcha-Tee-Eiscreme – mit Eigelb

Für bis zu 6 Portionen
200 ml vegane Sahne
3–4 TL Matcha-Teepulver
350 ml Mandel-, Kokosnuss-, Quinoa-, Reis- oder Hafermilch
100 g Kokosnussblütenzucker
1 Prise Salz
4 Eigelb

1. Die Sahne mit dem Handrührgerät leicht schlagen, dann das Matcha-Teepulver darübersieben. Bei kleiner Stufe weitermixen, bis eine giftgrüne Masse ohne Klümpchen entstanden ist. In den Kühlschrank stellen.
2. In einem Topf Milch mit dem Zucker und 1 Prise Salz erhitzen. So lange rühren, bis sich der Zucker vollkommen aufgelöst hat. Danach vom Herd nehmen.

3. Die Eigelbe in einer Schüssel schaumig schlagen. Den Topf mit der Zucker-Milch-Mischung wieder auf den Herd stellen und die Masse erneut, aber nur bis knapp vor dem Siedepunkt erhitzen.
4. Das Eigelb sehr langsam, unter ständigem Rühren, in die erhitzte Masse einfließen lassen, es darf nicht stocken! Die Masse unter Rühren so lange weiterköcheln, bis sie eine dickliche Konsistenz hat. Dann beiseitestellen.
5. Die Matcha-Tee-Sahne-Mischung aus dem Kühlschrank nehmen und ganz langsam in die eingekochte, noch heiße Eigelb-Milch-Masse einrühren. Die Eiscreme-Masse in eine Eismaschine füllen und zu Eis rühren lassen. Oder die fertige Matcha-Tee-Eis-Masse in eine Glas- oder Porzellanschüssel oder in eine mit Pergamentpapier ausgelegte Kastenform füllen. Gut verschließen oder abdecken und 6 Stunden in die Tiefkühltruhe oder ins Gefrierfach stellen.
6. Das Eis mit einem Eisportionierer zu Kugeln formen und in Gläser setzen. Oder das Eis aus der Kastenform stürzen, in Scheiben schneiden und auf Teller geben. Jeweils mit Brombeeren oder Himbeeren und einer Waffel dekorieren.

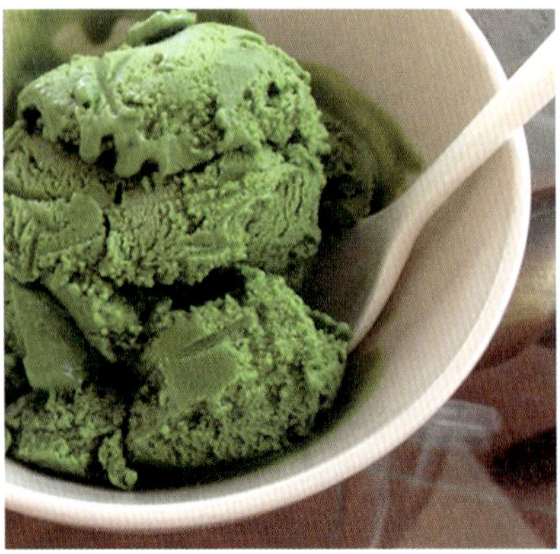

Matcha-Tee-Eiscreme – ohne Eigelb

Für bis zu 6 Portionen
4 TL Matcha-Teepulver
½ l Mandel-, Kokosnuss- oder Hafermilch
½ l vegane Sahne
180 g Kokosnussblütenzucker
1 Prise Salz

Alle Zutaten so lange miteinander verrühren, bis sich die Zuckerkristalle komplett aufgelöst haben. Die Masse dann in die Eismaschine oder 6 Stunden in die Tiefkühltruhe oder ins Gefrierfach stellen.

Eis zack, zack!

Für 2 Portionen
2-3 EL Kokosnussblütenzucker
100 g TK-Früchte nach Wahl

1. Je nach Geschmack 2–3 EL Kokosnussblütenzucker mit 150 ml Wasser verrühren, bis die Kristalle komplett aufgelöst sind.
2. Die TK-Früchte in einen schmalen, hohen Glas- oder Porzellanbehälter geben und die Hälfte des Zuckerwassers darübergießen.
3. Alles mit einem Pürierstab (Zauberstab) gut durchmixen, bis ein Sorbet entstanden ist. Nach Bedarf noch mehr Zuckerwasser untermixen. Sofort servieren!

Tipp

Zum Verfeinern das Sorbet zusätzlich mit ein paar Minzeblättchen, einigen Tropfen Zitronensaft, einer kleinen Menge Likör nach Wahl, Champagner, Sekt oder Prosecco mixen.

Chia-Rezepte

Chia-Müsli

Für 1 Portion
2 Bananen (in Scheiben schneiden)
3 EL Chia-Gel (siehe Seite 252)
2 TL schwarze Rosinen
1 EL naturbelassene, leicht geröstete Kürbiskerne

Die Bananen schälen und in nicht zu dicke Scheiben schneiden. Mit dem Chia-Gel, den Rosinen und den Kürbiskernen in einer Schüssel vorsichtig mischen und sofort servieren.

Papabana-Chia

Für 1 Portion
1 Banane
5 getrocknete Feigen
200 g Papaya-Fruchtfleisch
5 TL gemahlene Chia-Samen

1. Dieses Frühstück schon am Vorabend zubereiten: Dafür die Banane schälen und in Scheiben schneiden. Die Feigen und das Papaya-Fruchtfleisch zerkleinern.
2. Die vorbereiteten Zutaten miteinander mischen, dabei die Chia-Samen unterrühren. Über Nacht quellen lassen und am nächsten Morgen genießen.

Chia-Zitronen-Salatdressing

Für ca. 60-70 ml
1 Zitrone
2 EL trockene Chia-Samen
1 bis 2 EL Kokosnussblütenzucker
1 EL Dijon-Senf
2 bis 3 EL Kokosnussöl
nach Belieben fein gemahlenes Kristall-,
Stein- oder Meersalz und Pfeffer

1. Die Zitrone halbieren und auspressen. 4 EL Zitronensaft in eine Schüssel geben. Den Zucker dazugeben und so lange rühren, bis sich seine Kristalle aufgelöst haben.
2. Dijon-Senf und Kokosnussöl dazugeben und verrühren. Die Chia-Samen gut untermischen, bis sich alle Samen mit der Flüssigkeit verbunden haben.
3. Das Dressing 10–15 Minuten abgedeckt beiseitestellen, dann nach Belieben noch mit Salz und Pfeffer würzen, über Blattsalate geben und servieren.

Chia-Pfannenfladen

Für etwa 4 Portionen
8 EL gemahlene Chia-Samen
8 EL Mehl (z. B. Quinoa-, Hafer- oder Dinkelmehl)
2 TL Backpulver
2 Eier
½ geriebene Zwiebel (ersatzweise ½ geriebene Zucchini oder 1 große geriebene Karotte)

1. Die gemahlenen Chia-Samen, Mehl und Backpulver in eine Schüssel geben und alles gut vermischen.
2. Die Zwiebeln mit den Eiern verrühren und zu den trockenen Zutaten in die Schüssel geben. Alles gut miteinander vermengen. Dann die Masse auf ein bemehltes Brett geben und so lange durchkneten, bis ein glatter Teig entsteht.
3. Den Teig in vier Portionen teilen und aus jeder Portion mit angefeuchteten Händen einen Fladen formen.
4. Die Fladen nacheinander in einer Pfanne mit Antihaftbeschichtung ohne Fett für ein paar Minuten bei mittlerer Hitze von beiden Seiten zugedeckt backen. Fladen heiß servieren.

Tipp

Für »Hamburger« die Fladenbrote einfach in der Mitte aufschneiden. Untere Hälften mit Salatblättern, gebratenen Frikadellen, Tomaten-, Gurken- und Käsescheiben sowie Zwiebelringen belegen. Obere Hälften mit Tomatensoße bestreichen und draufsetzen.

Chia-Tutti-Frutti

Für 1 Portion

1 mittelgroßer Apfel (ersatzweise 2 kleine Äpfel)
8 entkernte Datteln
1 EL getrocknete Goji-Beeren
4–5 TL trockene Chia-Samen

1. Den Apfel und die Datteln in kleine Stücke schneiden. Mit den Goji-Beeren und Chia-Samen mischen.
2. Alles 10 Minuten stehen lassen, damit sich die Zutaten gut miteinander verbinden. Sofort servieren

Chia-Mandel-Pudding

Für bis zu 4 kleine Portionen

40 g trockene Chia-Samen
40 g weißes Mandelmus (aus dem Bioladen)
1 EL gemahlener Ingwer
1 TL Vanillepulver
½ TL Zimtpulver
¼ TL Kardamompulver
300 ml Wasser (ersatzweise Mandel-, Quinoa- oder Kokosnussmilch)
3 EL Kokosnussblütenzucker (ersatzweise 3 kernlose Datteln)
1 Prise Muskatnuss

1. Alle Zutaten in einem Standmixer auf Höchststufe so lange mixen, bis eine cremige Masse entsteht.

2. In kleine Glas- oder Porzellanschälchen füllen und mindestens 2 Stunden oder über Nacht in den Kühlschrank stellen.

Chia-Schoko-Pudding

Für 1 Portion
2 EL trockene Chia-Samen
5 EL filtriertes Wasser
1 TL Manuka-Honig
1 EL Bio-Kakaopulver

1. Die Chia-Samen mit dem Wasser verrühren und etwa 1 Minute in einem Rührbecher aufquellen lassen.
2. Danach die restlichen Zutaten dazugeben und alles mit einem Pürierstab aufmixen. In ein Dessertglas füllen und 15 Minuten kühlen. Sofort genießen!

Chia-Apfelkompott

3 EL trockene Chia-Samen
3 mittelgroße Äpfel
230 ml stilles Wasser
¼ TL Zimtpulver
1 Spritzer Zitronensaft
Kokosnussblütenzucker oder Manuka-Honig nach Belieben

1. Die Chia-Samen mahlen. Die Äpfel waschen, schälen, Kerngehäuse entfernen und das Fruchtfleisch in kleine Stücke schneiden.
2. Apfelstücke, Wasser und Zimt in einen Topf geben, aufkochen und bei schwacher Hitze etwa 20 Minuten köcheln lassen. Wenn das Wasser verdunstet, immer wieder esslöffelweise etwas hinzufügen. Mit Zitronensaft, Zucker oder Honig abschmecken.
3. Die Apfelmischung mit den Chia-Samen in einen Standmixer geben und gut durchmixen. Apfelkompott in eine Glas- oder Porzellanschale füllen. Mindestens 1 Stunde in den Kühlschrank stellen.

Chia-Green-Kick

Für 2 Gläser
4 getrocknete Pflaumen
300 ml stilles Wasser
1 EL trockene Chia-Samen
1 gestrichener TL Matcha-Teepulver

1. Die getrockneten Pflaumen in stillem Wasser etwa 1 Stunde einweichen.
2. Dann die Pflaumen aus dem Wasser nehmen und klein schneiden. Chia-Samen mit dem »Pflaumen-Wasser« vermengen und 10 Minuten darin quellen lassen (sie nehmen so den Pflaumen-Geschmack an, und auch alle Nährstoffe bleiben erhalten).
3. Pflaumen und Matcha-Teepulver unter das Chia-Gel rühren und die Mischung abgedeckt weitere 15 Minuten stehen lassen. Danach den Chia-Green-Kick in ein Glas füllen.

Chia-Mango-Kokosnuss-Eis

Für bis zu 4 Portionen
3 EL trockene Chia-Samen
300 ml Kokosnussmilch
1 große, reife Mango
nach Belieben 2–3 EL Zitronensaft
Mangostücke und Kokosnussraspel zum Garnieren

1. Chia-Samen mit der Kokosnussmilch verrühren und darin 20 Minuten quellen lassen. Inzwischen die Mango schälen, das Fruchtfleisch vom Kern lösen und in kleine Stücke schneiden.
2. Die aufgequollenen Chia-Samen mit der Kokosnussmilch und den Mangostücken in einen Standmixer geben und bei Höchststufe gut durchmixen.
3. Nach Belieben mit dem Zitronensaft abschmecken, und die Masse in eine Eismaschine geben und gefrieren lassen. Oder die Eismasse in eine mit Pergamentpapier ausgelegte Kastenform geben und 6 Stunden in die Tiefkühltruhe oder ins Gefrierfach stellen.
4. Eis mit dem Portionierer zu Kugeln formen und in Gläser geben oder in Scheiben schneiden und auf Tellern anrichten. Mit Mangostücken und Kokosnussraspeln garnieren.

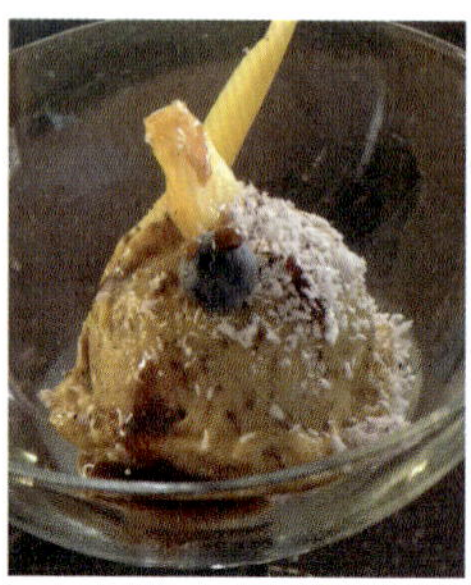

Grundrezept für Chia-Pancakes

Für 6 Pancakes
4 EL Chia-Gel (siehe Seite 252)
100 g Mehl
Salz oder Zucker (nach Wahl)
2 EL Kokosnussöl

1. Das Chia-Gel mit 150 ml stillem Wasser in einer Küchenmaschine oder einem Standmixer gut durchmixen, bis eine weißliche Flüssigkeit entstanden ist. Falls die Masse zu dick geworden ist, weiteres Wasser nach Bedarf in kleinen Mengen dazugeben.
2. Die Masse in eine Schüssel umfüllen und mit dem Mehl verrühren. Es sollte eine Art Eierpfannkuchenteig entstehen. Je nach Wahl mit Salz, für herzhafte Pancakes, oder Zucker, für die süße Variante, würzen.
3. Kokosnussöl portionsweise in einer Pfanne erhitzen und darin nach und nach 6 Pancakes von beiden Seiten goldbraun ausbacken.

Sweet Chia-Pancakes (süß)

Ein Grundrezept Chia-Pancake-Teig anrühren. 50 g entsteinte, abgetropfte Sauerkirschen (oder ein anderes Obst nach Wahl) unterrühren und mit Kokosnussblütenzucker abschmecken. Wie beschrieben in Kokosnussöl ausbacken und nach Belieben die fertigen Pancakes mit Kokosnussblütenzucker bestreuen oder etwas Manuka-Honig darüberfließen lassen. Mit etwas Zimtpulver garnieren.

Tasty Chia-Pancakes (herzhaft)

Ein Grundrezept Chia-Pancake-Teig anrühren, mit Salz, Pfeffer und 1 klein gehackten Knoblauchzehe würzen. Dann in einer Pfanne wie beschrieben 6 Pancakes in Kokosnussöl ausbacken. Die fertigen Chia-Pancakes mit je 1 Scheibe Hartkäse, 1 Salatblatt und 2 Tomatenscheiben belegen und mit klein gehackter Petersilie bestreuen. (Sie kann auch vor dem Backen der Pancakes in den Teig gerührt werden.)

Herzhafte Chia-Brötchen

Für 4 Brötchen
8 EL gemahlene Chia-Samen
8 EL Buchweizenmehl (ersatzweise Quinoa-, Hafer- oder Dinkelmehl)
1 EL Speisestärke
2 TL Backpulver
2 Eier
½ geriebene Zwiebel

1. Den Backofen auf 200 Grad vorheizen. Die gemahlenen Chia-Samen, Mehl und Backpulver in eine Schüssel geben und alles gut vermischen.
2. Die Zwiebeln mit den Eiern verrühren und zu den trockenen Zutaten in die Schüssel geben. Alles gut miteinander vermengen. Dann die Masse auf ein bemehltes Brett geben und so lange durchkneten, bis ein glatter Teig entsteht.
3. Den Teig in vier Portionen teilen und aus jeder Portion mit angefeuchteten Händen ein Brötchen formen. In jedes Brötchen eine

nicht zu tiefe Kerbe schneiden. Brötchen auf ein bemehltes Backblech setzen und im Backofen (Mitte) 10–15 Minuten backen.

Chia-Kirschmarmelade (süß oder sauer)

Für 1 kleines Glas
3 EL trockene Chia-Samen
8 Kirschen (Sorte nach Wahl)
50 ml Kirschsaft (aus dem Bioladen)
¼ TL Vanillezucker
½ TL Vanilleextrakt
nach Belieben Kokosnussblütenzucker oder Manuka-Honig

1. Die Chia-Samen mahlen. Die Kirschen entsteinen und in der Küchenmaschine oder mit dem Pürierstab grob zerkleinern.
2. Kirschsaft, Vanillezucker und -extrakt mit dem Fruchtfleisch verrühren und nach Belieben mit Zucker oder Honig süßen.
3. Die gemahlenen Chia-Samen dazugeben und alles gut verrühren. Die Marmelade in das Glas geben, aber nicht ganz bis zum Rand füllen, da sie sich noch etwas »ausdehnt«.
4. Über Nacht in den Kühlschrank stellen und am nächsten Morgen genießen.

Tipp

Nach diesem Rezept lässt sich auch Kiwimarmelade (1 reife Kiwi), Orangenmarmelade (½ Orange und etwas abgeriebene Orangenschale), Pflaumenmarmelade (3 weiche Pflaumen) und Apfelkompott (1 Apfel) herstellen.

Katharinas Chia-Brot

Für 1 Brot, ca. 700 g
150 g trockene Chia-Samen (alternativ: Chia-Mehl)
400 g stilles Wasser
10 g frische Hefe
1 ½ EL Kokosnussblütenzucker (ersatzweise Rohrzucker)
300 g Dinkel-, Buchweizen- oder Glutenmehl (aus dem Bioladen)
10–12 g fein gemahlenes Stein-, Kristall- oder Meersalz (ersatzweise 8–10 g normales Haushaltssalz)
100 g gepopptes Amaranth
Nach Belieben 1 ¼ TL Backpulver

1. Alle Zutaten Raumtemperatur annehmen lassen. In einer Küchenmaschine gemahlene Chia-Samen oder fertig gekauftes Chia-Mehl in einer Schüssel mit dem stillen Wasser vermischen, zu einer Kugel formen und abgedeckt 20 Minuten beiseitestellen.
2. In der Zwischenzeit die frische Hefe mit 3 TL lauwarmem Wasser und ½ EL Kokosnussblütenzucker in einer Tasse vermischen, bis sich der Zucker aufgelöst hat. Die Tasse abgedeckt an einen warmen Ort stellen.
3. Dinkel-, Buchweizen- oder Glutenmehl mit dem restlichen Zucker, Salz und gepopptem Amaranth in eine Schüssel geben. Das Backpulver dazusieben und alles gut vermischen. 5 EL dieser Mischung auf die Arbeitsfläche streuen.
4. Die Chia-Kugel daraufsetzen, die restliche Mehlmischung über die Kugel schütten, sodass ein Hügel entsteht. In die Spitze des Hügels eine tiefe Mulde drücken und die flüssige Hefe-Zucker-Mischung hineingießen.

5. Nun mit den Händen das Mehl von außen nach innen in die Mulde einarbeiten, es soll ein gleichmäßiger Teig entstehen. Den Teig noch gut 10 Minuten weiter durchkneten. Ist er noch sehr klebrig, etwas Mehl auf Hände und Arbeitsfläche geben und weiterkneten.

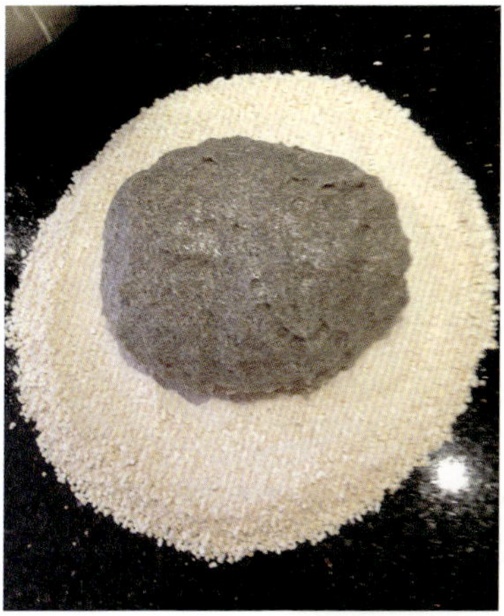

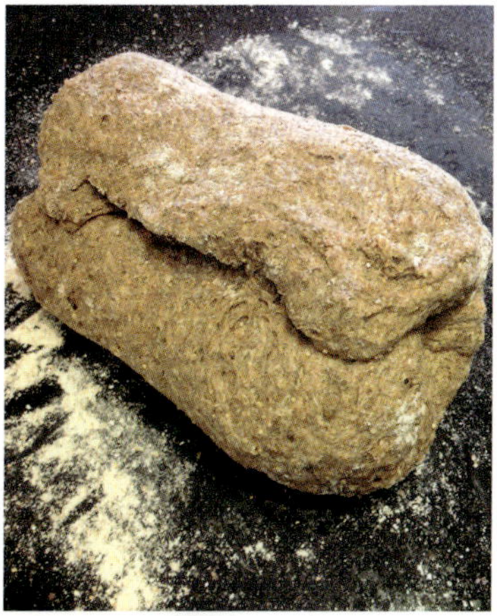

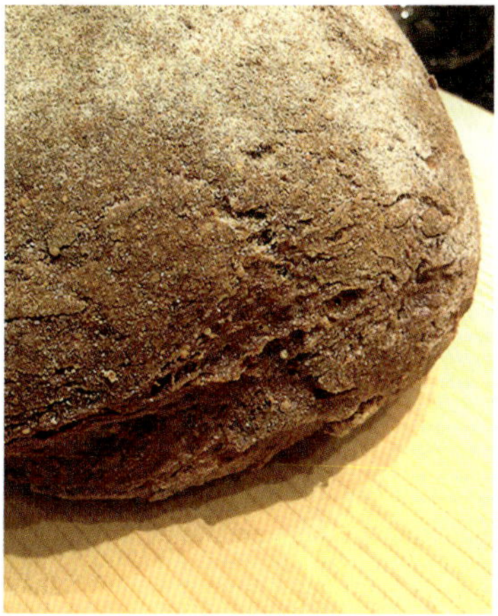

6. Dann aus dem Teig eine Kugel formen und sie in eine raumtemperierte Glas-, Porzellan- oder Metallschüssel geben. Teigkugel mit einem Küchentuch abdecken und 1 Stunde an einen warmen, zugluftfreien Ort stellen (oder bei 40 Grad in den Backofen).
7. Anschließend den Teig auf einer bemehlten Arbeitsfläche erneut etwa 10 Minuten gut durchkneten. Danach zu einem Brotlaib formen, auf ein bemehltes Backblech legen und mit einem Küchentuch abgedeckt noch mal 1 Stunde an einem warmen Ort gehen lassen. Er soll mindestens um ein Drittel aufgehen.
8. Backofen auf 200 Grad vorheizen (keine Umluft!). Den Brotlaib auf ein Backblech geben, mit etwas Mehl bestäuben und in den heißen Ofen schieben. Eine mit Wasser gefüllte, hitzebeständige Schüssel dazustellen und den Teig 20 Minuten backen. Dann die Temperatur auf 180 Grad herunterschalten und das Brot 60 Minuten weiterbacken.
9. Gegen Ende der Backzeit den Klopftest machen: Einfach mit einem Holzlöffel oder den Fingerknochen das Brot an der Unterseite abklopfen. Klingt es hohl, ist das Brot fertig. Hört sich das Geräusch eher dumpf an, muss es zurück in den Backofen.

Das Brot auf einem Gitterrost etwas abkühlen lassen und erst danach anschneiden. Das Brot im Kühlschrank aufbewahren.

Tipp

Das Chia-Brot kann mit je 1 Tasse kurz blanchierten Möhrenstiften, gerösteten Zwiebeln, Kürbiskernen oder Walnüssen, Knoblauch und getrockneten Tomaten verfeinert werden. Sehr gut schmecken auch klein geschnittene getrocknete Sultaninen,

Pflaumen oder Rosinen. Einfach die gewünschten Zutaten beim zweiten Kneten in den Teig einarbeiten.
Für ein herzhaftes Brot 12–14 g Salz verwenden. Es eignet sich allerdings nicht so gut für süßen Brotaufstrich oder Marmelade.

Chia-Sesam-Cracker

Je nach Größe bis zu 20 Cracker
1 EL trockene Chia-Samen
1 EL Sesamsamen
180 ml stilles Wasser
2 EL kaltgepresstes Kokosnussöl
¼ TL fein gemahlenes Kristall-, Stein- oder Meersalz (ersatzweise Sojasoße)

1. Den Backofen auf 170–180 Grad vorheizen. Alle Zutaten in eine Schüssel geben und gut vermengen. Dann 15 Minuten abgedeckt beiseitestellen.
2. Ein Backblech mit Backpapier auslegen und einen Teil der Masse so dünn und gleichmäßig wie möglich auf dem Papier verteilen. Dazu am besten ein entsprechend großes Stück Backpapier auf den Teig legen und mit einem Nudelholz dünn ausrollen. Backpapier danach abziehen.
3. Im Backofen (Mitte) 15–20 Minuten backen (die Backzeit hängt davon ab, wie dünn der Teig ausgerollt wurde), aus dem Ofen nehmen und kurz vom Backpapier hochziehen. (Der Teig soll nicht mehr auf dem Papier kleben bleiben.)
4. Mit einem Pizza-Schneider den Teig in die gewünschte Größe schneiden und nochmals 15 Minuten backen. Danach die Cra-

cker wenden (jetzt nach Belieben das Topping, siehe unten, draufgeben) und erneut 5–10 Minuten backen.

Spicy Cracker-Topping

1 TL klein gehackte Zwiebeln
1 TL klein gewürfelte Tomate
1 ½ TL Chilipulver
½ TL Kreuzkümmel (Cumin)
½ TL edelsüßes Paprikapulver
¼ TL fein gemahlenes Kristall-, Stein- oder Meersalz

Alle Zutaten miteinander vermischen und vor dem letzten Backgang auf die Cracker geben (siehe oben).

Chia-Nuss-Kuchen

Für 1 Kastenform
1 großes Ei
6 große Eiweiße
2 ½ EL Kokosnussblütenzucker
2 ½ EL Manuka-Honig
3 ½ EL Kokosnussöl
1 Prise Weinstein (aus der Apotheke)
160 g Buchweizenmehl
2 TL Backpulver
50 g Walnüsse
5 EL gemahlene Chia-Samen

nach Belieben Honig zum Bestreichen oder Puderzucker zum Bestäuben

1. Den Backofen auf 160 Grad vorheizen. 1 Ei, 2 Eiweiße, die Hälfte des Zuckers und den Honig mit dem Handrührgerät in einer Schüssel zu einer cremigen Masse rühren. Dann langsam und esslöffelweise das Öl untermengen.
2. Das übrige Eiweiß mit dem restlichen Zucker und 1 Prise Weinstein sehr steif schlagen.
3. Mehl (bis auf 1 EL) und Backpulver in eine Schüssel sieben. Walnüsse in einer Küchenmaschine klein hacken, dabei 1 EL Mehl dazugeben.
4. Die Eimischung und das steif geschlagene Eiweiß jeweils im Wechsel vorsichtig unter die gesiebte Mehlmischung heben. Dann die klein gehackten Walnüsse und die gemahlenen Chia-Samen gut untermischen.
5. Den Teig in die gefettete Kastenform füllen und im Backofen (Mitte) etwa 40 Minuten backen. Mit einem Holzstäbchen prüfen, ob der Kuchen fertig ist: Bleibt beim Hineinstechen kein Teig daran hängen, ist er gut durchgebacken. Ansonsten noch einige Minuten weiterbacken.
6. Den Kuchen aus der Form lösen und auf einem Kuchengitter abkühlen lassen. Nach Belieben mit etwas Honig einpinseln oder mit Puderzucker bestäuben.

Info Reiner Weinstein, auch Kaliumtartrat, Kaliumbitartrat oder Kalziumtartrat genannt, ist nicht mit Weinstein-Backpulver zu verwechseln! Es wird in der EU unter den E-Nummern E336 (Kaliumtartrat zusammen mit Kaliumbitartrat) und E354 (Kalziumtartrat) geführt und ist für Menschen absolut unschädlich. Es wird unter anderem zur Herstellung von

Karamell und Weinsäure benutzt, und es stabilisiert Eischnee und Schlagsahne. Es verhindert auch die Kristallisierung von Zuckersirup. In der Pharmazie ist Weinstein als Lexans bekannt, in den USA heißt es »cream of tartar«.

Der wohl schnellste Tassen-Kuchen der Welt

Für 2 Portionen
6 EL gemahlene Chia-Samen
1 Ei
3 TL Naturhonig
1 gestrichener TL Backpulver
1 TL Kokosnussöl
1 EL Zimtpulver
Butter nach Geschmack

1. Alle Zutaten gut miteinander verrühren. Auf Tassen, Glas- oder Porzellanschälchen oder Muffinförmchen verteilen, diese aber nur zur Hälfte füllen.
2. Den Teig bei 800 Watt für 70 Sekunden in der Mikrowelle backen. Die Kuchen auf einen Teller stürzen und etwas Butter daraufgeben, fertig!

Tipp

Diese gesunde Leckerei schmeckt als süßes Frühstück oder am Nachmittag und ist blitzschnell gemacht, wenn überraschend Gäste kommen. Der Teig kann noch mit ein paar Blaubeeren, getrockneten Kirschen, Walnüssen oder etwas Mohn aufgepeppt werden. Dazu schmeckt auch eine Kugel Vanille- oder Zitroneneis.

Chia-Smoothie-Tropicana

Für 2 Smoothies
2 TL trockene Chia-Samen
180 ml Kokosnussmilch
1 geschälte und entkernte Orange
50 g frische Ananaswürfel
50 g frische Mangowürfel
2 geschälte, klein geschnittene Bananen
180 ml stilles Wasser
Minzeblättchen zum Garnieren

1. Die Chia-Samen mit der Kokosnussmilch verrühren und 10 Minuten darin quellen lassen.
2. Das vorbereitete Obst mit dem stillen Wasser in einen Mixer geben und gut durchmixen.
3. Die Obstmischung auf zwei hohe Gläser verteilen und mit der Kokosnussmilchmischung auffüllen. Kurz umrühren und mit je 1 Minzeblättchen garnieren. Sofort servieren.

Chia-Lemon-Drink

Für 4 Portionen
90 ml ausgepresster Zitronensaft (ersatzweise Limettensaft)
4 EL Kokosnussblütenzucker
1,5 l stilles Wasser
2 EL trockene Chia-Samen
nach Belieben Minzeblättchen

1. Zitronensaft, Zucker und Wasser in eine Glaskaraffe geben und alles gut umrühren.
2. Die Chia-Samen hinzufügen, nochmals kräftig durchrühren, bis alle Samen mit Flüssigkeit bedeckt sind. Nach Geschmack weiteren Zucker dazugeben und 10 Minuten quellen lassen.
3. Vor dem Servieren den Chia-Lemon-Drink erneut umrühren. An heißen Tagen mit Eiswürfeln genießen. Nach Belieben noch einige Minzeblättchen mit in die Karaffe geben.

Chia-Bubble-Tee

Für 2 Portionen
30 g trockene Chia-Samen
250 ml gekühlten Tee (Sorte nach Belieben)
90 ml Mandel- oder Kokosnussmilch
Kokosnussblütensirup, Naturhonig oder Agaven-Dicksaft zum Süßen
Crushed Ice (zerstoßene Eiswürfel) zum Auffüllen

1. Die Chia-Samen in einer Karaffe mit dem Tee und der Milch verrühren und 20 Minuten quellen lassen.
2. Nach Belieben süßen und mit Crushed Ice auf hohe Gläser verteilen. Sofort servieren.

Weitere Verwendungsmöglichkeiten von Chia-Samen

Blumenkohlsuppe

1 großen Blumenkohl (alternativ: Brokkoli) kochen, das Wasser (500 ml) in eine Schüssel gießen, nach Wahl würzen und mit 5 EL gemahlenen Chia-Samen in einem Mixer gut aufrühren und sofort servieren.

Lustiges Kartoffelpüree

2 EL schwarze und weiße Chia-Samen in fertig zubereitetes Kartoffelpüree einarbeiten.

Thunfisch-Gel

Das Wasser aus einer Dose Thunfisch ohne Öl in eine Schüssel abgießen. Mit 1 EL Chia-Samen verrühren und 15 Minuten quellen lassen. Das Thunfisch-Gel zusammen mit dem Thunfisch auf Brot oder Brötchen geben und sofort essen.

Thunfisch-Paste

Thunfisch-Gel (siehe oben) zusammen mit der Hälfte des Thunfischs und Gewürzen nach Wahl in einem Mixer kräftig durchmixen. Die Paste auf Brot oder Brötchen genießen.

Panade oder Paniermehlersatz

3 EL gemahlene Chia-Samen mit 2 EL Mandelmehl und 2 TL Knoblauchpulver sowie Gewürzen nach Wahl mischen. Fisch, Fleisch oder Hähnchen darin wenden.

Backen von Kuchen oder Plätzchen

Einfach die Hälfte des Mehls in Kuchen- oder Plätzchenrezepten durch gemahlene Chia-Samen ersetzen.

Käsekuchen-Topping

3 EL gemahlene Chia-Samen rösten und mit 4 EL Honig und 1 TL Zimt mischen. Fertig gebackenen Käsekuchen damit bestreichen.

Puff-Pastry

TK-Blätterteig auftauen lassen und ausrollen. 3 EL gemahlene Chia-Samen, 4 EL Honig, 1 TL Zimt (nach Belieben auch 2 EL zerkleinerte Walnüsse) gut miteinander verrühren, auf dem Blätterteig verstreichen und zuklappen. Nach Packungsanweisung backen.

Gelierte Früchte für Torten und Kuchen

100 ml Früchte und Fruchtsaft nach Wahl mit einer guten Portion (3–5 EL) gemahlenen Chia-Samen verrühren. 15 Minuten quellen lassen und die gelierten Früchte als Topping auf fertig gebackene Käsekuchen setzen oder Tortenböden damit belegen.

Eis

Obst oder Beeren nach Wahl durch ein Sieb passieren und mit etwas Fruchtsaft (100 ml) und 3 EL Chia-Samen verrühren. In einen Behälter füllen und in der Tiefkühltruhe gefrieren lassen.

Energiegetränk

Kokosnusswasser aus einer Kokosnuss und 2 TL Chia-Samen mischen. 15 Min. in den Kühlschrank stellen. Schenkt Energie und wirkt besonders an heißen Tagen Dehydrierung entgegen.

Indisches Lassi-Getränk

1 EL Chia-Samen, 1 Becher Joghurt und 100 ml Fruchtsaft nach Wahl in einer Küchenmaschine gut durchmixen. In Gläsern servieren.

Nussnougatcreme-Verlängerung

1 Glas Nussnougatcreme mit 4 EL gemahlenen Chia-Samen verrühren – fertig ist der etwas gesündere Brotaufstrich.

Sago-Ersatz

Mit gemahlenen Chia-Samen können sämtliche Flüssigkeiten angedickt werden. Je mehr Chia-Samen dazugegeben werden, umso dicker wird die Flüssigkeit. Einfach selbst ausprobieren!

Amaranth-Rezepte

Mein Amaranth-Müsli-Spezial

Für 1 Portion

4 EL gepopptes Amaranth
2 EL Naturjoghurt
50 g Blaubeeren (ersatzweise Himbeeren oder beide Beerensorten gemischt)
1 TL Naturhonig oder Gula-Malacca-Sirup (siehe Seite 257)
1 TL angewärmte Bio-Erdnussbutter

Alle Zutaten gut miteinander vermischen und sofort servieren.

Amaranth-Kürbiskern-Taler

Für 6 Taler
1 große Zwiebel
3 Knoblauchzehen
je 1 kleine rote, grüne und gelbe Paprikaschote
1 kleines Bund frischer oder 2 TL getrockneter Oregano
60 g Kürbiskerne
1 ½ TL gemahlene Kurkuma
6–8 EL Kokosnussöl
250 g gemahlenes Amaranth
70 g Reismehl
200 g pflanzliches Soja-Eiweißpulver (Organic-Soya-Protein)
300 ml stilles Wasser
30–40 ml Balsamico-Essig
20–30 ml Sojasoße
frisch gemahlener schwarzer Pfeffer
nach Belieben fein gemahlenes Kristall-, Stein- oder Meersalz

1. Zwiebel und Knoblauch schälen, klein schneiden. Paprika putzen, waschen und in kleine Würfel schneiden. Den frischen Oregano waschen, trocken schütteln und die Blättchen abzupfen und klein hacken.
2. In einer Pfanne bei starker Hitze die Kürbiskerne und Kurkuma ohne Fett scharf anbraten. Danach in eine kleine Schüssel umfüllen. 1 EL Kokosnussöl in die Pfanne geben und darin Zwiebel-, Knoblauch- und Paprikawürfel anrösten.
3. In eine zweite Schüssel füllen und Amaranth, Reismehl, Soja-Eiweißpulver und etwa 200 ml Wasser untermischen. Kürbiskerne und Kurkuma dazugeben und alles noch mal gut durch-

mischen. Sollte die Masse zu trocken sein, weiteres Wasser dazugeben.

4. Mit Balsamico-Essig, Oregano, Sojasoße und schwarzem Pfeffer kräftig abschmecken. Nach Belieben mit Salz nachwürzen.
5. Aus der Masse mit angefeuchteten Händen kleine Kugeln formen.

   In einer Pfanne das restliche Kokosnussöl erhitzen, die Kugeln hineingeben und vorsichtig mit einem Esslöffel flach drücken. Die Taler sollen etwa 2 cm dick sein und an den Rändern nicht zu sehr einreißen. Von beiden Seiten braten, bis sie knusprig braun sind. Amaranth-Kürbis-Taler zu Salat, Gemüse oder gegrilltem Lachs servieren.

Herzhafte Amaranth-Käse-Frikadellen

Für ca. 12 Frikadellen

Für die Panade benötigen Sie:

8 EL Kokosnussmehl

4 EL Vollkornsemmelbrösel

4 EL Kokosnussöl

1 Ei

Für die Frikadellen benötigen Sie:

300 ml herzhafte Gemüsebrühe (herzhaft zubereiten)

140 g Amaranth

2 Zwiebeln

2 Knoblauchzehen

1 Bund frische Petersilie

4 EL gehackte Kürbiskerne (ersatzweise Haselnüsse)

3 Eier (oder Chia-Ei-Ersatz, siehe Seite 253)
6 EL gepopptes Amaranth (ersatzweise 4 EL Vollkornsemmelbrösel)
5 EL geriebener Hartkäse
2 TL scharfer Senf
Kristall-, Stein- oder Meersalz (ersatzweise Sojasoße)
frisch gemahlener schwarzer Pfeffer
5 EL Kokosnussöl zum Braten

1. Alle Zutaten für die Panade miteinander verrühren.
2. Die Gemüsebrühe in einen Topf geben. Amaranth dazugeben und alles aufkochen lassen. Bei schwacher Hitze zugedeckt 25 Minuten weiterköcheln. Anschließend von der Herdplatte nehmen und abkühlen lassen. Sollte sich noch Flüssigkeit im Topf befinden, abseihen.
3. Während das Amaranth gart, Zwiebeln und Knoblauch schälen und klein hacken. Petersilie waschen, trocken schütteln und die Blätter klein schneiden. Kürbiskerne klein hacken.
4. Das abgekühlte Amaranth mit Zwiebeln, Knoblauch, Eiern, Kürbiskernen, gepopptem Amaranth, geriebenem Hartkäse, klein gehackter Petersilie und Senf in eine große Schüssel geben. Alles gut durchmengen und nach Geschmack mit Salz und Pfeffer nachwürzen.
5. Aus der Masse kleine Frikadellen formen und in der Panade wälzen. In einer Pfanne Kokosnussöl erhitzen, die Frikadellen darin von beiden Seiten braten, bis sie knusprig braun sind. Dazu schmeckt ein Salat mit Chia-Zitronen-Salatdressing, siehe Seite 265.

Tipp

Anstatt in der Panade, die Frikadellen nur in Vollkornsemmelbrösel wälzen.
Statt mit Amaranth schmecken diese Frikadellen auch mit der gleichen Menge Quinoa zubereitet. Quinoa aber vor dem Garen gründlich waschen.

Amaranth-Waffeln

50 g Vollkornmehl (oder ein anderes Mehl nach Wahl)
1 TL Backpulver
½ TL Stärke
½ TL Zimt- oder Vanillepulver
150 ml Mandel-, Quinoa- oder Reismilch
30 g Kokosnussblütenzucker
50 g gepopptes Amaranth

1. Die Wärme des Waffeleisens auf die gewünschte Stufe einstellen. Während es vorheizt, Mehl, Backpulver, Stärke und Zimt- oder Vanillepulver in eine Schüssel geben und miteinander vermengen.
2. Milch und Zucker dazugeben und alles zu einer glatten Masse verrühren – es sollen keine Klümpchen sichtbar sein.
3. Das gepoppte Amaranth dazugeben und vorsichtig unterrühren. Den Teig portionsweise im Waffeleisen zu goldbraunen Waffeln backen. Waffeln servieren und nach Belieben dünn mit Kaya (Kokosnusskonfitüre, siehe Seite 254) bestreichen oder mit frischem Obst belegen, beispielsweise Erdbeeren, Himbeeren, Mango, Blaubeeren oder Apfelscheiben und/oder eine Kugel Eiscreme nach Wahl dazu reichen.

Sweet-Poppi-Candy

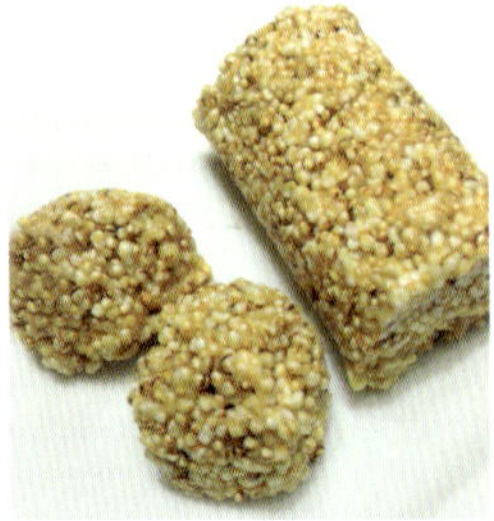

Für ca. 3-4 Stück

3 EL gepopptes Amaranth
1 EL Naturhonig
1 EL Bio-Erdnussbutter
1 EL Kokosnussöl

1. Alle Zutaten gut miteinander verrühren.
2. Die Masse auf Backpapier geben und zu Kugeln, Talern oder Vierecken formen. Jede Kugel bzw. jeden Taler oder jedes Viereck einzeln in passende Stücke Backpapier einwickeln und 2 Stunden im Kühlschrank fest werden lassen. Genießen.

Quinoa-Rezepte

Quinoa-Püree

½ l Wasser aufkochen. 180-230 g Quinoaflocken (Flakes) hineingeben und so lange rühren, bis ein Püree entsteht. Sofort vom Herd nehmen und mit fein gemahlenem Kristall-, Stein- oder Meersalz, Butter und Muskatnuss abschmecken. (Es muss von allen Gewürzen etwas mehr sein als bei herkömmlichem Kartoffelpüree – einfach selbst austesten.)

Quinoa-Gemüse-Pfanne

Für 2 Portionen

200 g gemischtes Quinoa (rot, weiß und schwarz)
600 ml herzhafte Gemüsebrühe
1 große Zwiebel
2 Knoblauchzehen
je 1 große rote, gelbe und grüne Paprikaschote
1 EL Kokosnussöl
Kristall-, Stein- oder Meersalz (ersatzweise Sojasoße)

1. Quinoa gut waschen und zusammen mit der Gemüsebrühe in einem Topf aufkochen. Bei mittlerer Hitze 20–25 Minuten weiterköcheln lassen. Danach von der Herdplatte nehmen und 15 Minuten ruhen lassen.
2. In der Zwischenzeit Zwiebel und Knoblauch schälen, klein würfeln. Paprika putzen, waschen und in kleine Würfel schneiden.
3. Quinoa nach Bedarf durch ein Sieb abgießen. 1 EL Kokosnussöl in eine heiße Pfanne geben. Erst den Knoblauch, dann die Zwiebel und schließlich die Paprika darin jeweils 1–2 Minuten braten. Kurz umrühren und Quinoa dazugeben. Alles mischen und 10 Minuten braten. Nach Bedarf mit Salz oder Sojasoße würzen.

Quinoa-Frikadellen in würziger Soße

Für bis zu 12 Frikadellen

Für die Soße benötigen Sie:
1 große Zwiebel
2 Knoblauchzehen
1 rote Paprikaschote
1 kleine Peperoni
200 g frische Champignons
1 EL Kokosnussöl
150 g frischer Mais
3 EL Tomatenmark
150 ml Gemüsebrühe
Kristall-, Stein- oder Meersalz
weißer Pfeffer, Tabasco
rote Currypaste
edelsüßes Paprikapulver
vegane Crème fraîche

Für die Frikadellen benötigen Sie:
200 g Quinoa
1 kleine Lauchstange
600 ml Gemüsebrühe
1 TL fein gemahlenes Kristall-, Stein- oder Meersalz
½–1 große Zwiebel
4–5 EL Kokosnussöl
2 Eier (oder Chia-Ei-Ersatz, siehe Seite 253)
3 EL Hirseflocken
Vollkornsemmelbrösel (oder Amaranth-Brotbrösel)

1. Zwiebel und Knoblauch schälen und in kleine Würfel schneiden. Paprika, Peperoni und Champignons putzen, waschen oder trocken abreiben (Pilze!) und in kleine Würfel schneiden.
2. Das Kokosnussöl in eine heiße Pfanne geben, Zwiebel und Knoblauch darin andünsten. Paprika, Peperoni und Champignons dazugeben und mitdünsten.
3. Mais, Tomatenmark und Gemüsebrühe dazugeben, mit Salz, Pfeffer, Tabasco, Currypaste und Paprikapulver kräftig abschmecken. Zum Schluss die Crème fraîche unterrühren, die Soße warm halten.
4. Für die Frikadellen Quinoa und Lauchstange gut waschen. Quinoa mit der Gemüsebrühe und Salz in einen Topf geben und alles aufkochen. Dann bei mittlerer Hitze 20– 25 Minuten weiterköcheln lassen. Anschließend von der Herdplatte nehmen und 15 Minuten ruhen lassen.
5. In der Zwischenzeit die Zwiebel schälen und in kleine Würfel schneiden. Den Lauch in schmale Ringe teilen.

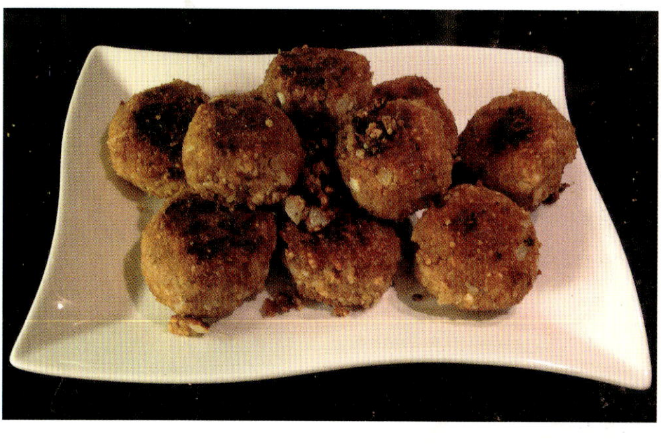

6. In eine heiße Pfanne 1 EL Kokosnussöl geben und darin Zwiebel und Lauch andünsten. Quinoa in eine große Schüssel geben, Zwiebel und Lauch dazugeben.
7. Eier und Hirseflocken untermengen und alles zu einer festen Masse verarbeiten. (Hirse nach und nach dazugeben, die Masse soll formbar, aber nicht zu trocken werden.) Mit angefeuchteten Händen daraus kleine Frikadellen formen und nach Belieben in den Bröseln wälzen.
8. Das restliche Kokosöl in eine heiße Pfanne geben und die Frikadellen darin von beiden Seiten knusprig braun braten. Mit der würzigen Soße und Salat oder Gemüse servieren.

Quinoa-Kokosnuss-Dessert

Für 4 Portionen
200 g Quinoa
4 kleine, aromatische Äpfel
3 EL Weintrauben
400 g Kokosnussmilch (ersatzweise Mandel-, Quinoa- oder Hafermilch)
1 Prise Kristall-, Stein- oder Meersalz
1 EL Kokosnussbutter
3 EL gehackte Mandeln
1 TL Zimtpulver
nach Belieben Kokosnussblütenzucker, Manuka-Honig oder Agavendicksaft
Kokosnussraspel

1. Quinoa, Äpfel und Trauben gut waschen. Äpfel nach Belieben schälen, Kerngehäuse entfernen und in kleine Stücke schneiden.
2. Die Milch mit Quinoa, Butter und Salz in einen Topf geben und alles aufkochen.
3. Die Apfelstücke, Mandeln, Weintrauben und Zimt dazugeben, unterrühren und bei schwacher Hitze 25 Minuten köcheln lassen.
4. Von der Herdplatte nehmen und nach Belieben süßen. Vor dem Servieren mit Kokosnussraspeln bestreuen.

Tipp

Am Sündentag (siehe Seite 37) noch zusätzlich geschlagene vegane Sahne unter das Quinoa-Kokosnuss-Dessert heben.

Sündentage-Rezepte

Baby-Potatoes

Für 4 Portionen
15 kleine Kartoffeln
1 große Zwiebel
je 1 rote, grüne und gelbe Paprikaschote
2–3 Knoblauchzehen
2 EL Kokosnussöl
1 Prise Kristall-, Stein- oder Meersalz
frisch gemahlener schwarzer Pfeffer

1. Die Kartoffeln und Paprikaschoten waschen. Die Kartoffeln ungeschält weich kochen, abgießen und abkühlen lassen. Dann mit der Schale in dünne Scheiben schneiden.
2. Paprika putzen und klein würfeln. Zwiebel und Knoblauch schälen und klein schneiden. Kokosnussöl in eine heiße Pfanne geben, Paprika, Zwiebel und Knoblauch darin gut anbraten.
3. Kartoffelscheiben dazugeben, kurz mitanbraten. Alles mit Salz und Pfeffer würzen und kurz umrühren. Mit Salat nach Wahl und/oder in Kokosnussöl gebratenem Hähnchen- oder Rinderfilet servieren.

Himmlische Kokosnuss-Cupcakes mit Weiße-Schokolade-Matcha-Minze-Buttercreme

Für 12 Cupcakes

Für den Teig benötigen Sie:
180 ml Kokosnussmilch
3 große Eiweiß (oder Chia-Ei-Ersatz, siehe Seite 253)
130 g Weizenmehl (oder andere Mehlsorte nach Wahl)
3 EL Kokosnussblütenzucker
2 gehäufte TL Backpulver
¼ TL fein gemahlenes Kristall-, Stein- oder Meersalz
80 g raumtemperierte Butter
nach Belieben jeweils 50 g geschälte Walnusshälften oder klein gehackte Walnüsse

Für die Buttercreme
1 Tafel weiße Schokolade
1 EL Kokosnussblütenzucker
4 EL stilles Wasser
2 große Eiweiß (können nicht durch Chia-Samen ersetzt werden!)
150 g raumtemperierte, aber nicht zu weiche Butter
2 gehäufte TL Matcha-Teepulver
2–3 Tropfen Pfefferminzöl (wer gerne Minzgeschmack mag, auch mehr)

1. Den Backofen auf 180 Grad vorheizen. Gitterrost oder Backblech auf die mittlere Schiene setzen und darauf eine Muffin- oder Cupcake-Form oder 12 kleine ofenfeste Behälter stellen.
2. Für den Teig die Kokosnussmilch mit den Eiweißen (hier kann Chia-Ei-Ersatz verwendet werden) in einer kleinen Schüssel verrühren. In einer zweiten Schüssel Mehl, Zucker, Backpulver und Salz vermengen.
3. Kokosnussmilchmischung und die Butter zur Mehlmischung geben und alles zu einem glatten Teig verrühren. Die Masse in die vorgewärmten Formen geben, sie sollen zu je zwei Drittel gefüllt sein.
4. Im Backofen 25 Minuten backen und dann mit einem Holzstäbchen in den Teig stechen. Bleibt nichts daran hängen, sind die Cupcakes fertig. Ansonsten noch einige Minuten weiterbacken. Cupcakes aus den Förmchen lösen und auf einem Kuchengitter abkühlen lassen.
5. Für die Buttercreme die weiße Schokolade über dem Wasserbad schmelzen und beiseitestellen.
6. Den Zucker mit dem Wasser in einem Topf erhitzen. Dabei nicht rühren, nur den Topf leicht schwenken, der Zucker soll nicht ka-

ramellisieren. Nach 2 Minuten die Zuckerlösung vom Herd nehmen.

7. Das Eiweiß mit einem Handrührgerät sehr steif schlagen. Dann die Zuckerlösung langsam und unter ständigem Rühren (niedrigste Stufe) am Rand der Schüssel dazugießen. So lange schlagen, bis das Eiweiß abgekühlt ist.
8. Danach esslöffelweise die Butter hinzufügen. Langsam rühren, bis eine Buttercreme entstanden ist. Matcha-Teepulver und Pfefferminzöl in die geschmolzene weiße Schokolade rühren und sie dann vorsichtig unter die Buttercreme einarbeiten.
9. Die Buttercreme in einen Spritzbeutel mit Tülle füllen. (Ist die Creme zu weich, vorher einige Minuten in den Kühlschrank stellen.) Buttercreme dekorativ auf die Cupcakes spritzen und nach Belieben mit geschälten Walnusshälften oder klein gehackten Walnüssen garnieren.

Tipps

Statt Weizenmehl zu verwenden, Amaranth zu Mehl mahlen und es mit Dinkel- oder Roggenmehl im Verhältnis 1:2 vermischen. Ist die Butter für die Buttercreme zu kalt, kann sie verklumpen. Dann einfach auf einer höheren Stufe mit dem Handrührgerät weiterschlagen, bis sich die Masse glättet. Ist die Butter zu warm, kann die Masse zu flüssig werden. Dann etwas kalte Butter dazugeben, damit sie wieder fester wird.

After-Eight-Eiskonfekt

Für ca. 20 Stück
100 g Puderzucker
Ca. 2-3 TL stilles Wasser
1 TL Pfefferminzöl (nach Geschmack auch mehr)
2 Tafeln dunkle Schokolade (70 % Kakaoanteil)
1 EL Kokosnussöl

1. Den Puderzucker mit stillem Wasser zu einer dickflüssigen Masse verrühren. Nur teelöffelweise! Sollte die Masse zu flüssig sein, weiteren Puderzucker hinzugeben. Pfefferminzöl nach Geschmack einarbeiten. Über Nacht in den Kühlschrank stellen.
2. Am nächsten Tag die Schokolade mit dem Kokosnussöl über einem Wasserbad (nicht über 35 Grad) schmelzen lassen. Vom Herd nehmen.
3. Kleine Eiskonfekt-Förmchen auf ein Backblech stellen. Etwas flüssige Schokolade hineinfüllen, bis der Boden gut bedeckt ist. Die Pfefferminzmischung aus dem Kühlschrank nehmen und kurz durchrühren. Je ¼ TL davon in die Förmchen geben. Für ca. 1 Stunde auskühlen lassen. Danach mit flüssiger Schokolade auffüllen. Erneut für ca. 2 Stunden auskühlen lassen und erst dann im Kühlschrank für etwa 3 Stunden fest werden lassen.

Tipp

Statt gekaufter Schokolade schmeckt auch eine selbst angerührte Mischung aus Kakaopulver und Kokosöl (siehe Kokosnuss-Eiskonfekt, Seite 300).

Kokosnuss-Eiskonfekt

Für ca. 20 Stück
100 g Kokosnussblütenzucker
1 ½ Tassen stilles Wasser
90 g kaltgepresstes Kokosnussöl
60 g echtes Kakaopulver (oder Kakaobohnen)

1. Zucker und Wasser in einem Topf aufkochen. Bei schwacher bis mittlerer Hitze so lange köcheln lassen, bis ein Sirup entstanden ist. Dann den Topf vom Herd nehmen.
2. Kokosnussöl in einen zweiten Topf geben und auf maximal 35 Grad erhitzen (mit einem Küchenthermometer überprüfen). Das Kakaopulver ins Öl geben und mit einem Schneebesen aus Metall glatt rühren.
3. Die Schokoladenmasse mit dem Kokosnusssirup nach Geschmack süßen. In Eiskonfektförmchen füllen und 2 Stunden auskühlen lassen. Dann für 3 Stunden in den Kühlschrank stellen.

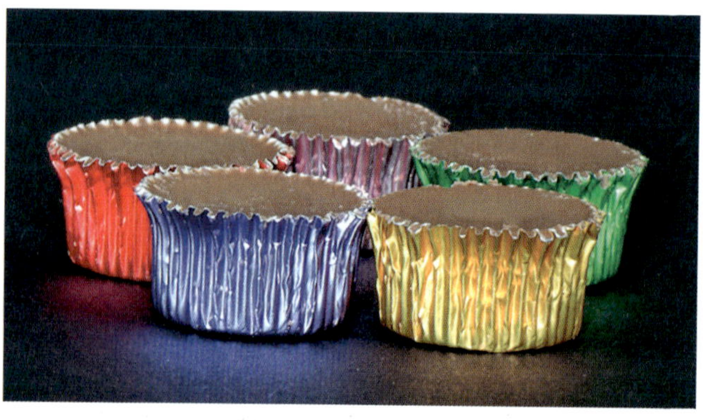

Tipp

Sehr gut schmeckt Kakaopulver aus Criollo-Kakaobohnen in Rohkostqualität oder echtes Kakaopulver von »Domori« oder »Caotina Surfin«. Oder einfach (wie beim After-Eight-Eiskonfekt) eine Tafel Schokolade mit 70 % Kakaoanteil über einem Wasserbad schmelzen und dann Öl und Sirup dazugeben.

Das Kokosnussöl kann auch durch Kokosnussbutter ersetzt werden.

Über eine E-Mail mit Ihren eigenen Erfahrungen und Rezeptideen würde ich mich sehr freuen. Schreiben Sie mir: Info@Katharina-Bachman.de

Spezielle Rezepte von Alfons Breiers

Auf meinen Lektorenreisen mit AIDA lerne ich viele Menschen kennen. Eines Tages stand Alfons Breiers mit seiner Gattin Bärbel neben der Bühne und wollte mich sprechen. Es wurde ein wunderbarer Nachmittag mit vielen interessanten Informationen über gesunde Ernährung. Schon als Kind interessierte sich Alfons für Kräuter und wuchs damit auf. 2003 eröffnete er in Rathsdorf, in der Nähe von Berlin, das erste Restaurant, das sich auf gesunde, natürliche Ernährung spezialisiert hat. In seinen Menü-Kreationen finden sich zahlreiche essbare Blumen und 260 gesundheitsfördernde Kräuter, aber auch klassische Gerichte sorgen für Gaumenfreuden. Drei seiner außergewöhnlichen Rezepturen hat er mir freundlicherweise zur Verfügung gestellt:

Selbst gemachte Mayonnaise

Für ca. 250-300 g Mayonnaise
100 g Cashewkerne oder Mandeln
100 g stilles Wasser
12 g Senf
50 g Essig
2 TL Salz
2 TL Honig
1 Messerspitze Kurkuma
250 g Kokosnussöl (ersatzweise Sonnenblumen- oder Erdnussöl)

1. Alle Zutaten bis auf das Öl in einen leistungsstarken Standmixer geben und mixen.
2. Danach langsam das Öl untermixen und die Mayonnaise noch einmal abschmecken. Im Kühlschrank aufbewahren.

Tipp

Wird Kokosnussöl zum Anrühren der Mayonnaise verwendet, sollte es Zimmertemperatur haben. Kühl gelagert wird es sehr fest, deshalb mindestens 2 Stunden vor Verwendung aus dem Kühlschrank nehmen oder in einem Wasserbad (40 Grad) erwärmen, bis es flüssig ist.

Vegane Bolognese

Für ca. 4 Portionen
2 EL Sonnenblumenkerne
2 EL Kürbiskerne
200 ml stilles Wasser
½ Zwiebel
1–2 Knoblauchzehen
2 EL Kokosnussöl
4 frische Tomaten
½ rote Paprikaschote
6 getrocknete Tomaten
1 Bund Basilikum
Kristall-, Stein- oder Meersalz
Pfeffer
Muskatnuss
1–2 EL Agavendicksaft

1. Sonnenblumen- und Kürbiskerne 2 Stunden in stillem Wasser einweichen.
2. Dann Zwiebel und Knoblauch schälen, fein hacken und in einer Pfanne in Kokosnussöl andünsten.
3. Frische Tomaten und Paprikaschote waschen, putzen und mit den getrockneten Tomaten grob zerkleinern. Basilikum waschen, trocken schütteln und die Blätter abzupfen.
4. Tomaten, Paprika, Zwiebel, Knoblauch und Basilikum in einen Standmixer geben. Salz, Pfeffer, Muskatnuss und Agavendicksaft dazugeben. Alles zu einer dicklichen Soße mixen.
5. Die eingeweichten Sonnenblumen- und Kürbiskerne in einem Sieb abgießen und grob zerkleinern. Unter die Soße mischen und

sie noch einmal abschmecken. Mit den heißen Spaghetti (nach Packungsanweisung zubereiten) mischen und sofort servieren.

Tipp

Diese Soße schmeckt auch zu Rohkostspaghetti. Dafür Gurken oder Zucchini waschen und die Kerne mit einem Löffel entfernen. Das Fruchtfleisch in lange, dünne Streifen schneiden und mit der Soße mischen.

Mokkakugeln

Für ca. 20 Stück
37 g Kakaobohnen
22 g Cashewkerne oder Mandeln
1 Stück Vanilleschote (1 cm lang)
3 g Kaffeebohnen
22 g Honig
10 g Kokosnussblütenzucker
10 g Kakaolikör
1 Messerspitze Zimtpulver
Kakaopulver und Kokosnussblütenzucker zum Wälzen

1. Kakaobohnen, Nüsse, Vanilleschote und Kaffeebohnen in einem Standmixer zerkleinern.
2. Dann Honig, Zucker, Likör und Zimt hinzufügen und weitermixen, bis eine glatte Masse entsteht. Daraus kleine Kugeln formen und in Kakaopulver oder Kokosnussblütenzucker wälzen. Im Kühlschrank aufbewahren.

Tipp

Kakaobohnen oder Kakaobohnenbruch sind ebenso wie Kakaolikör in Bioläden oder im Internet erhältlich.

Wenn Sie mehr über Alfons Breiers und sein Restaurant im Fachwerkhausstil erfahren wollen, besuchen Sie die Website des Familienunternehmens: www.breiers-kraeutergarten.de

Schlussendlich

Liebe Leserinnen, lieber Leser,
vielleicht falle ich trotz meiner gesunden Ernährung und all den wundervollen Stoffen, die uns die Natur liefert und die ich täglich zu mir nehme, frühzeitig einfach tot um. Wer weiß das schon? Vielleicht ist der Tod exakt vorherbestimmt, und wir können ohnehin nichts daran ändern. Eines kann ich jedoch mit Gewissheit sagen: Mir hat die gesunde Ernährung und alles, was damit zu tun hat, sehr viel Freude in mein Leben und nicht zuletzt ein gutes Körpergefühl zurückgebracht. Allein dafür hat es sich gelohnt! Und nebenbei: Laut Konfuzius ist ja auch der Weg das Ziel. Sollte ich also das hundertste Lebensjahr erreichen, werde ich wieder berichten.

Katharina Bachman

Wie viel Zucker enthalten …

je 100 Gramm (frisch, nicht getrocknet)	Frucht-Zucker Fruktose Gramm	Glukose Gramm
Rhabarber	0,39	0,41
Mangos	2,60	0,85
Drachen-Frucht	0,12	1,28
Papayas	0,34	1,03
Pfirsiche	1,24	1,04
Clementinen	1,69	1,53
Birnen	6,75	1,67
Mandarinen	1,30	1,70
Aprikosen	0,86	1,73
Nektarinen	1,79	1,79
Honigmelonen	3,91	2,02
Äpfel	5,74	2,04
Erdbeeren	2,28	2,16
Ananas	2,59	2,26
Apfelsinen / Orangen	2,58	2,27
Guaven	2,75	2,35
Quitten	4,29	2,67
Grapefruits	2,53	2,87
Wassermelonen	2,90	2,90
Pflaumen	2,02	3,38
Zitronen	3,45	3,58
Stachelbeeren	4,02	3,63
Bananen	3,64	3,79
Zwetschgen	2,00	4,30
Kiwis	4,41	4,71
Litschis	3,40	5,10

je 100 Gramm (frisch, nicht getrocknet)	Frucht-Zucker Fruktose Gramm	Glukose Gramm
Mirabellen	4,30	5,10
Passionsfrüchte	3,96	5,13
Sauerkirschen	4,28	5,18
Süßkirschen	6,14	6,93
Feigen	5,51	6,99
Beeren-Obst	7,63	7,33
Weintrauben (hell)	7,63	7,33
Weintrauben (rot)	7,63	7,93
Hagebutte	8,69	8,70
Datteln	31,33	33,60

Quelle: GANZIMMUN Diagnostics AG

Nährwertangaben

Nährwert-angaben	Weißer Zucker	Brauner Zucker	Roh-Rohr Zucker	Kokos-Blüten Zucker
Menge	100 g	100 g	100g	100 g
Energie	1619 kJ	1577 kJ	1632 kJ	1625 kJ
Energie	387 kcal	377 kcal	390 kcal	378,9 kcal
Eiweiß	0 g	0 g	0 g	1,2 g
Kohlenhydrate	99,98 g	97,33 g	97,4 g	93,4 g
Fett	0 g	0 g	0 g	1,0 g
Gesättigte Fett-säuren	0 g	0 g	0 g	0,5 g
Ballaststoffe	-	-	-	2,2 g
Natrium	-	39 mg	-	90 mg
Kalium	0,2 mg	346 mg	-	1,011 g
Kalzium	0 g	0 g	0 g	1,5 mg
Protein	0 g	0 g	0 g	10 mg
Magnesium	0 g	0 g	0 g	31 mg
Eisen	0 g	0 g	0 g	1,8 mg
Zink	0 g	0 g	0 g	1,9 mg
Vitamin B_1	0 g	0 g	0 g	73 mg
Vitamin B_3	0 g	0 g	0 g	38,21 mg
Vitamin B_6	0 g	0 g	0 g	33,29 mg
Vitamin C	0 g	0 g	0 g	20,1 mg
Feuchtigkeitsge-halt	-	-	0,08%	2,52%

Quelle: fatsecret

100 Gramm Chia-Samen enthalten so viel

- Eisen wie 400 Gramm Spinat
- Kalzium wie 500 Milliliter Milch
- Omega-3-Fettsäuren wie 1 Kilogramm Lachs
- Ballaststoffe wie 400 Gramm Leinsaat
- Antioxidantien wie 900 Gramm Orangen

Nährwertangaben	Chia-Samen
	pro 100 g
Energie	2194 kJ
	524 kcal
Gesamtfettgehalt	31,4 g
Gesättigte Fettsäuren	4,0 g
Einfach ungesättigte Fette	2,1 g
Omega-6-Fettsäuren	6,4 g
Omega-3-Fettsäuren	20,4
Transfettsäuren	0 g
Cholesterin	0 g
Ballaststoffe, gesamt	33,7 g
lösliche Ballaststoffe	4 g
unlösliche Ballaststoffe	29,7 g
Protein / Eiweiß	21,2 g

Chia-Samen pro 100 g	enthalten	2 EL decken den Tagesbedarf	Empfohlene Tagesbedarfszufuhr*
Vitamin B_1	0,89 mg	18%	
Vitamin B_3, Niacin	11,2 mg	17%	
Vitamin E	29,1 mg	50%	
Bor	0,03 mg		-
Kalzium	500 mg		10%
Eisen	6,5 mg		10%
Kalium	600 mg		6%
Kupfer	1,5 mg		20%
Magnesium	290 mg		20%
Phosphor	535 mg		16%
Selen	< 0,2 mg		-
Zink	5 mg		14%
Natrium	< 0,01 g		

* Prozentsatz des Referenzwertes nach Anlage 1 der NKV vom 01.10.2009

Quellen: myloveearth und sachia

	Amaranth	Quinoa	Mais	Hirse	Hafer
Nährwertangaben	pro 100g	pro 100g	pro 100g	pro 100g	pro 100g
Energie	1565 kJ	1565 kJ	360 kJ	494 kJ	1628 kJ
	374 kcal	374 kcal	86 kcal	118 kcal	389 kcal
Eiweiß	14,45 g	13,1 g	3,22 g	3,5 g	16,89 g
Kohlenhydrate	66,17 g	68,9 g	19,02 g	23,57 g	66,27 g
Fett	6,51 g	5,8 g	1,18 g	1 g	6,9 g
Zucker	0 g	0 g	3,22 g	0,13 g	0 g
Gesättigte Fette	1,662 g	0,59 g	0,182 g	0,171 g	1,217 g
Einfach ungesättigte Fette	1,433 g	1,535 g	0,347 g	0,183 g	2,178 g
Mehrfach ungesättigte Fette	2,891 g	2,347 g	0,559 g	0,506 g	2,535 g
Cholesterin	0 g	0 g	0 g	0 g	0 g
Ballaststoffe	9,3 g	5,9 g	2,7 g	1,3 g	10,6 g
Natrium	0,021 g	0,021 g	0,015 g	0,168 g	0,002 g
Kalium	0,366 g	0,740 g	0,270 g	0,062 g	0,429 g

Kalorien-Analyse:	%	%	%	%	%
Kohlenhydrate	72	75	76	80	70
Eiweiß	13	12	13	12	15
Fett	15	13	11	8	15

Quelle: fatsecret

	Reis gekocht	Weißer Reis gekocht	Natur-reis gekocht	Jasmin Reis von Aldi	Brauner Reis	Brauner Reis gekocht
Nährwert-angaben	pro 100 g	pro 100 g	pro 100 g	pro 100 g	pro 100 g	pro 100 g
Energie	544 kJ	544 kJ	469 kJ	1456 kJ	460 kJ	464 kJ
	130 kcal	130 kcal	112 kcal	348 kcal	110 kcal	111 kcal
Eiweiß	2,36 g	2,38 g	2,32 g	6,8 g	2,56 g	2,58 g
Kohlenhydrate	28,73 g	28,59 g	23,51 g	80 g	22,78 g	22,96 g
Fett	0,19 g	0,21 g	0,83 g	0 g	0,89 g	0,9 g
Zucker	0 g	0 g	0 g	0 g	0,35 g	0,35 g
Gesättigte Fette	0,051 g	0,065 g	0,165 g	0 g	0,179 g	0,18 g
Einfach ungesättigte Fette	0,058 g	0,121 g	0,3 g	0 g	0,325 g	0,327 g
Mehrfach ungesättigte Fette	0,05 g	0,056 g	0,296 g	0 g	0,321 g	0,323 g
Cholesterin	0 g	0 g	0 g	0 g	0 g	0 g
Ballaststoffe	0 g	0,3 g	1,8 g	0,4 g	1,8 g	1,8 g
Natrium	0 g	0 g	0,001 g	0 g	0,301 g	0,005 g
Kalium	0,026 g	0,029 g	0,079 g	0 g	0,043 g	0,043 g

Kalorien Analyse:	%	%	%	%	%	%
Kohlenhydrate	92	91	86	92	83	85
Eiweiß	7	8	8	8	10	8
Fett	1	1	6	0	7	7

Quelle: fatsecret

	1 Kartoffel, roh	**Kartoffeln**	**Spaghetti**	**Spaghetti**	**Vollkorn-nudeln**	**Vollkorn-nudeln**
	5,5 – 7,5 cm	gekocht, gesalzen	gekocht	trocken	trocken	gekocht
Nährwert-angaben	Durch-messer	pro 100 g	pro 100 g	pro 100 g	pro 100 g	pro 100 g
Energie	490 kJ	364 kJ	657 kJ	1552 kJ	1456 kJ	519 kJ
	117 kcal	87 kcal	157 kcal	371 kcal	348 kcal	124 kcal
Eiweiß	2,81 g	1,87 g	5,76 g	13,04 g	14,63 g	5,33 g
Kohlen-hydrate	26,24 g	20,13 g	30,68 g	74,67 g	75,03 g	26,54 g
Fett	0,17 g	0,87 g	0,92 g	1,51 g	1,4 g	0,54 g
Zucker	1,92 g	0,87 g	0,56 g	1,77 g	0 g	0,8 g
Gesättigte Fette	0,043 g	0,1 g	0,175 g	0,277 g	0,258 g	0,099 g
Einfach ungesättigte Fette	0,003 g	0,002 g	0,13 g	0,171 g	0,195 g	0,075 g
Mehrfach ungesättigte Fette	0,07 g	0,043 g	0,317 g	0,564 g	0,556 g	0,213 g
Cholesterin	0 g	0 g	0 g	0 g	0 g	0 g
Ballaststoffe	4 g	2 g	1,8 g	3,2 g	0 g	4,5 g
Natrium	0,010 g	0,240 g	0,232 g	0,005 g	0,008 g	0,003 g
Kalium	0,680 g	0,379 g	0,045 g	0,162 g	0,215 g	0,044 g

Kalorien-Analyse:	%	%	%	%	%	%
Kohlenhydra-te	89	93	80	83	81	81
Eiweiß	10	6	15	14	16	15
Fett	1	1	5	3	3	4

Quelle: fatsecret

Hinweis

Die in diesem Buch erwähnten Produkte stellen keine Schleichwerbung dar. Auch beziehe ich von keinem der Hersteller in irgendeiner Form Geld oder Geschenke dafür, noch habe ich einen Vorteil davon. Die Erwähnung diverser Erzeugnisse resultiert lediglich aus meinen persönlichen Erfahrungen. Insofern möchte ich noch anmerken: Nicht jedes Bio-Siegel hält, was es verspricht, und nicht immer muss ein Produkt ohne Bio-Siegel schlecht sein. Erkundigen Sie sich sehr genau, soweit möglich, wo ein Erzeugnis herkommt, hergestellt und nach welchen Richtlinien und Vorschriften und unter welchen Bedingungen es ins Regal gelangt ist.

Frei nach dem Motto »Sag's klar und für jedermann verständlich oder lass es bleiben« habe ich versucht, die meisten für uns Laien exotisch klingenden Fachbegriffe aus den Bereichen Medizin, Biologie, Physik und Wissenschaft zu »entzaubern«. Ich hoffe, es ist mir gelungen.

Der in vorliegendem Buch namentlich benannte »Doktor K. S.«, dessen ausgeschriebener Name eine volle Buchseite sprengen würde, weshalb ich ihm ein »Alias« verpasst habe, ist als praktizierender Arzt in Kuala Lumpur tätig. Sollten Sie Kontakt zu ihm aufnehmen wollen, senden Sie mir bitte eine E-Mail:
info@KatharinaBachman.de